Ribes · Vilanova

Imaging muscoloscheletrico

R. Ribes · J. C. Vilanova (Eds.)

Imaging muscoloscheletrico

100 casi dalla pratica clinica

Edizione italiana a cura di
Carlo Faletti

Con la collaborazione di Riccardo Faletti

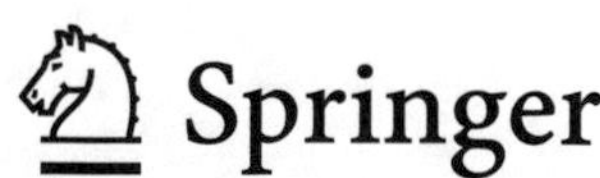

Ramón Ribes, MD, JD, PhD
Platero Martinez 19
14012 Córdoba
Spagna
ribesb@gmail.com

Joan C. Vilanova, MD, PhD
University of Girona
Chief MRI Unit
Clínica Girona
Lorenzana, 36
17002 Girona
Spagna
kvilanova@comg.cat

Edizione italiana a cura di
Prof. Carlo Faletti
Dipartimento Diagnostica per Immagini
CTO M. Adelaide
Torino

Con la collaborazione di: Riccardo Faletti

Titolo dell'opera originale:
Learning Musculoskeletal Imaging. R. Ribes, J. C. Vilanova
© Springer-Verlag Berlin Heidelberg, 2010

Traduzione dall'inglese a cura di: Riccardo Faletti

ISBN 978-88-470-2735-0 ISBN 978-88-470-2736-7 (eBook)

DOI 10.1007/978-88-470-2736-7

Springer-Verlag Italia S.r.l., Via Decembrio 28, I-20137 Milano
Springer fa parte di Springer Science+Business Media (www.springer.com)

Per Manuel Sánchez Gálvez,
il mio primo eroe.

Ramón Ribes

A mia moglie *Cris* e a i miei figli
Cristina e *Eduard* per il loro amore
e per avermi dedicato il loro tempo.

Joan C. Vilanova

Prefazione all'edizione italiana

Perché voler tradurre un testo scientifico nella materia che più interessa? Da un lato, per valutare se autori diversi possano esprimere su argomenti conosciuti pareri simili a quelli maturati negli anni di esperienza sia lavorativa che di ricerca; dall'altro, per approfondire patologie o casi specifici che possano risultare nuovi o di particolare interesse.

La traduzione del volume "Learning Musculoskeletal Imaging" ha risposto a entrambe queste esigenze e sono lieto di poter proporre ai colleghi italiani radiologi - e spero non solo - un libro di facile e frequente consultazione sia nell'attività quotidiana sia nel caso si desideri apprendere elementi nuovi e diversi nell'approccio metodologico e clinico di determinate patologie. Nell'ambito dell'imaging muscoloscheletrico si potrebbe infatti erroneamente pensare che ormai tutto sia già stato scritto e detto: questo testo dimostra invece l'esistenza, se non di novità assolute, di spunti di interesse sia tecnologico sia clinico per il trattamento di patologie consolidate.

Grazie alla forma estremamente sintetica con cui i vari argomenti vengono trattati, con la formula della casistica ragionata, questo atlante si propone quale strumento di crescita culturale e professionale.

Un grazie particolare a mio figlio che, condividendo con me la passione per la radiologia, mi ha aiutato nella traduzione e comprensione del testo stesso.

Buona lettura.

Torino, maggio 2012 CARLO FALETTI

Prefazione all'edizione inglese

La radiologia muscoloscheletrica è una sub-specialità radiologica che ha incrementato le sue capacità diagnostiche con l'avvento della RM, della TC multidetettore, degli ultrasuoni e della PET. Prima dell'avvento della RM, i radiologi che si interessavano di patologia muscoloscheletrica avevano a disposizione la radiologia tradizionale e l'artrografia come loro principali strumenti. La sub-specialità è progredita dalle primitive immagini delle strutture ossee e dalla visione indiretta degli spazi articolari, all'imaging diretto delle strutture dei tessuti molli con buona visualizzazione e definizione delle strutture muscoloscheletriche.

Un radiologo che si interessa specificatamente della patologia muscoloscheletrica si presuppone che abbia una buona conoscenza dell'anatomia, della fisiopatologia, delle tecniche chirurgiche ortopediche e dei progressi nelle varie modalità di imaging. L'imaging muscoloscheletrico coinvolge tutti gli aspetti dell'anatomia, della funzionalità, dei livelli di malattia e degli aspetti di radiologia interventistica correlati all'apparato muscoloscheletrico tra cui l'imaging in ortopedia, traumatologia, reumatologia, nello studio di malattie endocrine e metaboliche, come pure in pediatria, in oncologia e nella patologia in ambito sportivo.

La formazione nella sub-specialità in radiologia muscoloscheletrica deve garantire le competenze per acquisire esperienza nelle seguenti tecniche: radiologia tradizionale, ecografia, TC, RM, medicina nucleare, densitometria ossea e procedure fluoroscopiche, compresa l'artrografia. I radiologi muscoloscheletrici devono essere consapevoli dei punti di forza e di debolezza delle diverse metodiche di imaging in ciascuna condizione patologica e scegliere la tecnica appropriata di imaging e/o la sequenza opportuna in considerazione dello specifico quesito clinico.

Un radiologo muscoloscheletrico dovrebbe essere preparato per assicurare una profonda comprensione della malattia del sistema muscoloscheletrico e capire il ruolo di imaging nella diagnosi e nel trattamento delle singole patologie. Inoltre, in considerazione dell'innovazione e delle nuove modalità di imaging, vi sono sempre più esigenti richieste da parte degli specialisti clinici. Se i radiologi non vogliono o non riescono a tenere il passo con le crescenti esigenze di interpretazioni in patologia muscoloscheletrica, i clinici si vedranno costretti a competere con i radiologi per fornire interpretazioni delle immagini ottenute.

Fin dall'inizio della sub-specialità negli anni '70, con la fondazione della Società Internazionale di Radiologia Scheletrica (ISS), le società nazionali o internazionali di radiologia hanno fondato molte sezioni di studio multidisciplinari o dedicate allo studio della patologia muscoloscheletrica.

Noi vogliamo cercare di espandere lo sviluppo della radiologia muscoloscheletrica attraverso la formazione di radiologi preparati, al fine di sviluppare la capacità di trasmettere la conoscenza e assicurare la continuità e l'evoluzione della diagnosi radiologica nel campo della radiologia muscoloscheletrica.

Cordoba, Spagna — Ramón Ribes
Girona, Spagna — Joan C. Vilanova

Indice

7 Gomito, polso e mano

Juan de Dios Berná, Ana Canga, Luis Cerezal

8 Anca e pelvi

Ara Kassarjian, José Martel-Villagrán, Ángel Bueno-Horcajadas

9 Ginocchio

Joan C. Vilanova, Sandra Baleato, Joaquim Barceló

10 Caviglia e piede

Xavier Tomas, Ana Isabel Garcia

Elenco degli Autori

Sandra Baleato
Department of Radiology CHOP Complexo Hospitalario de Pontevedra
Pontevedra
Spagna

Joaquim Barceló
Department of Radiology
Clínica Girona-Hospital Sta. Caterina
Girona
Spagna

Elena Belloch
Department of Radiology
Hospital de la Ribera
Carretera de Corbera km1 46600
Valencia
Spagna

Ángel Bueno-Horcajadas
Hospital Universitario
Fundación Alcorcón
Alcorcón (Madrid)
Spagna

Juan de Dios Berná-Mestre
Department of Radiology
Virgen de la Arrixaca University Hospital
30120 El Palmar (Murcia)
Spagna

Ana Canga
Department of Radiology
Marqués de Valdecilla University Hospital
Radiologic Anatomy
39008 Santander
Spagna

Luis Cerezal
Diagnóstico Médico Cantabria (DMC)
Manuel Cacicedo 91
39012 Santander
Spagna

Matias de Albert
Department of Radiology
Hospital Universitario de Bellvitge
Hospitalet de Llobregat
Barcelona
Spagna

Ana Isabel García
Radiology Department
Muscle-Skeletal Unit
Hospital Clínic
Barcelona
Spagna

Guadalupe Garrido-Ruiz
Hospital Vall d'Hebron
Barcelona
Spagna

Victoria Higueras
Department of Radiology
Hospital de la Ribera
Carretera de Corbera km1
46600 Valencia
Spagna

Fernando Idoate-Saralegui
Department of Radiology
Clínica San Miguel
Pamplona
Spagna

Ara Kassarjian
Massachusetts General Hospital
Boston, MA
USA

Eva Llopis
Department of Radiology
Hospital de la Ribera
Carretera de Corbera km1
46600 Valencia
Spagna

Antonio Luna-Alcalá
Clínica Las Nieves Sercosa
23007 Jaén
Spagna

José Martel-Villagrán
Corades, S.L.
Majadahonda
(Madrid)
Spagna

Rosa Mónica Rodrigo
Resonancia Bilbao
Bilbao
Spagna

José A. Narváez
Department of Radiology
Hospital Universitario de Bellvitge
Hospitalet de Llobregat
Barcelona
Spagna

Mario Padrón
Radiology Department
Clínica Cemtro
Madrid
Spagna

Mercedes Roca
Ciberer. Instituto Aragonés de Ciencias
de la Salud I+D+I
Zaragoza
Spagna

Eugenia Sanchez-Lacalle
Radiology Department
Clínica Cemtro
Madrid
Spagna

Xavier Tomas
Radiology Department
Muscle-Skeletal Unit
Hospital Clínic
Barcelona
Spagna

Maria Vañó
Department of Radiology
Hospital de la Ribera
Carretera de Corbera km1
46600 Valencia
Spagna

Joan C. Vilanova
University of Girona
Chief MRI Unit
Clínica Girona Lorenzana, 36
17002 Girona
Spagna

Infezione e artrite 1

José A. Narváez, Matias De Albert, Joan C. Vilanova

Caso 1.1

■

Osteomielite del femore

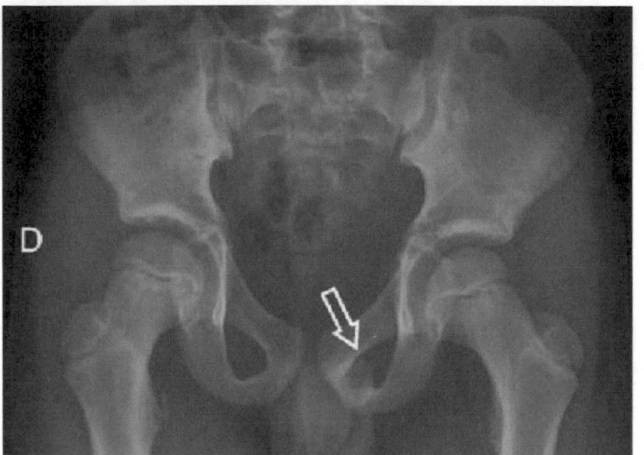

Fig. 1.1.1

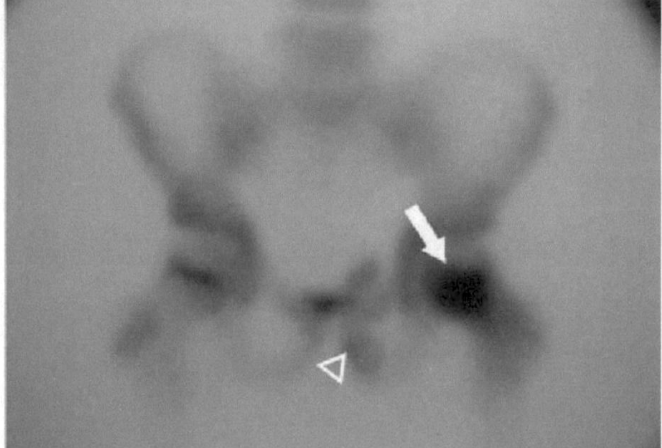

Fig. 1.1.2

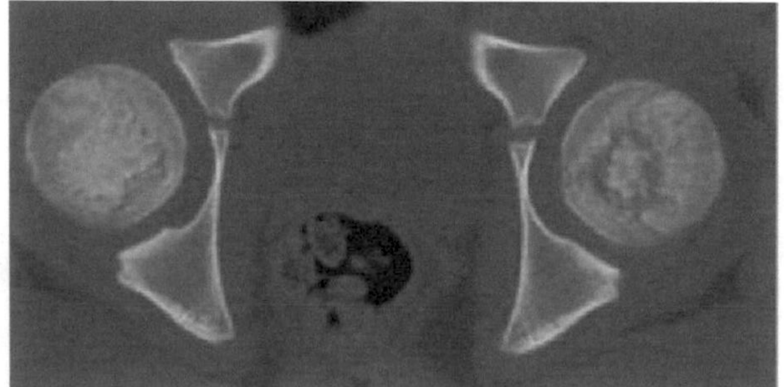

Fig. 1.1.3

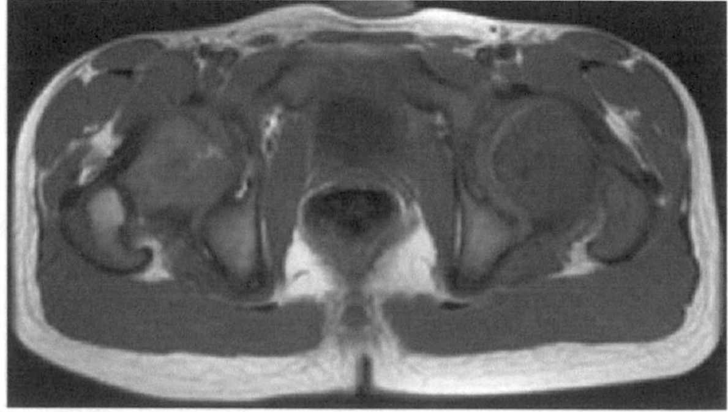

Fig. 1.1.4

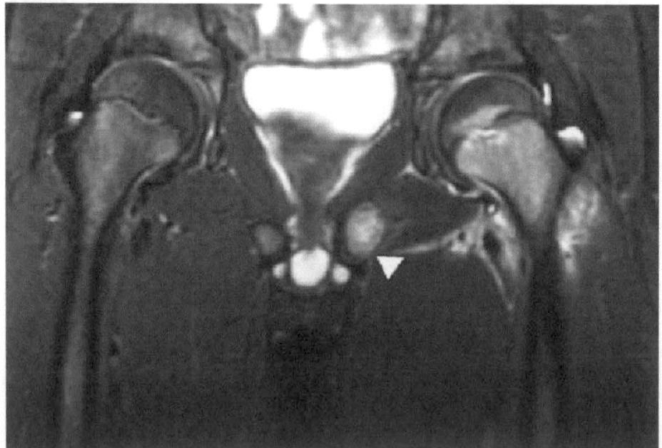

Fig. 1.1.5

Un bambino di 9 anni si presenta con una storia di 3 settimane di dolore all'anca sinistra. Quattro settimane prima, il paziente aveva subito una ferita superficiale all'addome, che aveva richiesto una sutura anche dei tessuti sottocutanei.

Al momento del ricovero, presentava febbre intermittente. Il soggetto era riluttante a "caricare" il peso sull'arto sinistro e aveva difficoltà a camminare. La radiografia standard del bacino eseguita in pronto soccorso era sospetta per la presenza di una lesione tumorale dell'osso ischiatico di sinistra. Al fine di escludere la presenza di un tumore osseo viene richiesto completamento diagnostico con TC, scintigrafia ossea e RM.

Introduzione

L'osteomielite acuta ematogena di solito si verifica durante la crescita scheletrica quando la cartilagine di accrescimento è ancora aperta. La diagnosi precoce di osteomielite è essenziale per consentire la terapia che deve essere iniziata prima che l'osso possa devitalizzarsi.

L'osteomielite ematogena può non essere evidente nei radiogrammi fino ad almeno 10 giorni dalla comparsa dei sintomi. L'evoluzione dell'infezione può manifestarsi radiograficamente come tumefazione dei tessuti molli con obliterazione dei piani muscolari adiacenti, calcificazioni subperiostali e riassorbimento delle trabecole ossee.

La scintigrafia ossea è molto sensibile per la diagnosi di osteomielite. La positività scintigrafica è un sensibile indicatore di alterata attività osteoblastica, ma disturbi focali della perfusione vascolare, del grado di filtrazione, della permeabilità e alterazioni chimiche possono alterare l'imaging.

La TC dovrebbe essere usata solo come imaging di III livello per la visualizzazione di erosioni ossee, raccolte gassose all'interno dell'osso o sequestro osseo.

La RM è altamente sensibile come indicatore di malattia poiché le alterazioni patologiche sono evidenziabili molto più precocemente. La diagnosi di osteomielite con RM si basa sulla sua capacità di rilevare anomalie del midollo osseo all'interno della fisi.

I foci di osteomielite attiva appaiono come aree a bassa intensità di segnale nelle immagini pesate in T1 e aree di iperintensità di segnale nelle immagini T2-pesate, in soppressione del grasso o nelle sequenze STIR.

La RM è una tecnica eccellente per la rilevazione di osteomielite e la rappresentazione della sua estensione.

È importante comprendere i limiti di ogni tecnica di imaging per evitare ritardi nella diagnosi, per la gestione di osteomielite e prevenire le possibili complicanze.

La diagnosi differenziale di osteomielite pelvica nei bambini dovrebbe includere l'artrite settica, la malattia di Legg-Calve-Perthes, la sinovite tossica e, meno comunemente, le malattie del collageno o vascolari, le neoplasie che interessano l'osso e l'ascesso retroperitoneale.

Reperti radiologici

La radiografia del bacino (Fig. 1.1.1) non evidenzia reperti patologici di infezione ossea a carico del femore sinistro. Un ispessimento sclerotico della sincondrosi ischio-pubica di sinistra, evidenziato casualmente (*freccia aperta*), è stato inizialmente interpretato come il motivo della sintomatologia del paziente. La scintigrafia ossea (Fig. 1.1.2) mostra l'aumentata captazione all'interno della testa femorale sinistra (*freccia*) e una captazione lieve della sincondrosi ischio-pubica di sinistra (*punta di freccia aperta*).

La TC (Fig. 1.1.3) evidenzia una zona anulare nel contesto della testa femorale sinistra corrispondente al focus dell'infezione.

L'RM nella sequenza assiale T1-pesata (Fig. 1.1.4) mostra diffusa bassa intensità di segnale della metafisi prossimale del femore sinistro. La sequenza coronale STIR (Fig. 1.1.5) evidenzia un'alta intensità di segnale del midollo osseo della piastra di accrescimento del femore prossimale, con edema nei tessuti molli circostanti. Si noti l'ipertrofia della sincondrosi ischio-pubica (*punta di freccia*).

Caso 1.2

Artrite reumatoide della colonna cervicale

Donna di 58 anni con storia di artrite reumatoide da circa 10 anni che presenta iperreflessia e dolore al collo che non risponde al trattamento convenzionale. Nessun deficit sensoriale o motorio è stato evidenziato all'esame neurologico. Al fine di escludere la compromissione del canale spinale cervicale sono state richieste le radiografie e la risonanza magnetica del rachide cervicale.

Introduzione

La colonna vertebrale cervicale, in particolare la giunzione cranio-cervicale, è uno dei siti più comunemente interessati da artrite reumatoide. La prevalenza delle lesioni del rachide cervicale di qualsiasi tipo tra i pazienti con artrite reumatoide va dal 43 all'86%.

Il coinvolgimento della colonna cervicale può portare a dolore importante e disabilità, nonché a una serie di complicazioni neurologiche.

L'artrite reumatoide interessa la membrana sinoviale, l'articolazione occipito-atlo-odontoidea, dove si trova la maggior parte del tessuto sinoviale nel rachide cervicale, dove la malattia è più diffusa e in cui i cambia-

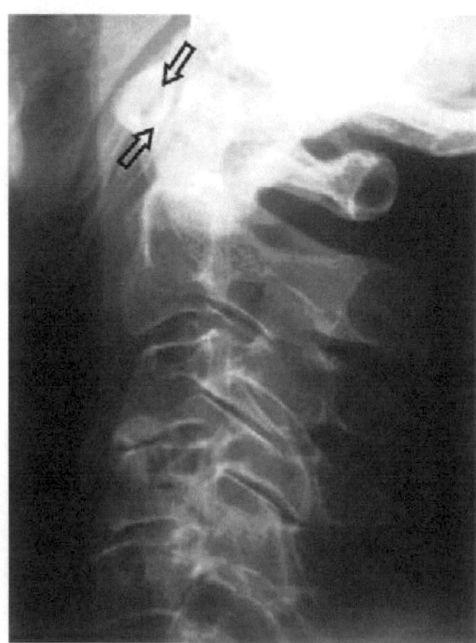

Fig. 1.2.1

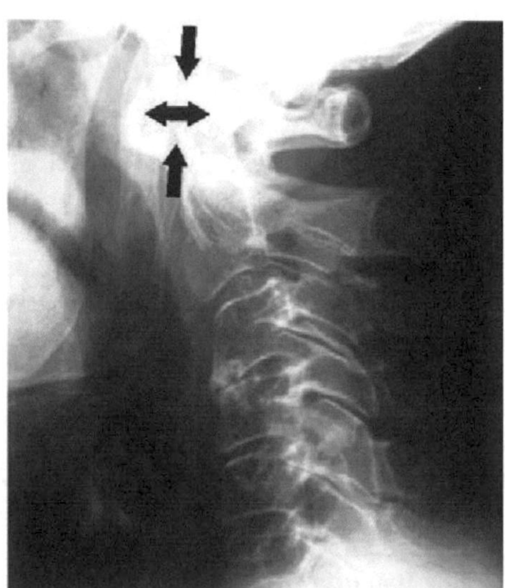

Fig. 1.2.2

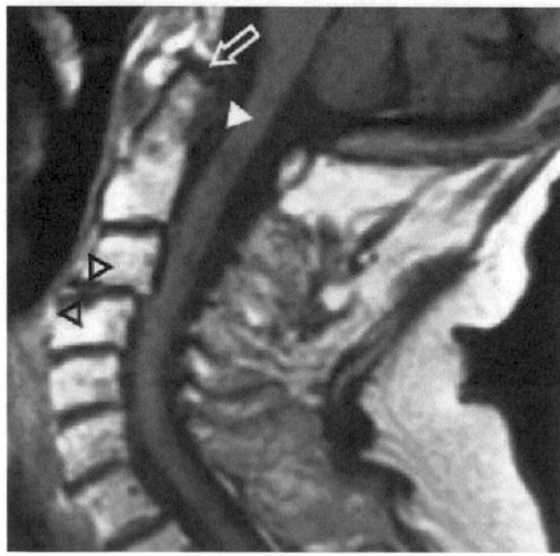

Fig. 1.2.3

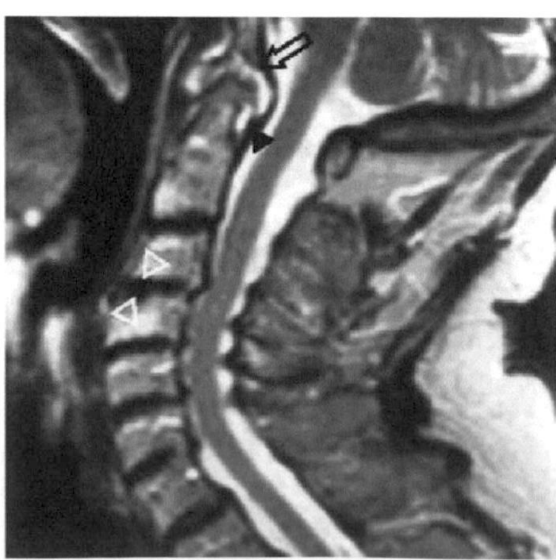

Fig. 1.2.4

menti caratteristici sono più visibili all'imaging. La sinovite articolare occipito-atlo-odontoidea erode il legamento trasverso che sostiene il processo odontoideo nei suoi rapporti con l'atlante e ne causa la lassità, con conseguente sublussazione atlo-odontoidea anteriore. Questo è il pattern più comune di instabilità atlo-odontoidea.

La radiologia tradizionale è la tecnica di imaging di approccio in questi casi. Lo spazio articolare anteriore atlo-odontoideo è normalmente inferiore a 3 mm. La sublussazione anteriore del dente dell'epistrofeo può non essere rilevata nei radiogrammi assunti in una posizione neutra, e dovrebbe quindi essere eseguita la proiezione laterale in flessione. Quando lo spazio articolare anteriore atlo-odontoideo è maggiore di 9 mm, aumenta il rischio di compressione del midollo.

Una manifestazione più grave della malattia reumatoide a livello atlo-odontoideo è la sublussazione verticale, in cui il processo odontoide migra verso l'alto, sporgendo nel forame magno. Questa condizione è il risultato del processo erosivo delle faccette articolari laterali atlo-occipitali o dell'osso attorno al forame magno.

Il coinvolgimento delle strutture scheletriche al di sotto del livello di C2 è meno comune nell'artrite reumatoide. In questo segmento del rachide cervicale, la manifestazione più comune di natura reumatoide è la sublussazione anteriore, causata da processi erosivi delle articolazioni interapofisarie. Uno spostamento anteriore del corpo vertebrale maggiore di 3 mm è diagnostico per sublussazione anteriore sotto-assiale. Irregolarità margino-somatiche, sclerosi ed erosioni sono apparentemente dovuti all'estensione del processo infiammatorio dalle articolazioni adiacenti al midollo spinale (le articolazioni di Luschka, che sono rivestite da membrana sinoviale) nell'area disco-vertebrale.

La risonanza magnetica è la modalità di imaging di scelta per codificare il coinvolgimento del rachide cervicale nell'artrite reumatoide. Essa consente di valutare i rapporti anatomici dell'occipite, dell'atlante e del dente dell'epistrofeo, ed è quindi utile per definire l'estensione della sublussazione di questo segmento della colonna vertebrale. Permette inoltre la visualizzazione diretta della sinovite peri-odontoidea, del midollo spinale e del tronco encefalico.

La RM del rachide cervicale è obbligatoria quando clinicamente si sospetta la compressione del midollo spinale. Nei pazienti asintomatici, la RM del rachide cervicale dovrebbe essere suggerita quando le radiografie evidenziano una sublussazione verticale, un intervallo anteriore atlo-odontoideo maggiore di 9 mm, un intervallo posteriore atlo-odontoideo di 14 mm o meno o un diametro del canale subassiale di 14 mm o meno.

Reperti radiologici

La proiezione laterale della colonna cervicale in posizione neutra (Fig. 1.2.1) mostra un normale intervallo anteriore atlo-odontoideo (*freccia aperta*). La riduzione dello spazio discale, le erosioni margino-somatiche e sub-condrali sono visibili nella regione anteriore di C3-C4, il risparmio dei restanti spazi discali intersomatici e l'assenza di osteofiti associati, corrispondono a coinvolgimento disco-vertebrale di natura reumatoide.

La proiezione laterale del rachide cervicale con il collo in flessione (Fig. 1.2.2) evidenzia una sublussazione anteriore atlo-odontoidea (intervallo anteriore atlo-odontoideo superiore a 3 mm) (*frecce*). Le sequenze RM sagittali T1 (Fig. 1.2.3) e T2-pesate (Fig. 1.2.4) dimostrano una sinovite periodontoidea, con una bassa intensità di segnale in T1 e iperintensità in T2 (*frecce aperte*). La sinovite periodontoidea causa un lieve effetto massa sul sacco durale anteriore (*frecce*), ma senza compressione sul profilo midollare. La RM è stata eseguita in posizione neutra, per cui la sublussazione anteriore atlo-odontoidea non è evidente. Le piccole erosioni marginali e le alterazioni a bassa intensità di segnale in sede subcondrale sono visibili (*testa di freccia aperta*) nella regione anteriore di C3-C4.

Caso 1.3

■

Spondilite anchilosante

Un uomo di 47 anni si presenta con lombalgia e rigidità di lunga data. Molti anni prima, gli fu diagnosticata "una probabile discopatia degenerativa". Sono state eseguite le radiografie del rachide cervicale, lombare e del bacino.

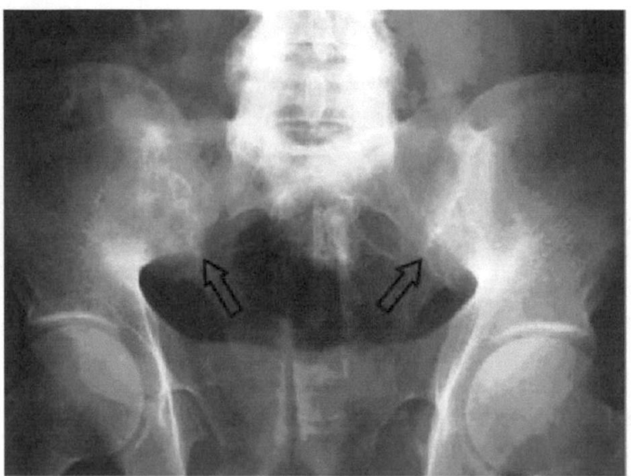

Fig. 1.3.1

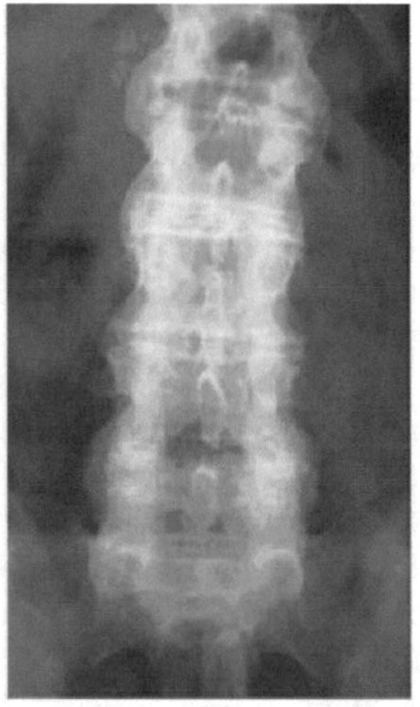

Fig. 1.3.2

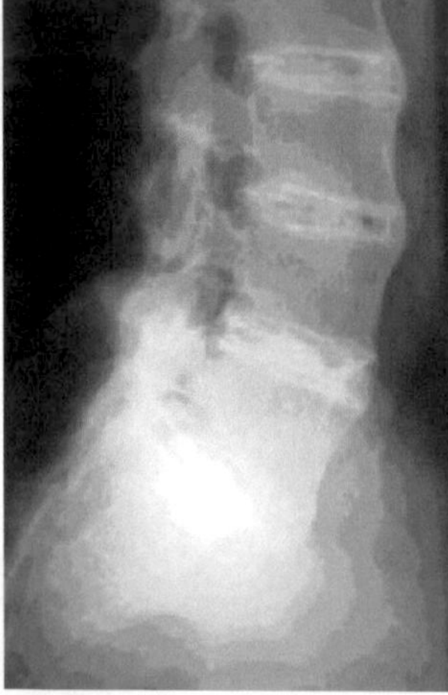

Fig. 1.3.3

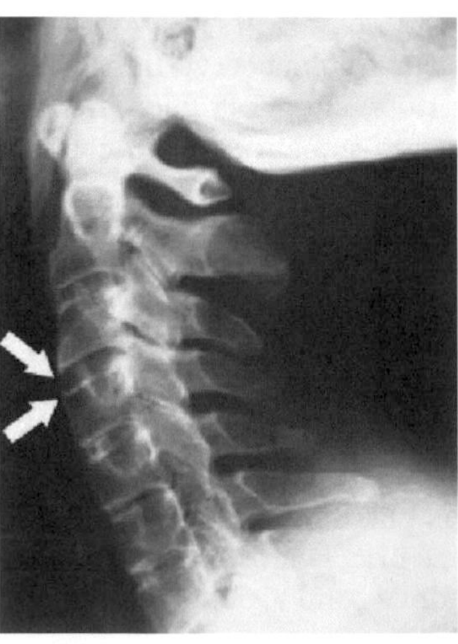

Fig. 1.3.4

Introduzione

La spondilite anchilosante è una malattia infiammatoria cronica che colpisce principalmente il rachide assiale. È più comune nei maschi, con un rapporto maschio-femmina di 5 a 1. Coinvolge prevalentemente i soggetti di età compresa tra i 15 e i 35 anni.

I sintomi più comuni e le caratteristiche iniziali sono il dolore cronico lombare e la rigidità. Di tanto in tanto, il dolore alla schiena è troppo lieve per spingere il paziente a ricorrere a cure mediche o è erroneamente diagnosticato come sciatalgia dovuta a malattia degenerativa del disco, come è avvenuto nel nostro caso.

La spondilite anchilosante è caratterizzata da un coinvolgimento sacro-iliaco bilaterale e della colonna vertebrale. L'articolazione sacroiliaca è la prima coinvolta. La malattia inizialmente coinvolge la colonna al passaggio toraco-lombare e poi si estende alla colonna lombare e toracica. Il coinvolgimento della colonna cervicale è meno frequente.

L'esame radiografico è la tecnica di imaging iniziale in questi pazienti.

I segni radiografici di sacroileite sono inclusi nei criteri diagnostici della spondilite anchilosante. Le piccole erosioni sono iniziale segno di anormalità radiografica, inizialmente sul versante iliaco e poi sul versante sacrale. Solitamente, le erosioni sono circondate da sclerosi subcondrale. L'aspetto anteriore sinoviale dell'anchilosi articolare è relativamente precoce ma l'anchilosi della componente legamentosa posteriore è più comune.

Quando i reperti radiografici sono normali o non concludenti, la TC può dimostrare questi cambiamenti erosivi e riparativi al meglio.

Inizialmente, le radiografie della colonna vertebrale mostrano erosione dei punti margino-somatici anteriori del corpo vertebrale con sclerosi secondaria reattiva e un aspetto "squadrato" del corpo vertebrale. L'ossificazione dei legamenti longitudinali viene chiamata sindesmofitosi e coinvolge la colonna vertebrale in modo simmetrico. L'anchilosi della colonna vertebrale è associata a calcificazione del disco. L'anchilosi delle articolazioni interapofisarie e l'ossificazione dei legamenti interspinosi possono essere presenti. L'aspetto risultante è denominato "colonna a canna di bambù".

La distribuzione assiale e le alterazioni ossee riparative con progressione verso l'anchilosi in un breve periodo di tempo consentono una diagnosi sicura nella maggioranza dei casi.

Nell'ultimo decennio, è aumentato l'utilizzo della RM per studiare il processo infiammatorio nella spondilite anchilosante e le altre spondiloartropatie. Contrariamente alle radiografie e alla TC, che rilevano i cambiamenti distruttivi e riparativi come già detto, la risonanza magnetica è in grado di rilevare alterazioni infiammatorie alle articolazioni prima che avvengano i processi distruttivi-riparativi. I segni RM di sacroileite precoci sono l'edema del midollo osseo subcondrale con incremento del segnale nelle sequenze T2-pesate e l'incremento di segnale dopo contrasto della cavità articolare, corrispondenti a sinovite. Le modificazioni edematose del midollo osseo alle inserzioni legamentose (entesi) della colonna vertebrale sono il segno distintivo della malattia precoce.

Reperti radiologici

La radiografia del bacino (Fig. 1.3.1) mostra completa anchilosi di entrambe le articolazioni sacro-iliache. L'ossificazione dei legamenti nella parte postero-superiore delle articolazioni è il segno patognomonico (*frecce aperte*).

Le radiografie (AP e laterale) della colonna lombare (Figg. 1.3.2 e 1.3.3) dimostrano bilateralmente un'estesa sindesmofitosi. Si noti anche la calcificazione del disco e la parziale anchilosi delle articolazioni interapofisarie.

La radiografia (proiezione laterale) del rachide cervicale (Fig. 1.3.4) evidenzia una sindesmofitosi anteriore di alcuni spazi discali (*frecce piene*), calcificazioni degli spazi discali e parziale anchilosi delle articolazioni interapofisarie.

Caso 1.4

■

Entesite in artrite psoriasica

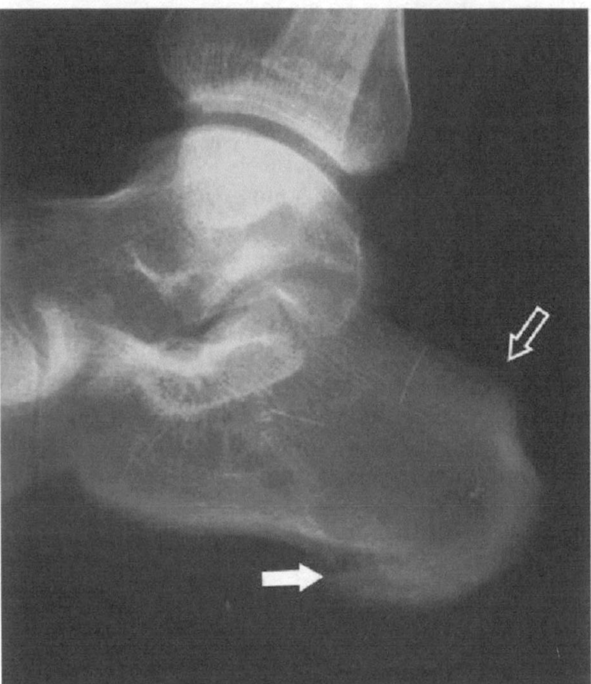

Fig. 1.4.1

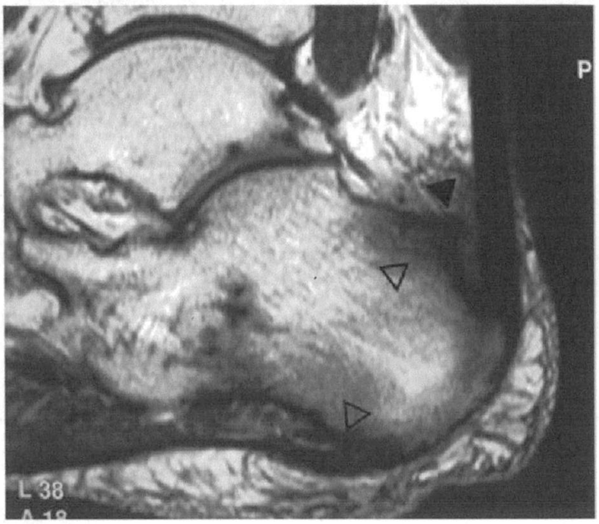

Fig. 1.4.2

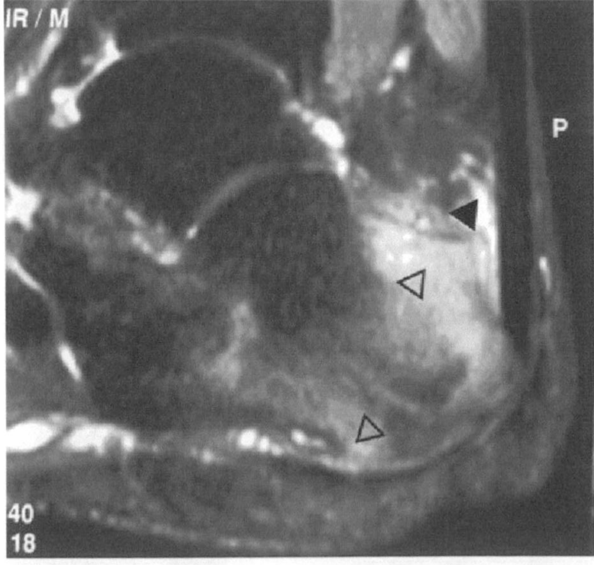

Fig. 1.4.3

Un uomo di 26 anni lamentava un dolore alla regione calcaneale sinistra da diversi mesi. Il dolore non si riduceva con il riposo. Il trattamento conservativo con relativo riposo, antinfiammatori non steroidei e il morbido cuscinetto per il tallone in gomma sono stati inefficaci.

Inizialmente, sono state eseguite le radiografie. Lo studio con RM è stato richiesto per valutare meglio le strutture dei tessuti molli peri-calcaneali.

Introduzione

L'entesi è il punto dove un tendine, un legamento o la capsula articolare si inseriscono sull'osso. L'infiammazione dell'entesi, o entesite, è considerata il segno distintivo delle spondiloartropatie, che sono un gruppo di artropatie infiammatorie che condividono alcune comuni caratteristiche genetiche, patologiche e cliniche. Questo gruppo comprende la spondilite anchilosante, l'artrite psoriasica, l'artrite reattiva (ad esempio, la sindrome di Reiter), l'artrite associata a malattia infiammatoria intestinale (ad esempio, malattia di Crohn o colite ulcerosa) e la spondiloartrite indifferenziata.

L'artrite psoriasica è stata definita come un'artrite infiammatoria associata a psoriasi. L'entesite periferica è una manifestazione comune di artrite psoriasica. Le localizzazioni più comuni sono l'entesi del tendine di Achille e la fascia plantare del calcagno. L'entesite è solitamente bilaterale e può essere la manifestazione iniziale della malattia.

L'esame radiografico dimostra erosioni e proliferazioni ossee all'entesi del tendine d'Achille e la fascia plantare, creando speroni irregolari e mal definiti. Gli speroni tendono a puntare verso l'alto a partire dal calcagno, piuttosto che verso il basso lungo il decorso dell'aponeurosi plantare come avviene nei normali speroni calcaneari.

La RM non solo identifica i cambiamenti distruttivi e riparativi, ma rivela anche le alterazioni infiammatorie dell'entesi. I segni RM di entesite comprendono cambiamenti edematosi nel midollo osseo adiacente all'inserzione del tendine o della fascia e del tendine di Achille e della fascia plantare stessi, che mostrano iperintensità del segnale e ispessimento variabile. Cambiamenti edematosi sono visibili anche negli adiacenti tessuti molli.

Le erosioni si presentano come irregolari difetti dei margini ossei, e la sclerosi mostra bassa intensità di segnale in tutte le sequenze eseguite. Proprio l'obiettivo dello studio RM è quello di individuare l'entesite prima che appaiano erosioni e sclerosi riparative, rendendo possibile avviare un trattamento efficace il più precocemente possibile.

Reperti radiologici

La radiografia in proiezione laterale della caviglia (Fig. 1.4.1) mostra l'erosione e la formazione di osso all'inserzione del tendine d'Achille (*freccia aperta*). Si evidenziano anche sclerosi e formazione di uno sperone calcaneare (*chiuso freccia*), che punta verso l'alto partendo dal calcagno.

Le sequenze RM T1 pesate (Fig. 1.4.2) e STIR (Fig. 1.4.3) dimostrano l'estesa reazione edematosa del midollo osseo alle inserzioni del tendine di Achille e della fascia plantare (*punte di freccia aperte*). Si noti anche la reazione edematosa dei tessuti molli, con piccola borsite retro-calcaneale (*punte di freccia piene*).

Caso 1.5

Malattia da deposito di cristalli di calcio pirofosfato

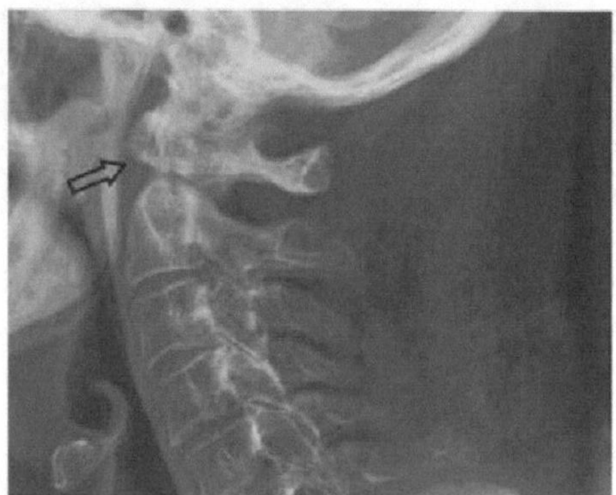

Fig. 1.5.1

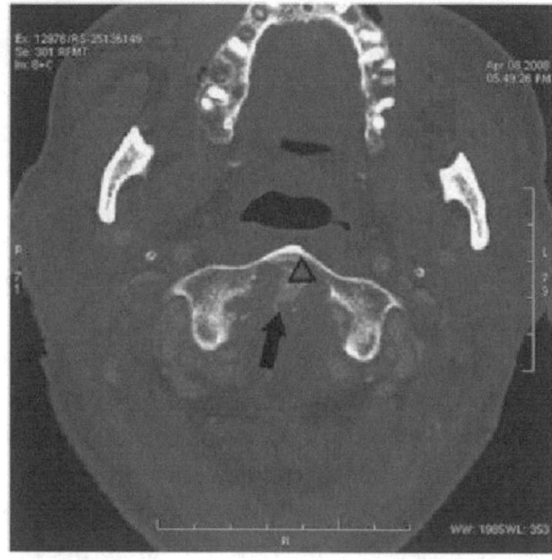

Fig. 1.5.2

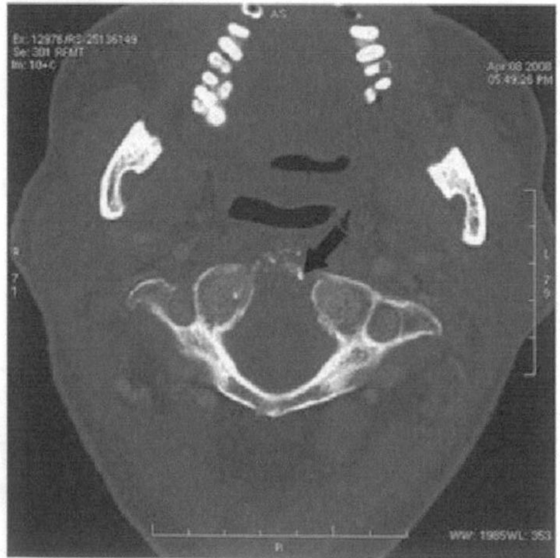

Fig. 1.5.3

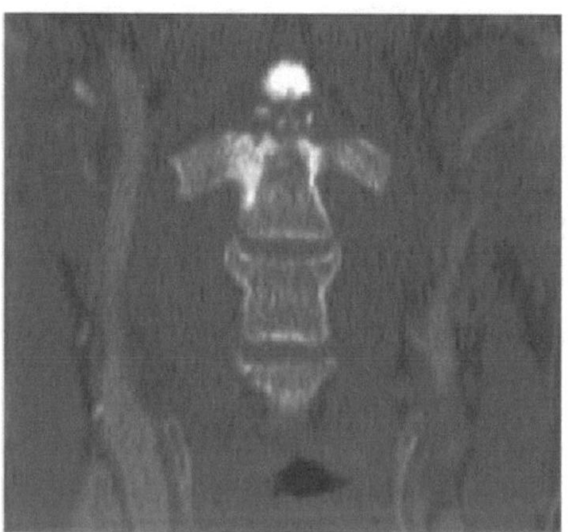

Fig. 1.5.4

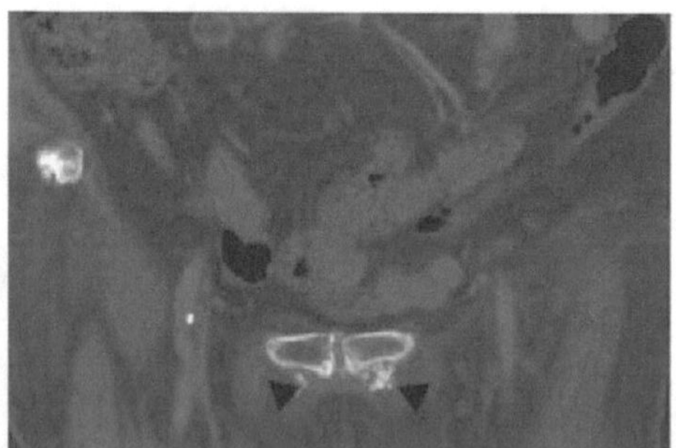

Fig. 1.5.5

Un uomo di 73 anni lamenta un dolore di tipo infiammatorio a livello cervicale da circa 1 mese. Il dolore cervicale è aumentato progressivamente e ha richiesto un trattamento con fentanyl. Dopo le radiografie del rachide cervicale, che non sono state conclusive, è stato richiesto uno studio TC del rachide cervicale.

Introduzione

La malattia da deposito di cristalli di pirofosfato di calcio diidrato (CPPD) è caratterizzata da una costellazione di manifestazioni cliniche che possono essere raggruppate in cinque diversi modelli: pseudo-gotta, pseudo-osteoartrite con sinovite, pseudo-osteoartrite senza sinovite, mono-artropatia e artrite pseudo-reumatoide.

I cristalli di CPPD si possono depositare come masse dei tessuti molli, una condizione nota come pseudo-gotta tofacea. I siti di deposizione comunemente colpiti sono le articolazioni temporo-mandibolari, la cerniera atlo-occipito-odontoidea, i legamenti gialli, e le articolazioni delle dita.

Il coinvolgimento dell'articolazione atlo-occipito-odontoidea è primitivamente correlata alla deposizione di cristalli di CPPD a livello legamentoso, cui si associa una sinovite periodontoidea con erosioni ossee di tipo cistico, soprattutto a livello del processo odontoideo. L'erosione del processo odontoideo può produrre una frattura patologica. Le masse sinoviali retro-odontoidee calcifiche possono causare compressione del midollo spinale a livello cervicale. Questa sindrome del dolore al collo acuta associata a calcificazioni che circondano il processo odontoideo è stata descritta come "sindrome della corona densa".

Sono descritti coinvolgimenti sintomatici dei legamenti gialli a livello del rachide cervicale e lombare.

Le calcificazioni legamentose possono essere rilevate dall'esame radiografico, ma la TC è in genere necessaria per individuare le calcificazioni delle masse sinoviali periodontoidee, permettendo una corretta diagnosi.

La risonanza magnetica è utile per valutare le relazioni tra queste masse periodontoidee e il midollo cervicale.

Reperti radiologici

L'esame radiografico in proiezione laterale del rachide cervicale (Fig. 1.5.1) mostra piccole calcificazioni situate sotto il bordo anteriore dell'atlante (*freccia aperta*), con erosioni sfumate del processo odontoide.

Le sezioni assiali TC (Figg. 1.5.2 e 1.5.3) dimostrano depositi calcifici (*freccia piena*) ed erosioni del processo odontoide (*punta di freccia aperta*).

La ricostruzione coronale TC ottenuta con tecnica spirale del rachide cervicale (Fig. 1.5.4) dimostra le calcificazioni periodontoidee.

La ricostruzione coronale TC del bacino (Fig. 1.5.5) dimostra una calcificazione lineare della sinfisi pubica e calcificazioni irregolari a livello dell'inserzione dei muscoli adduttori (*punte di freccia piene*).

Caso 1.6

Ascesso muscolare

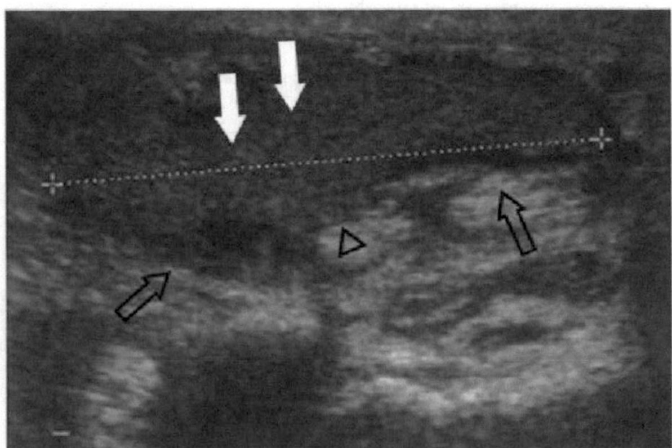

Fig. 1.6.1

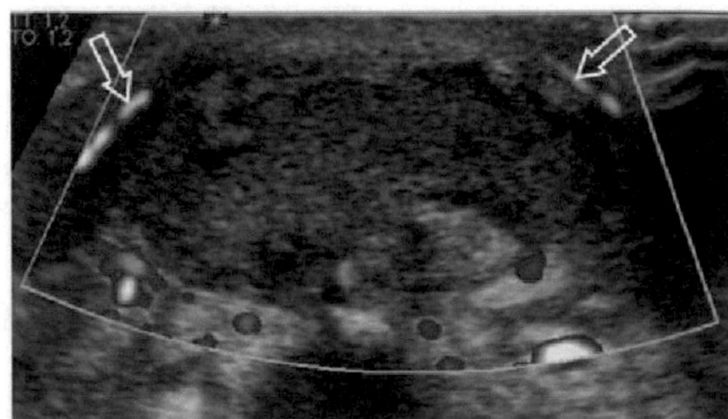

Fig. 1.6.2

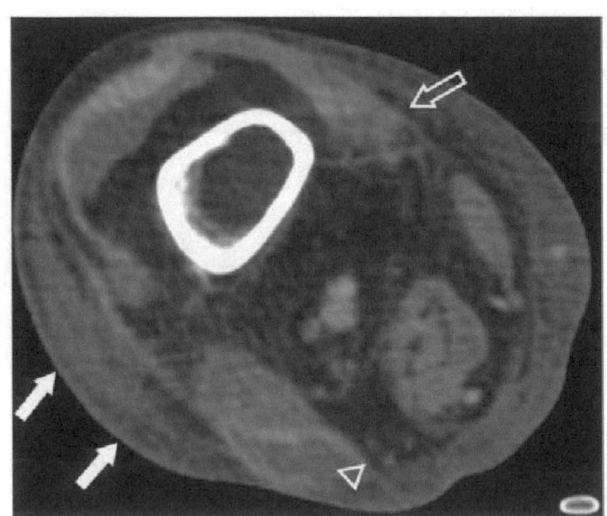

Fig. 1.6.3

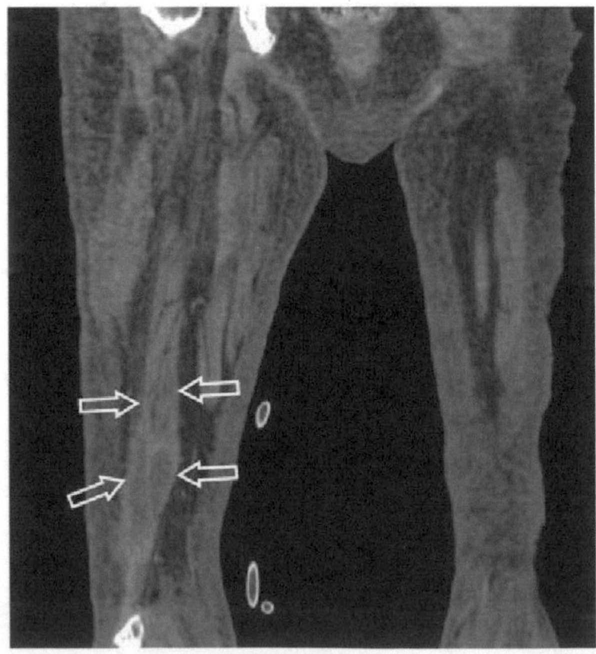

Fig. 1.6.4

Uomo di 52 anni alcolizzato si presenta al pronto soccorso disorientato e con obnubilamento del sensorio. Vengono rilevati segni di malnutrizione, ipotensione e edema generalizzato. I test di laboratorio dimostrano una pancitopenia. L'emocoltura è risultata positiva per lo *Streptococcus equisimilis*, anche se non è stata identificata una chiara fonte di infezione. Cinque giorni dopo il ricovero, appare a livello della coscia destra una piastra di infiammazione di tipo cellulitico. Si pone indicazione per esame ultrasonografico e TC.

Introduzione

Sebbene la maggior parte delle infezioni batteriche nei tessuti molli rimanga localizzata, a seconda dello stato immunologico del paziente, queste infezioni possono presentare un fenomeno colliquativo e formare un ascesso. L'agente patogeno più comunemente isolato negli ascessi dei tessuti molli è lo *S. aureus*, soprattutto quello meticillina-resistente.

L'ecografia svolge un ruolo fondamentale nell'individuazione e gestione di ascessi superficiali, ma profonde raccolte fluide di solito richiedono completamento con RM o TC. RM e TC sono le tecniche ideali per visualizzare le anomalie dei tessuti molli e possono essere molto specifiche e utili per individuare la presenza e l'estensione dell'infezione, che generalmente si sospetta clinicamente sulla base di dati fisici e di laboratorio.

All'ecografia, l'ascesso dei tessuti molli si evidenzia come un'area irregolare ripiena di liquido anecogeno o diffusamente ipoecogeno con rinforzo acustico posteriore, contenente una quantità variabile di detriti ecogeni. L'imaging color Doppler viene utilizzato per dimostrare iperemia alla periferia della massa e l'assenza di flusso nel suo interno.

La TC mostra una ben delimitata raccolta di liquido, con pseudocapsula perimetrale dotata di ispessimento del suo profilo.

La RM mostra una ben delimitata raccolta di liquido, ipointensa nelle immagini pesate in T1 e iperintensa in T2-pesate e STIR, circondato da una pseudo-capsula con bassa intensità di segnale in tutte le sequenze e valorizzazione del cerchio periferico dopo somministrazione endovenosa di mezzo di contrasto paramagnetico.

L'aspirazione con ago biopsia è obbligatoria se si sospetta un ascesso. Gli ascessi sono trattati con antibiotici e drenaggio percutaneo.

Reperti radiologici

L'immagine ecografica del compartimento posteriore della coscia destra (Fig. 1.6.1) mostra una ben circoscritta formazione cavitaria ipoecogena in sede sottocutanea (*freccia aperta*) con echi interni (*freccia*) spostando i lobuli di grasso (*freccia aperta*). Il materiale ecogeno che compone l'ascesso fluttua alla compressione.

L'immagine power color-Doppler (Fig. 1.6.2) mostra il flusso ematico iperemico nel contesto della parete ascessuale (*freccia aperta*), mentre nessun flusso ematico viene visualizzato nel suo interno.

La TC (Fig. 1.6.3) dimostra la presenza di sepimentazioni nel contesto del grasso sottocutaneo (*freccia aperta*), ispessimento della pelle (*freccia*), e un ispessimento della parete, ben demarcando la raccolta di fluido adiacente al muscolo bicipite femorale (*punta di freccia aperta*).

La ricostruzione coronale TC (Fig. 1.6.4) mostra la posizione intramuscolare dell'ascesso, all'interno delle fibre del bicipite femorale (*freccia aperta*).

Caso 1.7

Artrite settica della sinfisi pubica

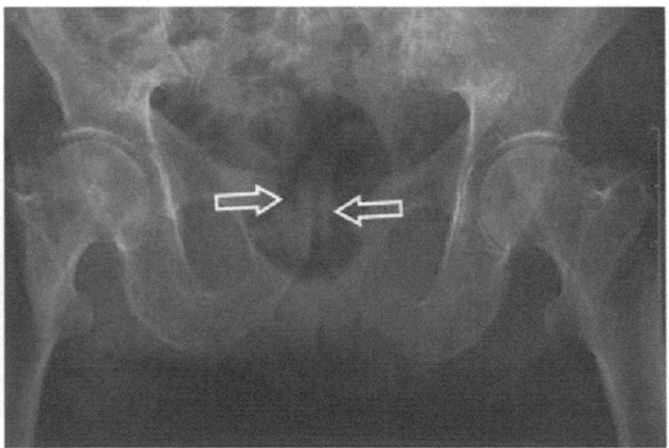

Fig. 1.7.1

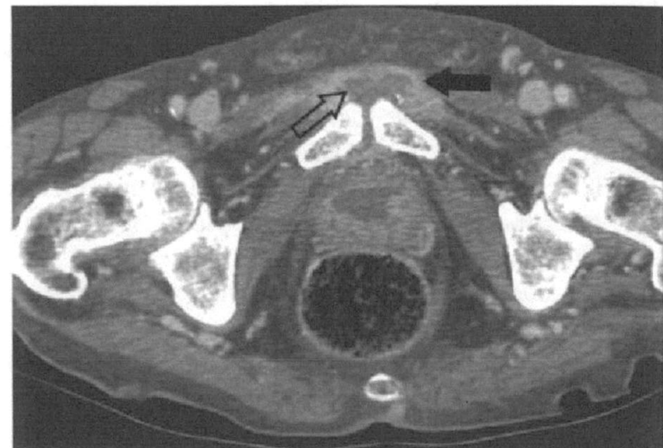

Fig. 1.7.2

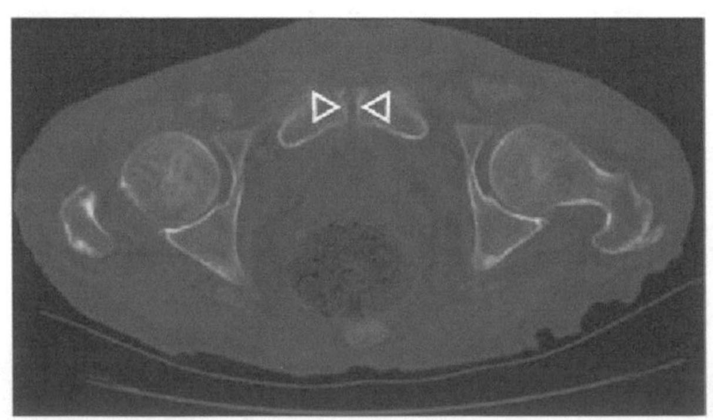

Fig. 1.7.3

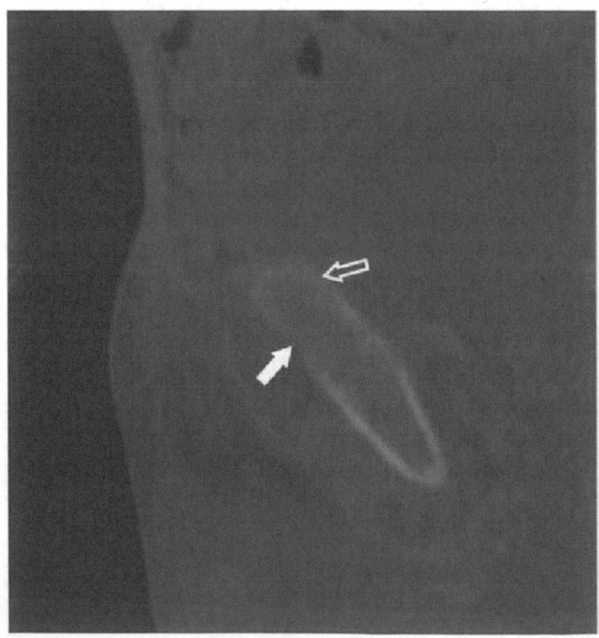

Fig. 1.7.4

Un uomo di 82 anni, che era stato sottoposto a prostatectomia 2 mesi prima, si presenta al pronto soccorso con una temperatura di 38°C e una storia di due giorni di nausea e vomito. Riferisce dolore al basso addome in regione sovrapubica. Il numero di globuli bianchi è di 20.100 cell/mm^3. Viene eseguito esame esplorativo TC.

Introduzione

La localizzazione alla sinfisi pubica dell'artrite settica è una condizione rara e dolorosa, che può divenire evidente 1 mese o più dopo una procedura pelvica o un intervento chirurgico, soprattutto dopo un intervento chirurgico di correzione dell'incontinenza femminile, di prostatectomia, o di un intervento chirurgico su di una patologia tumorale in sede pelvica.

L'esame radiografico è relativamente poco sensibile, soprattutto nelle prime fasi del decorso della malattia. L'aspetto radiografico può evidenziare un aspetto di "rigonfiamento" medio-grave della sinfisi pubica con irregolarità ossea subcondrale, di solito in entrambe le ossa del pube. Negli stadi più avanzati della malattia, si può osservare una reazione osteosclerotica.

La TC evidenzia i classici reperti dell'artrite settica che comprendono versamento articolare con ispessimento sinoviale ed erosioni ossee dei margini articolari.

La RM è più sensibile per il rilevamento delle precoci modificazioni strutturali tipiche dell'artrite settica, rivelando anomala intensità di segnale delle componenti scheletriche e dei tessuti molli, entrambi con caratteristiche di iperintensità edematosa del segnale (cioè ipointensità in T1 e iperintensità nelle sequenze con soppressione del grasso T2-pesate o STIR).

L'estensione dell'infezione dallo spazio articolare al tessuto circostante è facilmente evidenziabile sia con TC che con RM.

Questa rara malattia non deve essere confusa con l'osteite pubica più comune, cioè asettica, che è una malattia infiammatoria del pube che si verifica dopo la gravidanza, nei traumi, o nella chirurgia ginecologica o urologica. È descritta anche negli atleti, ed è caratterizzata da dolore pubico irradiato fino all'inguine, andatura ondeggiante con spasmo a livello adduttorio, con sclerosi mista a rarefazione della sinfisi pubica nelle immagini diagnostiche. L'osteite pubica negli atleti è di solito non infettiva, si tratta di una periostite cronica del pube che si presenta con alterazioni da *overuse* in corrispondenza dei muscoli che si inseriscono sulla sinfisi.

Reperti radiologici

L'esame radiografico del bacino (Fig. 1.7.1) dimostra un dubbio ispessimento del profilo della sinfisi pubica (*freccia aperta*).

La TC del bacino a livello della sinfisi pubica (Fig. 1.7.2) con la finestra per i tessuti molli dimostra una piccola colliquazione (*freccia aperta*) con ispessimento dei suoi margini, (*freccia*) corrispondente a una raccolta ascessuale.

La TC allo stesso livello con finestra per l'osso (Fig. 1.7.3) dimostra un assottigliamento corticale (*freccia aperta*) ed erosione della porzione anteriore della sinfisi.

La ricostruzione TC MPR sagittale (Fig. 1.7.4) dimostra, in modo più chiaro, un assottigliamento corticale (*freccia aperta*) con qualche piccola erosione (*freccia*) nella parte anteriore della sinfisi.

Caso 1.8

Artrite delle articolazioni interpofisarie

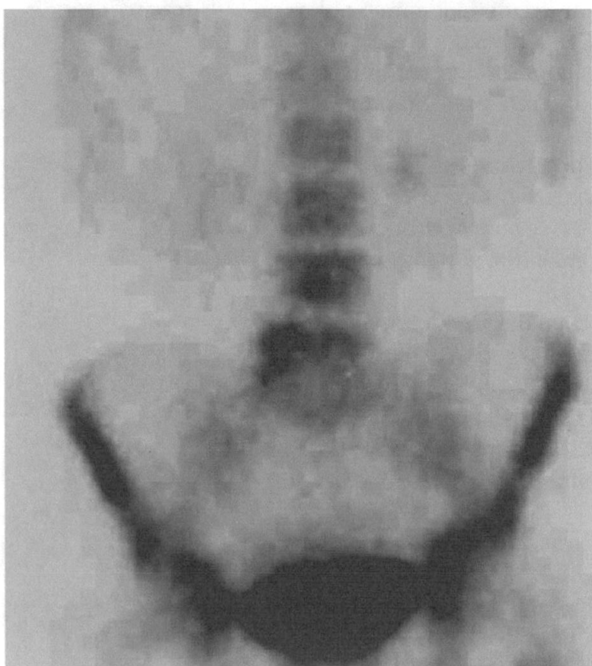

Fig. 1.8.1

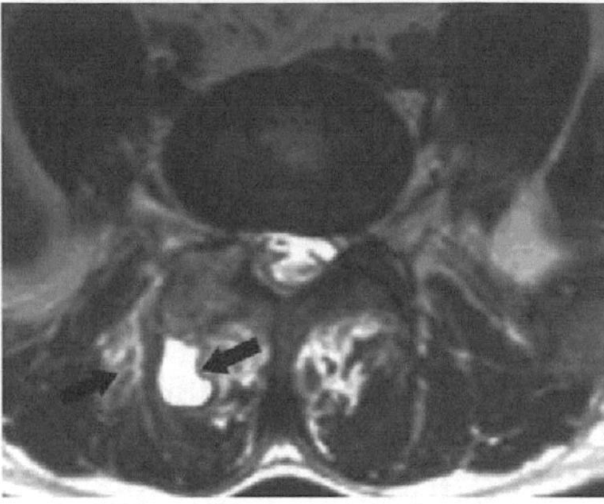

Fig. 1.8.3

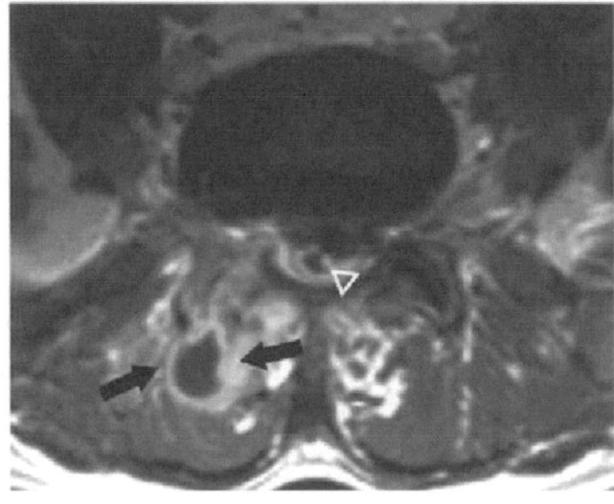

Fig. 1.8.4

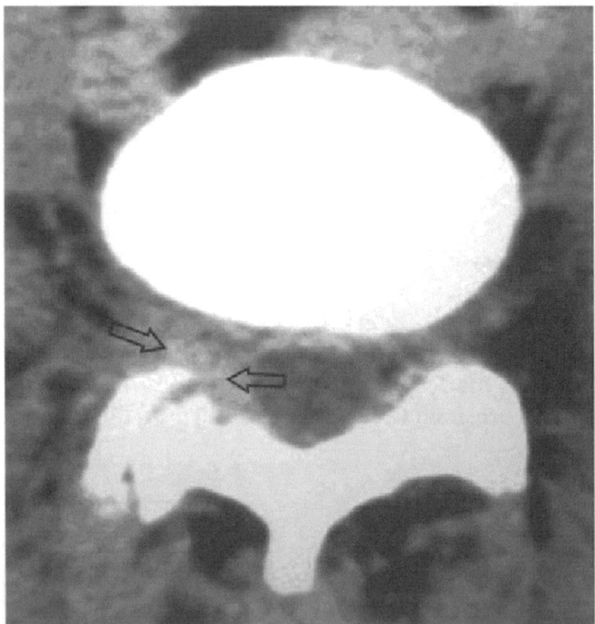

Fig. 1.8.2

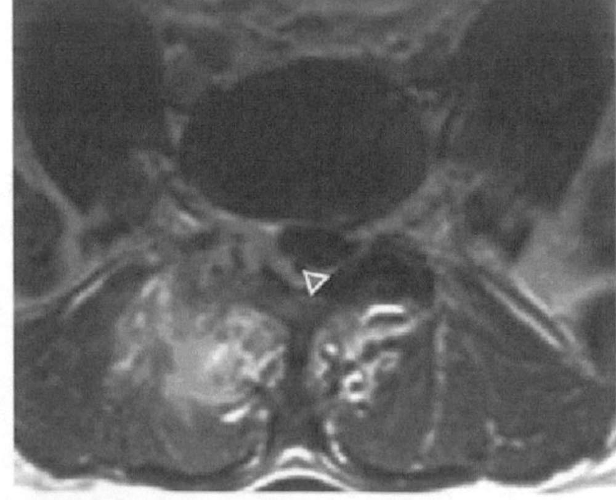

Fig. 1.8.5

Donna di 47 anni, con un passato di alcolismo moderato e di lupus eritematoso con manifestazioni cutanee di tipo discoide trattato con clorochina si è presentata dopo 16 giorni dalla comparsa del mal di schiena acuto renitente al trattamento antinfiammatorio con farmaci non-steroidei. L'emo- e urocoltura sono risultati positivi per *S. aureus*. Sono stati eseguiti l'esame radiografico del rachide lombare e la scintigrafia ossea con tecnezio-99, e successivamente sono stati richiesti TC e RM del rachide lombare.

Introduzione

L'infezione da piogeni delle faccette articolari è un'entità rara e ad oggi scarsamente documentata. Clinicamente, è caratterizzata da mal di schiena su base infiammatoria e febbre; in quasi la metà dei casi è presente un coinvolgimento neurologico. I pazienti spesso presentano fattori predisponenti di natura sistemica, tra cui diabete mellito, neoplasie maligne, o alcolismo. In un terzo dei casi, si individuano uno o più processi infettivi concomitanti dovuti allo stesso microrganismo, principalmente artrite, infezioni della pelle e dei tessuti molli, endocardite, infezioni del tratto urinario. Eziologicamente, lo *Staphylococcus aureus* è il microrganismo più comune.

L'esame radiografico di solito non ha alcun valore nelle prime fasi della malattia. La scintigrafia con tecnezio-99 dimostra una aumentata captazione del tracciante a livello della vertebra interessata. A differenza di spondilo-discite, la captazione del tracciante è di solito più orientata in senso verticale che orizzontale, anche se è difficile distinguere tra le due condizioni basandosi solo sui risultati scintigrafici.

Le anomalie TC includono l'erosione dell'osso subcondrale corrispondente alla faccetta articolare, perdita di densità del legamento giallo e obliterazione dei piani adiposi. La TC con mdc può anche rilevare alterazioni di tipo flemmonoso e/o raccolte fluide dei tessuti molli in sede paraspinale; nondimeno, la RM consente una migliore rappresentazione dei tessuti molli rispetto alla TC. La TC è anche utile come guida per la biopsia in casi selezionati.

La RM è la modalità di scelta per diagnosticare i vari aspetti dell'infezione da piogeni. La RM è sensibile e specifica nella diagnosi di infezione da piogeni delle faccette articolari già 2 giorni dopo l'insorgenza dei sintomi, e permette eventualmente di escludere il coinvolgimento dello spazio discale e dei corpi vertebrali. Inoltre, è particolarmente efficace per valutare le strutture neurali della colonna vertebrale (cioè, il midollo spinale e le radici nervose) e la diffusione dell'infezione allo spazio epidurale e/o paraspinale nei tessuti molli. Tale diffusione è un riscontro frequente, e l'uso del mdc paramagnetico è necessario per meglio delineare l'estensione del processo e per differenziare gli ascessi senza incremento di segnale dalle alterazioni flemmonose.

È importante comprendere i limiti di ogni tecnica di imaging per evitare ritardi nella diagnosi e cura delle infezioni da piogeni delle faccette articolari e prevenire le possibili complicanze.

Reperti radiologici

La scintigrafia ossea (Fig. 1.8.1) mostra una captazione del tracciante aumentato a livello solo di L5.

La TC (Fig. 1.8.2) dimostra erosioni delle faccette articolari di destra in L5-S1. Si noti la reazione flemmonosa iuxta-articolare nel contesto dei muscoli paravertebrali posteriori nonché nel canale spinale (*frecce aperte*).

Sequenza RM assiale T2-pesata di base (Fig. 1.8.3) e T1-pesata dopo contrasto (Figg. 1.8.4 e 1.8.5). La RM evidenzia una modificazione di segnale di tipo edematoso del midollo osseo e la perdita della bassa intensità di segnale della reazione ascessuale a livello articolare. Notare la presenza di ascessi paraspinali posteriori (*frecce piene*) ed epidurali (*punte di freccia vuote*), che presentano elevata intensità di segnale in T2 e appaiono come una colliquazione senza presa di contrasto circondata da alone iperintenso.

Caso 1.9

■

Cellulite

Un maschio di 46 anni si presenta al pronto soccorso con dolore, gonfiore e impotenza funzionale dell'arto inferiore destro dalla coscia al piede. Il paziente è obeso e soffre di ipertensione.

Dichiara di avere avuto febbre (fino a 40°C) con brividi nei 3 giorni prima del ricovero, ma nessun altro sintomo.

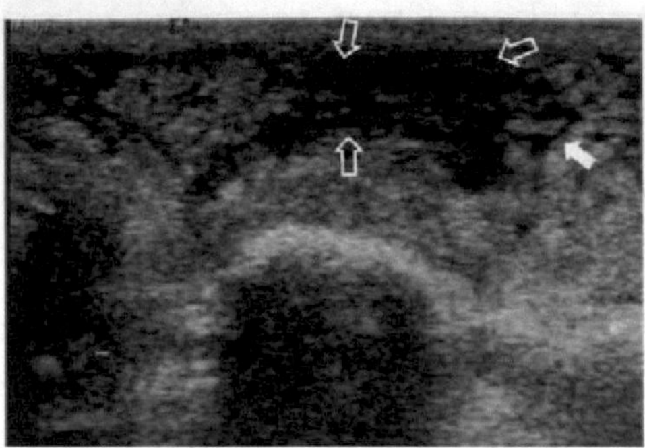

Fig. 1.9.1

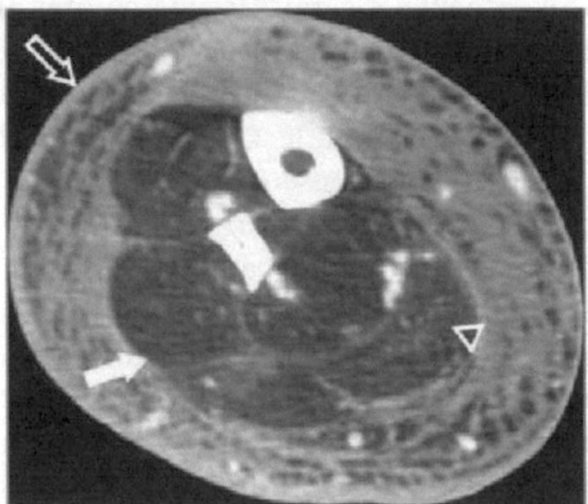

Fig. 1.9.2

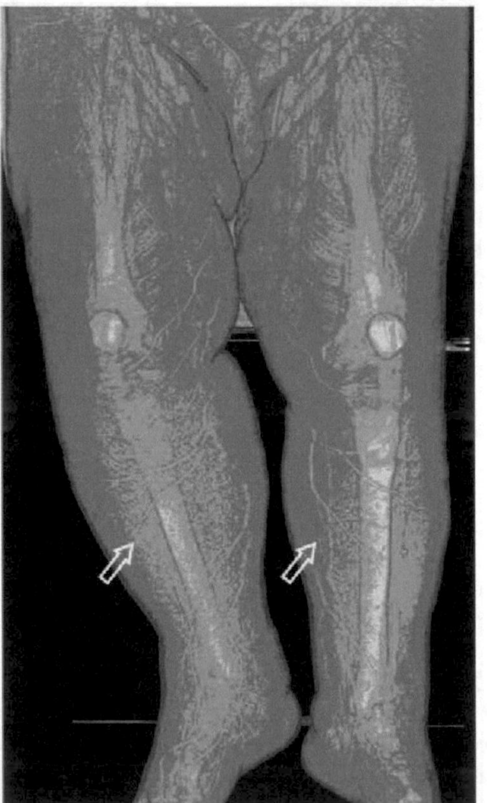

Fig. 1.9.3

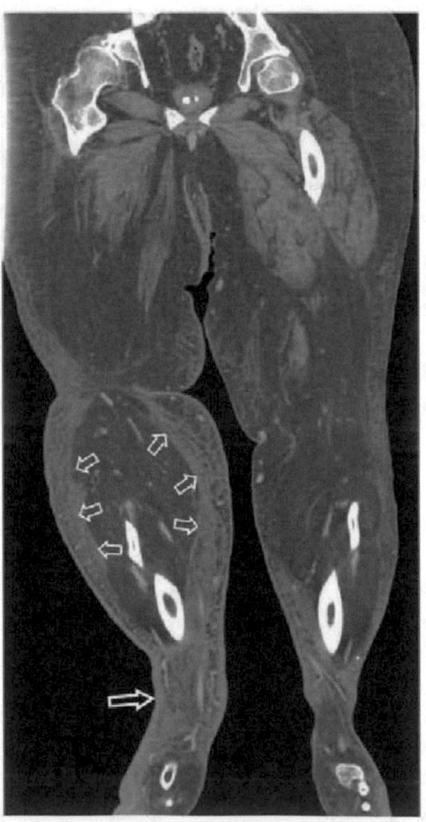

Fig. 1.9.4

All'esame fisico, la sua temperatura era di 37,3°C e una vasta area di cellulite occupava quasi tutto l'arto, con ulcere cutanee al primo e secondo dito del piede destro e in sede perimalleolare peroneale. Dopo l'esame ecografico eseguito in urgenza e con il sospetto di fascite necrotizzante, è stato eseguito uno studio con TC.

Introduzione

La cellulite o fascite superficiale non necrotizzante è un'infezione acuta del derma e dei tessuti sottocutanei più superficiali e non coinvolge l'epidermide o la fascia profonda. Si riscontra comunemente nella pratica clinica e, nella maggior parte dei casi, gli agenti causali sono germi di gruppo A: *Streptococcus piogeno* o *S. aureus*. Provoca dolore, eritema, edema e calore.

La sua origine può essere cutanea, per contiguità, o batteriemica. Il tipo cutaneo si verifica più frequentemente (morsi, ferite, tagli, traumi, interventi chirurgici precedenti, ecc.). I pazienti con malattie vascolari periferiche o diabete sono particolarmente sensibili a questo tipo di infezione in quanto piccole lesioni cutanee facilitano l'infezione.

Di solito la diagnosi è clinica e normalmente non richiede studi radiologici. Studi di imaging sono necessari quando si sospetta la fascite necrotizzante e per valutare la profondità dell'infezione, la possibilità di estensione alle strutture scheletriche o l'eventuale formazione di ascessi.

Gli ultrasuoni possono avere un ruolo importante, soprattutto per differenziare la cellulite da un ascesso e distinguere questi ultimi da altre tipologie di masse dei tessuti molli. L'ecografia evidenzia un irregolare e non ben definito aspetto iperecogeno del grasso con perdita del regolare aspetto delle strutture tissutali, con visualizzazione di filamenti iperriflettenti ed edema ipoecogeno. Color e power Doppler possono aiutare la diagnosi clinica evidenziando un disegno reticolare ipervascolarizzato.

La TC può dimostrare l'ispessimento della pelle, la sepimentazione del grasso sottocutaneo e l'ispessimento della sottostante fascia superficiale. Se l'infezione si diffonde nei tessuti più profondi, possono verificarsi quadri di cellulite profonda, miosite, fascite necrotizzante, osteomielite ognuno dei quali può essere escluso con TC. Dopo l'iniezione del mezzo di contrasto per via endovenosa si ottiene una miglior visualizzazione delle stesse aree che si presentano anormali alla TC senza mezzo di contrasto.

La mancanza di coinvolgimento della fascia profonda permette di differenziare la fascite dalla cellulite necrotizzante.

La RM evidenzia un ispessimento della pelle con basso segnale in T1 e alto in T2, con un aspetto reticolare (a "tipo pizzo") del grasso sottocutaneo. Inoltre, la RM può mostrare raccolte fluide e altre complicazioni. Il principale limite della RM è la sua disponibilità limitata nei dipartimenti di emergenza.

Reperti radiologici

L'immagine ecografica della regione pretibiale (Fig. 1.9.1) evidenzia l'ispessimento e la distensione simil-fluida di tutti i setti (*frecce aperte*) del tessuto sottocutaneo. Notare i lobuli di grasso, che appaiono come singole strutture (*freccia*) separate dal fluido interstiziale.

L'immagine assiale TC (Fig. 1.9.2) evidenzia un ispessimento della pelle (*freccia aperta*) e una sepimentazione del grasso sottocutaneo con ispessimento della fascia superficiale (*freccia*). Si noti la grave atrofia grassa del muscolo a causa di uno stile di vita estremamente sedentaria del paziente (*punta di freccia aperta*).

L'immagine TC coronale 3D con volume rendering (Fig. 1.9.3) dimostra un notevole aumento del diametro dell'arto inferiore destro rispetto al lato controlaterale (*frecce aperte*).

L'immagine TC con ricostruzione multiplanare coronale (Fig. 1.9.4) mostra l'estensione del processo e come interessi praticamente l'intera gamba e la caviglia destra (*frecce aperte*).

Caso 1.10

Spondilodiscite piogenica

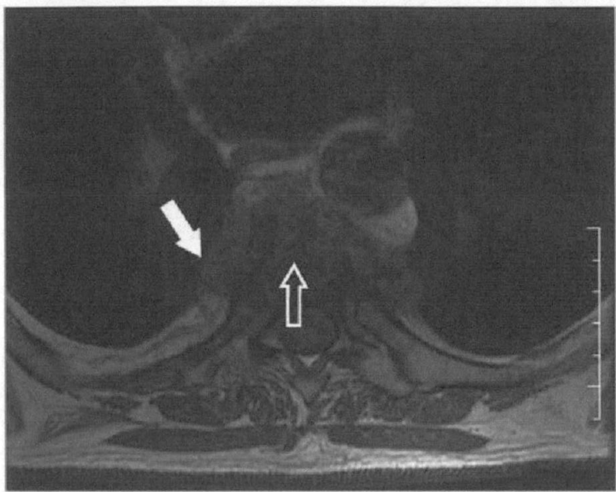

Fig. 1.10.1

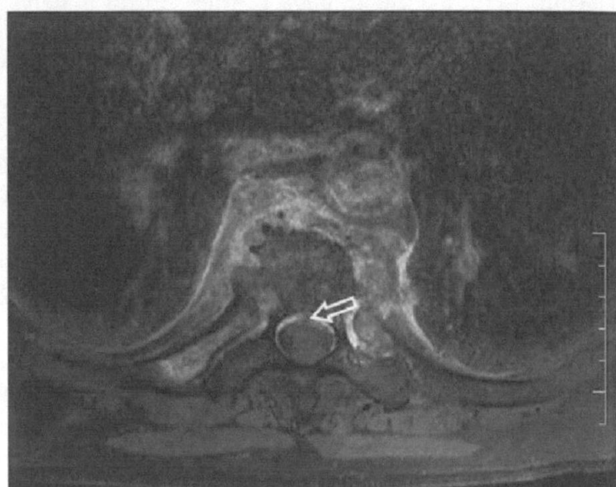

Fig. 1.10.2

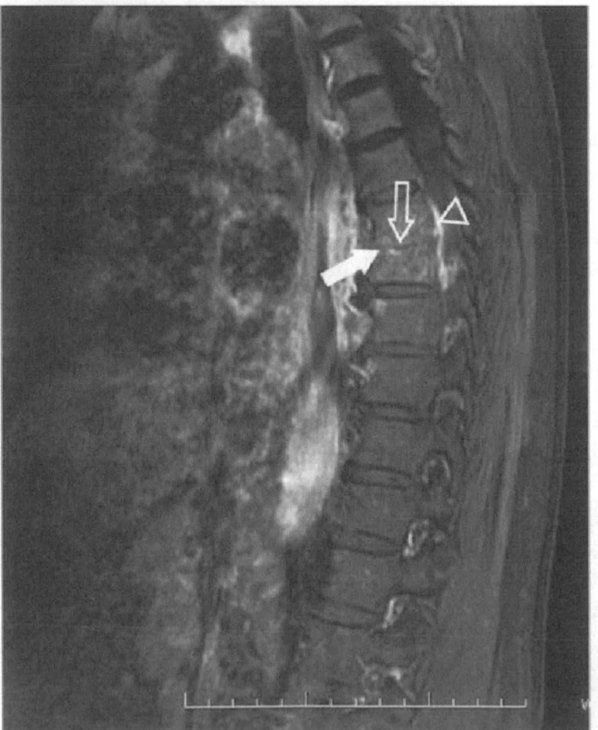

Fig. 1.10.3

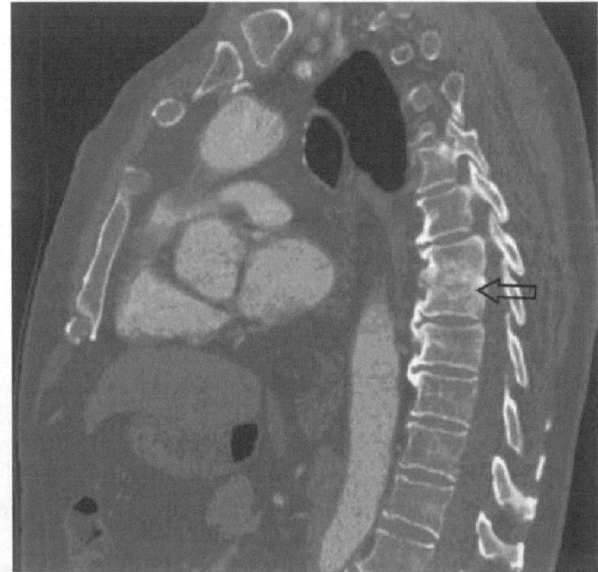

Fig. 1.10.4

Un uomo di 66 anni si presenta con un insidioso mal di schiena di origine non biomeccanica con un periodo di evoluzione di 3 settimane. Dichiara un episodio di febbre e brividi notturni nelle 2 settimane precedenti. All'esame clinico non si evidenziano segni neurologici. I test di laboratorio dimostrano una lieve leucocitosi (globuli bianchi nel sangue di 13.100 cell/mm^3) e un'elevata eritrocitosi alla puntura spinale.

Introduzione

La spondilite infettiva rappresenta circa il 2-4% di tutti i casi di infezione ossea. Un'infezione spinale può essere causata dalla diffusione ematogena a partenza da focolai settici in altre aree, per iniezione diretta, o per diffusione diretta da focolai settici a partenza dai tessuti molli limitrofi. La regione lombare è più frequentemente colpita, seguita dal tratto toracico e da quello cervicale.

La RM è attualmente la modalità di scelta per la valutazione della potenziale infezione spinale. I vantaggi della RM sono le sue capacità di imaging multiplanare, valutazione diretta del midollo osseo, e la visualizzazione simultanea delle strutture neurali. Gli aspetti morfologici della diagnostica per immagini in RM indicativi di infezione spinale comprendono la riduzione in altezza del disco con intensità di segnale di tipo fluido con bassa intensità di segnale in T1 associata a una perdita di definizione ed erosione delle limitanti somatiche dei corpi vertebrali adiacenti e alta intensità di segnale nelle immagini T2 e STIR.

Dopo la somministrazione di gadolinio, si osserva un incremento di segnale a livello del disco e del midollo osseo infetto. Tuttavia, nelle prime fasi la spondilodiscite può essere difficile da differenziare da alterazioni degenerative (in particolare anomalie tipo Modic 1), le fratture nella spondiloartropatia sieronegativa (lesione Andersson) e patologie meno frequenti come l'amiloidosi.

A causa delle difficoltà incontrate dalle tecniche di imaging non invasive nella diagnosi o nell'esclusione della spondilodiscite, alcuni autori raccomandano una biopsia TC guidata dei dischi intervertebrali e delle limitanti somatiche adiacenti prima del trattamento.

La TC permette di definire l'entità di distruzione dell'osso e del disco e del coinvolgimento paravertebrale e intraspinale. Il gas può essere identificato nei tessuti molli infetti. La RM fornisce una migliore definizione di estensione epidurale del processo infiammatorio e compressione del midollo spinale e sacco durale che non la TC.

La maggior parte dei casi sono trattati con successo con misure conservative, ivi compreso un rinforzo con appropriati antibiotici a livello spinale. L'intervento chirurgico è giustificato solo in alcune circostanze specifiche (segni neurologici, instabilità vertebrale, crollo vertebrale, ecc.).

Reperti radiologici

La sequenza RM assiale T1 (Fig. 1.10.1) a livello della zona infetta evidenzia che l'intensità del segnale è diminuita a livello del disco T6-T7 (*freccia aperta*) e una massa ipointensa lo circonda, corrispondente all'estensione infiammatoria paravertebrale (*freccia*).

La sequenza assiale dopo mdc in soppressione del grasso T1-pesata (Fig. 1.10.2) con l'immagine allo stesso livello come in Figura 1.10.1 mostra enhancement nel tessuto paravertebrale e epidurale (*freccia aperta*), corrispondente a un flemmone.

La sequenza sagittale dopo contrasto con soppressione del grasso T1-pesata (Fig. 1.10.3) mostra l'incremento di segnale marcato di tutte le zone infette, cioè, i due corpi vertebrali (*freccia aperta*) e lo spazio intervertebrale, la cui altezza è diminuita (*freccia*). Si noti il flemmone epidurale che comprende sia T6 che T7 (*punta di freccia aperta*).

La ricostruzione TC multiplanare sagittale (Fig. 1.10.4) tre mesi dopo visualizza l'evoluzione in anchilosi ossea tra i due corpi vertebrali (*freccia aperta*).

Letture consigliate

Volumi

Artritis in black and white. Brower AC, Flemming DJ (1996). Elsevier, Amsterdam

Bone and Joint Imaging. 3rd ed. Resnick D, Kransdforf MJ (2005). Elsevier, Saunders, Richmond

Kelleys Textbook of Rheumatology. 8th ed. Firestein GS, Harris ED, Ruddy S (2008). Elsevier, Saunders, Amsterdam, Philadelphia

Imaging of arthritis and metabolic bone disease. Weissman B (2009). Mosby, London

Rheumatology. 2d ed. Klippel JH, Dieppe PA (1998). Mosby, London

Siti web

http://www.rad.washington.edu/academics/academic-sections/msk

http://www.learningradiology.com/

http://www.indyrad.iupui.edu/public/ddaven/main.htm

http://www.gentili.net/

http://chorus.rad.mcw.edu/index/6.html

Articoli

Aliabadi P, Nikpoor N, Alparslan L. Imaging of neuropathic arthropathy. Semin Musculoskelet Radiol 2003; 7:217–225

Azer NM, Winalski CS, Minas T. MR imaging for surgical planning and postoperative assessment in early osteoarthritis. Radiol Clin North Am 2004; 42:43–60

Bennett DL, Ohashi K, El Khoury GY. Spondyloarthropathies: ankylosing spondylitis and psoriatic arthritis. Radiol Clin North Am 2004; 42:121–134

Boutry N, Morel M, Flipo RM, Demondion X, Cotten A. Early rheumatoid arthritis: a review of MRI and sonographic findings. AJR Am J Roentgenol 2007; 189:1502–1509

Braun J, Sieper J, Bollow M. Imaging of sacroiliitis. Clin Rheumatol 2000; 19:51–57

Fayad LM, Carrino JA, Fishman EK. Musculoskeletal infection: role of CT in the emergency department. Radiographics 2007; 27:1723–1736

Hayes CW, Conway WF. Calcium hydroxyapatite deposition disease. Radiographics 1990; 10:1031–1048

Hermann KG, Althoff CE, Schneider U et al. Spinal changes in patients with spondyloarthritis: comparison of MR imaging and radiographic appearances. Radiographics 2005; 25:559–569

Lacout A, Rousselin B, Pelage JP. CT and MRI of spine and sacroiliac involvement in spondyloarthropathy. AJR Am J Roentgenol 2008; 191:1016–1023

Ledermann HP, Schweitzer ME, Morrison WB, Carrino JA. MR imaging findings in spinal infections: rules or myths? Radiology 2003; 228:506–514

Leigh MS, Rafi i M. Advanced imaging of tuberculosis arthritis. Semin Musculoskelet Radiol 2003; 7:143–153

Llauger J, Palmer J, Roson N, Bague S, Camins A, Cremades R. Nonseptic monoarthritis: imaging features with clinical and histopathologic correlation. Radiographics 2000; 20 Spec No:S263–S278

McGonagle D, Gibbon W, Emery P. Classification of inflammatory arthritis by enthesitis. Lancet 1998; 352:1137–1140

Monu JU, Pope TL Jr. Gout: a clinical and radiologic review. Radiol Clin North Am 2004; 42:169–184

Narvaez J, Nolla JM, Narvaez JA et al. Spontaneous pyogenic facet joint infection. Semin Arthritis Rheum 2006; 35:272–283

Narvaez JA, Narvaez J, Roca Y, Aguilera C. MR imaging assessment of clinical problems in rheumatoid arthritis. Eur Radiol 2002; 12:1819–1828

Preidler KW, Resnick D. Imaging of osteoarthritis. Radiol Clin North Am 1996; 34:259–271, x

Restrepo S, Vargas D, Riascos R, Cuellar H. Musculoskeletal infection imaging: past, present, and future. Curr Infect Dis Rep 2005; 7:365–372

Salaffi F, Carotti M, Guglielmi G, Passarini G, Grassi W. The crowned dens syndrome as a cause of neck pain: clinical and computed tomography study in patients with calcium pyrophosphate dihydrate deposition disease. Clin Exp Rheumatol 2008; 26:1040–1046

Sheldon PJ, Forrester DM, Learch TJ. Imaging of intraarticular masses. Radiographics 2005; 25:105–119

Sommer OJ, Kladosek A, Weiler V, Czembirek H, Boeck M, Stiskal M. Rheumatoid arthritis: a practical guide to state-of-the-art imaging, image interpretation, and clinical implications. Radiographics 2005; 25:381–398

Steinbach LS. Calcium pyrophosphate dihydrate and calcium hydroxyapatite crystal deposition diseases: imaging perspectives. Radiol Clin North Am 2004; 42:185–205, vii

Tehranzadeh J, Ashikyan O, Dascalos J. Advanced imaging of early rheumatoid arthritis. Radiol Clin North Am 2004; 42:89–107

Watt I. Basic differential diagnosis of arthritis. Eur Radiol 1997; 7:344–351

Wilson DJ. Soft tissue and joint infection. Eur Radiol 2004; 14(suppl 3):E64–E71

Tumori 2

Guadalupe Garrido-Ruiz, Antoino Luna-Alcalá, Joan C. Vilanova

Caso 2.1

Osteoblastoma costale

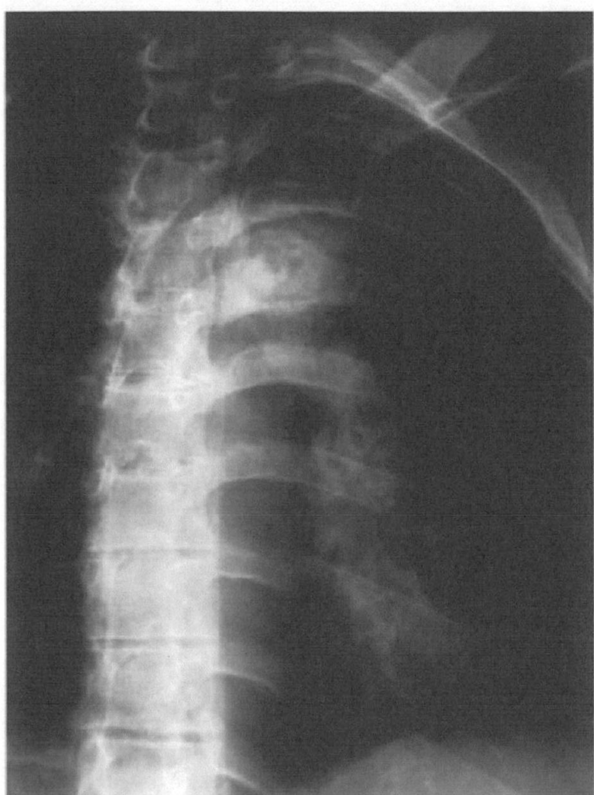

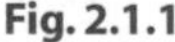

Fig. 2.1.1

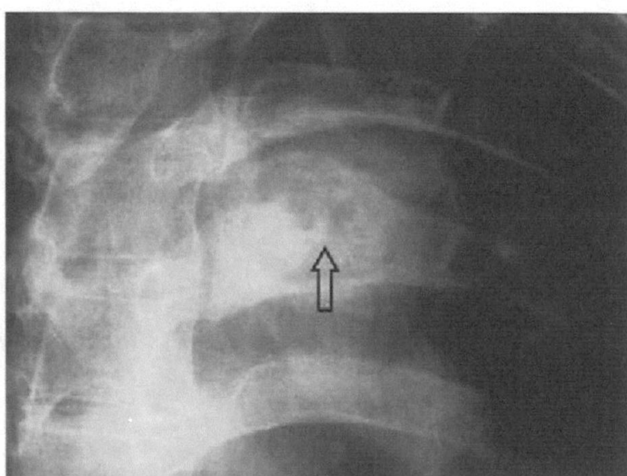

Fig. 2.1.2

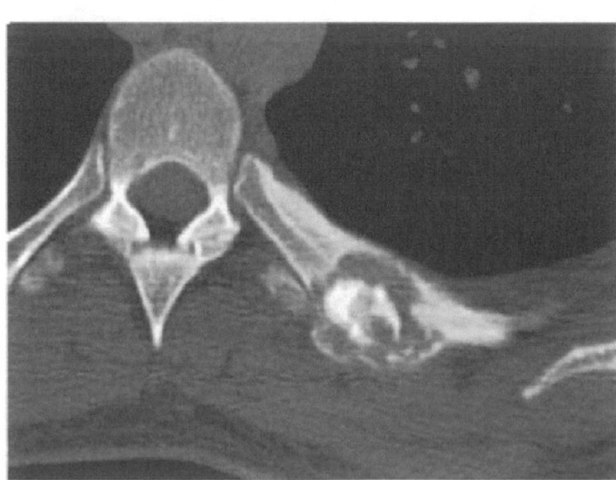

Fig. 2.1.3

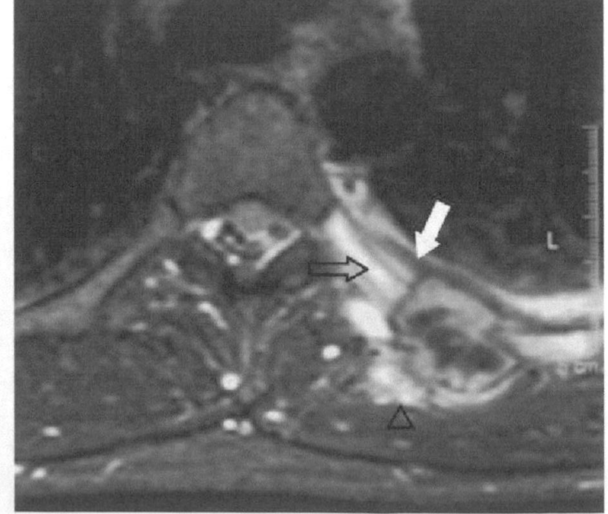

Fig. 2.1.4

Un ragazzo di 18 anni viene visitato a seguito di dolori ricorrenti alla schiena durante tutto l'anno precedente. Gli episodi sono stati occasionalmente associati a dolore addominale, soprattutto localizzato in ipocondrio sinistro. All'esame clinico, viene evidenziata una tumefazione dolente sotto la scapola sinistra. Viene eseguito un esame radiografico del torace, che evidenzia una neoformazione ossea a livello del quinto arco costale di sinistra. Conseguentemente viene richiesto esame TC e RM.

Introduzione

L'osteoblastoma è una raro tumore osseo benigno a matrice osteoide che rappresenta circa l'1% dei tumori ossei primitivi. Sono state descritte tipologie convenzionali e aggressive di osteoblastoma. Le localizzazioni preferenziali dell'osteoblastoma sono generalmente descritte a livello delle componenti posteriori della colonna (34%) e nelle ossa lunghe (30%). Gli archi costali sono interessati solo in 4% dei casi. La maggior parte delle lesioni sono individuate a livello del midollo osseo, tuttavia possono localizzarsi anche a livello subcorticale e periostale. La lesione si osserva più frequentemente negli individui di età inferiore ai 30 anni di età. Il dolore locale è la manifestazione più comune. Clinicamente possono essere inoltre presenti un peggioramento del dolore durante la notte e un miglioramento al trattamento con salicilati.

La diagnosi di osteoblastoma può essere suggerita dalla visualizzazione diretta con esame RX o TC di una lesione litica a carattere espansivo, circoscritta da variabile sclerosi reattiva e calcificazioni nel suo contesto. Si può osservare un'espansione corticale, con discontinuità della stessa e una reazione periostale.

La RM fornisce informazioni sull'estensione della lesione, ma la morfologia RM di bassa intensità di segnale in T1 e medio-alta intensità di segnale in T2 non è specifica. La RM è la tecnica più accurata nella valutazione dell'edema circostante la lesione, che può anche essere importante.

La scintigrafia ossea è caratterizzata da uno specifico accumulo focale del tracciante.

Altre alterazioni che presentano caratteristiche cliniche e radiografiche similari con l'osteoblastoma convenzionale includono l'osteoma osteoide, il tumore a cellule giganti e la displasia fibrosa. Si ritiene che osteoma osteoide e osteoblastoma siano manifestazioni diverse dello stesso processo osteoblastico. Le principali differenze tra queste due entità sono la tendenza dell'osteoblastoma a formare minore reazione sclerotica, una maggior tendenza all'espansione e le dimensioni (per definizione superiori a 2 cm di diametro). L'osteoblastoma aggressivo può interrompere la corticale e solitamente ha una componente reattiva nei tessuti molli adiacenti, mimando un tumore maligno, ad esempio un osteosarcoma.

Reperti radiologici

La radiografia del torace evidenzia una lesione litica a carattere espansivo con margini ben delimitati e parziale erosione corticale sul profilo posteriore della quinta costola sinistra (Fig. 2.1.1). È presente una reazione sclerotica di tutta la struttura ossea che circonda la lesione. Nel suo interno sono visibili alcune immagini calcifiche irregolari (*freccia aperta*) (Fig. 2.1.2).

La TC (Fig. 2.1.3) conferma la presenza di una ben circoscritta lesione osteolitica con sclerosi circostante. È visibile un'ossificazione centrale a carattere nodulare. La corticale posteriore dell'arco costale è assottigliata con profilo convesso e interruzioni focali dello stesso, ma non si osserva un effetto massa dei tessuti molli corrispondenti.

L'immagine RM assiale STIR (Fig. 2.1.4) dimostra una lesione ben delimitata con intensità di segnale intermedia e con calcificazioni centrali. Sono presenti uno spiccato edema midollare reattivo (*freccia aperta*), ispessimento reattivo periostale anteriore (*freccia*) e una modesta reazione edematosa dei tessuti molli circostanti (*punta di freccia aperta*).

Caso 2.2

■

Sarcoma di Ewing

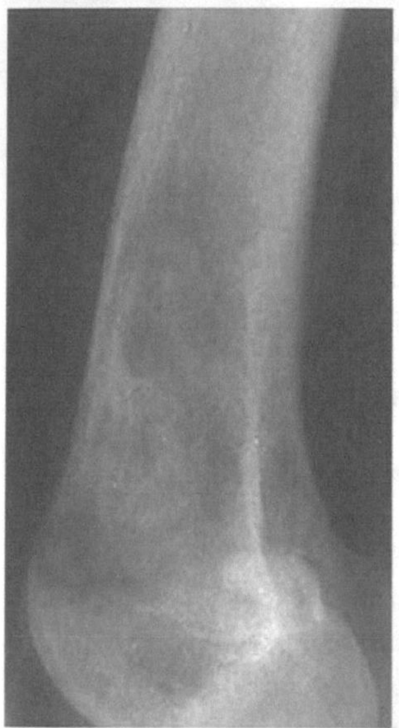

Fig. 2.2.1

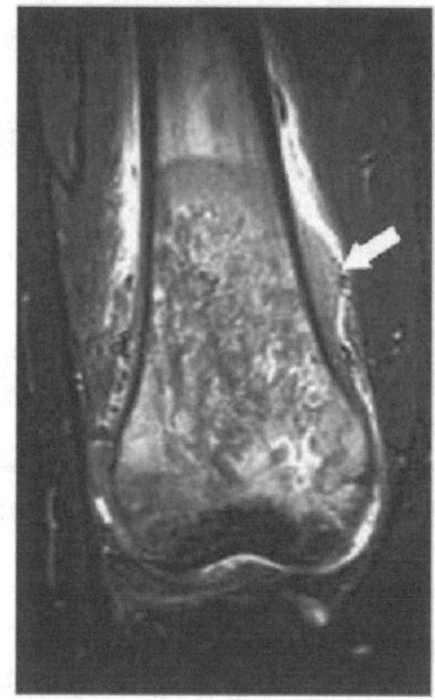

Fig. 2.2.3

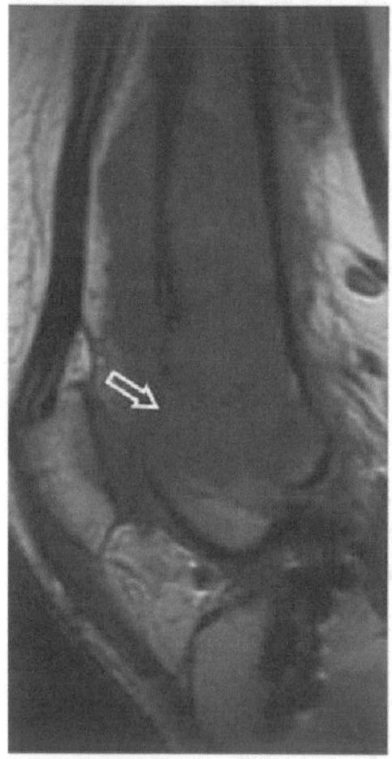

Fig. 2.2.2

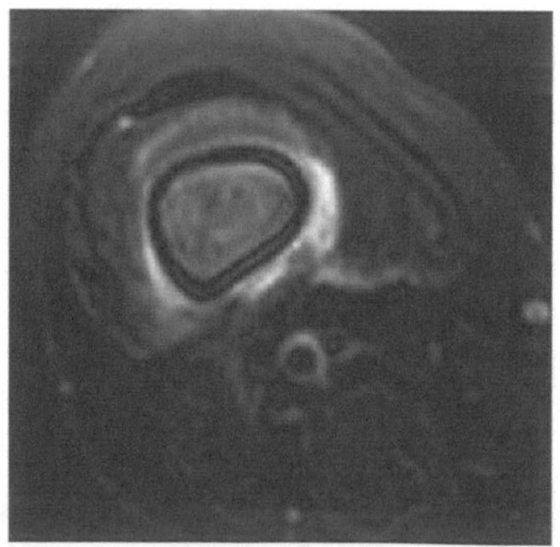

Fig. 2.2.4

Un ragazzo di 22 anni si presenta con dolore al ginocchio destro circa un anno dopo un intervento di ricostruzione del legamento crociato con tendine rotuleo autologo.

Introduzione

Il sarcoma di Ewing è il sesto più comune tumore maligno, e rappresenta circa l'11-12% di tutti i tumori maligni dell'osso. Il tumore è derivato dal midollo osseo rosso.

Il sarcoma di Ewing si sviluppa di solito nei giovani (4-25 anni) e l'età media di insorgenza è di 13 anni. Il tumore ha una predominanza decisa per il sesso maschile. I pazienti di solito presentano sintomi sistemici (febbre, anemia e leucocitosi) e una massa dolorosa.

Il sarcoma di Ewing può verificarsi sia in ossa lunghe (60%) che piatte (40%). Le ossa lunghe sono più comunemente colpite nei pazienti più giovani. Le sedi più comuni sono il femore, la tibia e l'omero. Le ossa piatte più comunemente colpite (in genere nei pazienti più anziani) sono il bacino e le costole. Nelle ossa lunghe, il tumore quasi sempre colpisce la metafisi o la diafisi.

Anche se il sarcoma di Ewing presenta molteplici aspetti radiologici, si situa tipicamente all'interno della componente midollare, in sede metadiafisaria, mal definibile, con reazione periostale di tipo aggressivo e associata a importante effetto massa sui tessuti molli circostanti. Comunemente, l'aspetto è riferibile al modello permeativo litico.

La RM è essenziale per valutare l'estensione del tumore nel midollo osseo e nei tessuti molli.

Il tipico aspetto RM del sarcoma di Ewing comprende basso segnale nelle sequenze T1 pesate, alto in T2 e comportamento eterogeneo al mdc.

La RM fornisce informazioni utili per la pianificazione preoperatoria e nel follow-up.

La diagnosi differenziale si pone con l'osteomielite, il linfoma, il condrosarcoma, il granuloma a cellule di Langerhans, e l'osteosarcoma. È importante ricordare che l'età è il fattore più importante per restringere la diagnosi differenziale fra i tumori ossei.

Reperti radiologici

La radiografia in proiezione laterale del femore distale (Fig. 2.2.1) mostra un rimodellamento osseo di tipo misto, con pattern di tipo permeativo litico.

La RM in sequenza sagittale T1 evidenzia l'estensione intra ed extraossea del tumore nonché l'interruzione della corticale (*freccia aperta*) (Fig. 2.2.2). Il tumore presenta una più bassa intensità di segnale del grasso del midollo normale in questa sequenza. Si nota l'iperintensità di segnale del tendine rotuleo da cui è stato prelevato l'innesto per la ricostruzione del crociato.

La RM coronale pesata in T2 con soppressione del grasso si presenta come lesione eterogenea ad alta intensità del segnale all'interno della struttura ossea midollare e la reazione cospicua dei tessuti molli (*freccia*) (Fig. 2.2.3).

La RM assiale con soppressione del grasso pesata in T2 (Fig. 2.2.4) evidenzia la lesione midollare che si estende fino alla corticale con importante reazione dei tessuti molli.

Caso 2.3

■

Lipoma intraosseo

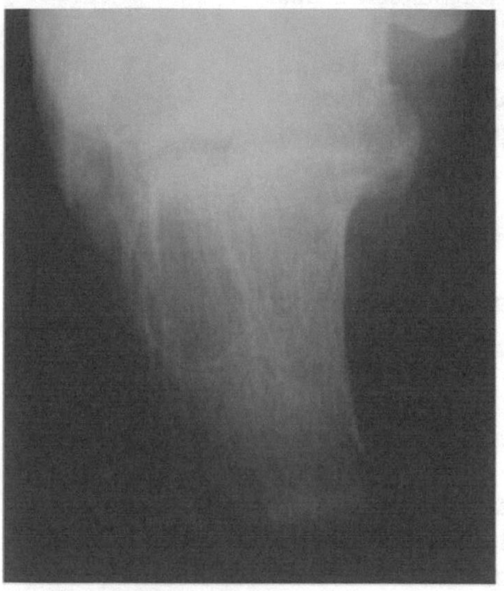

Fig. 2.3.1

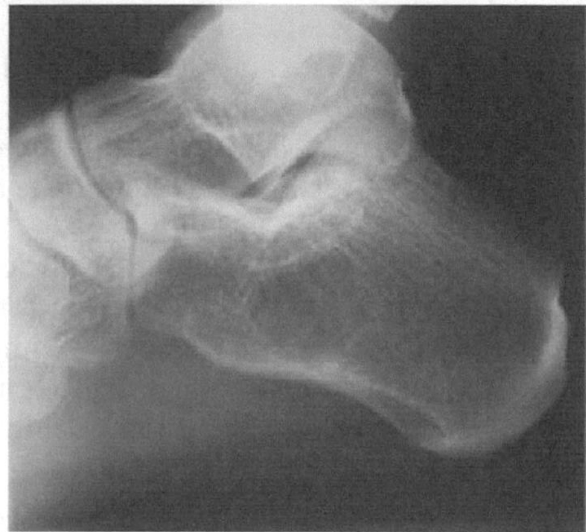

Fig. 2.3.2

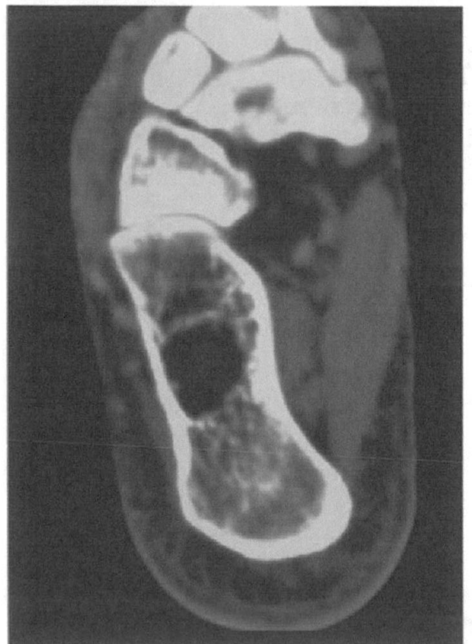

Fig. 2.3.3

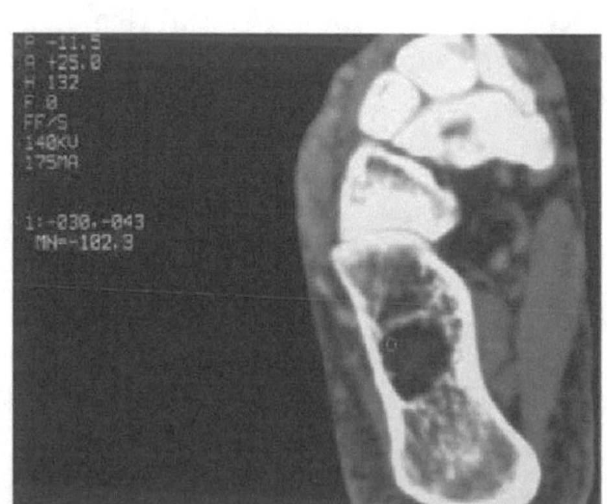

Fig. 2.3.4

Un uomo di 51 anni si presenta con una storia di 6 mesi di dolore intermittente localizzato al retropiede destro, esacerbato al carico. L'esame clinico evidenzia una "succulenza" dei tessuti molli sul versante mediale del tallone destro, ma senza specifico gonfiore. L'esame radiografico del retropiede destro ha evidenziato una lesione litica nel calcagno ed è stata eseguita una TC per caratterizzare la lesione.

Introduzione

Il lipoma intraosseo è un raro tumore benigno dell'osso. I lipomi sono classificati dal loro rapporto con la struttura scheletrica come intraossei, intracorticali o paraostali. Il lipoma intracorticale è estremamente raro. Con maggior frequenza i lipomi ossei sono stati descritti in pazienti con iperlipoproteinemia di tipo IV.

I lipomi intraossei possono essere diagnosticati in qualsiasi età, ma sono più comuni dal quarto al sesto decennio di vita. Non è stata osservata una significativa predominanza del sesso. Mentre questi tumori possono essere asintomatici, il dolore localizzato e/o la tumefazione dei tessuti molli è riportata in circa due terzi dei pazienti. Le ossa lunghe tubulari sono più comunemente colpite. Il perone (20% dei casi), il femore (15%) e la tibia (13%) sono spesso coinvolti. Un'altra sede di frequente coinvolgimento è il calcagno, che rappresenta il 15% dei casi. Altri siti segnalati sono l'ileo, il cranio, la mandibola, l'osso mascellare, gli archi costali, la colonna vertebrale, l'osso sacro, il coccige e le ossa di mani e piedi.

L'esame radiografico può suggerire la diagnosi di lipoma intraosseo quando viene visualizzata nel calcagno una ben circoscritta lesione radiotrasparente con un bordo sclerotico sottile. Può essere presente un nidus centrale ossificato e talvolta sono individuabili lobulazioni o sepimentazioni. L'osso corticale e il periostio sono conservati.

La TC conferma una densità della massa di tipo adiposo e può dimostrare la componente centrale ossificata, se questa è presente.

La RM può essere utilizzata anche per confermare la natura adiposa della massa, dimostrando un'intensità del segnale tipica del grasso in tutte le sequenze. Possono essere utili le immagini con *chemical shift*.

La diagnosi di un lipoma intraosseo nel calcagno può essere suggerita dall'esame radiografico. Tuttavia, il suo aspetto radiografico può essere simile a quello della cisti ossea unicamerale, che di solito appare nella stessa posizione del lipoma, nella porzione antero-inferiore del calcagno, una zona libera dalle linee principali di stress. La diagnosi differenziale può anche includere normali variazioni del pattern trabecolare del calcagno che può provocare la comparsa di pseudotumore del calcagno, secondario ad atrofia trabecolare. Altre, meno frequenti, alterazioni che dovrebbero essere prese in considerazione nella diagnosi differenziale includono la cisti post-traumatica, il condroblastoma, la displasia fibrosa, il tumore a cellule giganti, l'osteoblastoma e il fibroma desmoplastico.

Reperti radiologici

Le radiografie del retropiede destro (Figg. 2.3.1 e 2.3.2) evidenziano una ben circoscritta lesione litica con un sottile bordo sclerotico e un aspetto lobulato nel calcagno. Non è presente alterazione corticale o reazione periostale. La proiezione laterale mostra la posizione della lesione nella regione triangolare del calcagno, tra le principali linee di stress trabecolare (Fig. 2.3.2).

La TC (Fig. 2.3.3) conferma la ben circoscritta massa ipodensa, con valori negativi di unità Hounsfield (Fig. 2.3.4), suggerendo una lesione a matrice adiposa.

Caso 2.4

Tumore a cellule giganti dell'osso

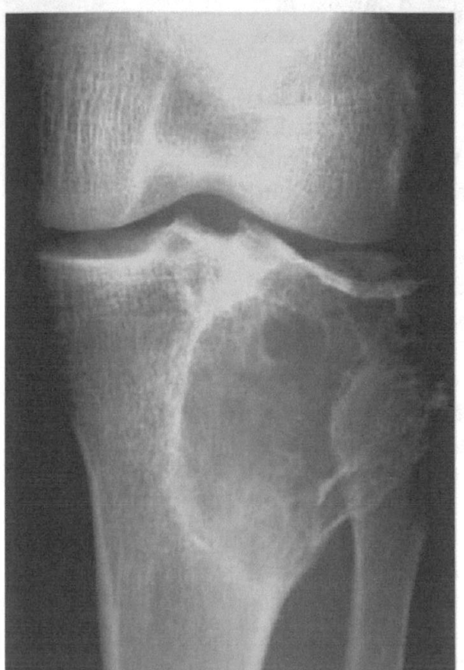

Fig. 2.4.1

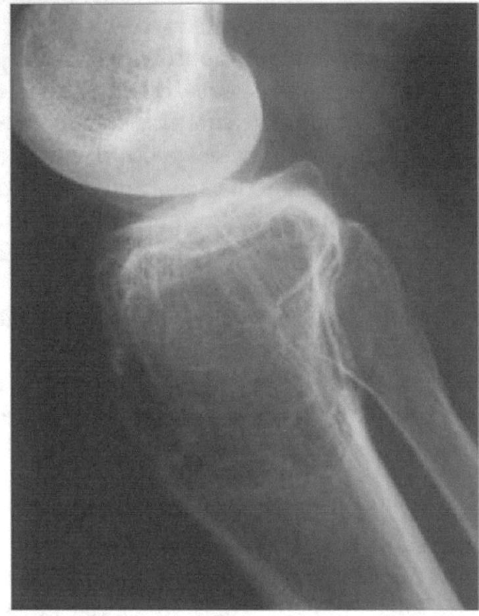

Fig. 2.4.2

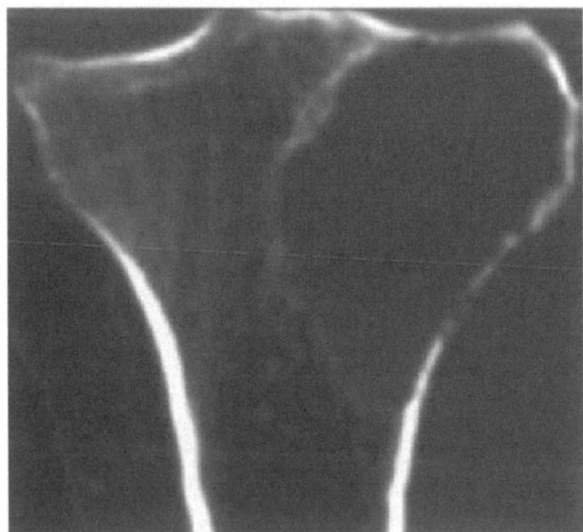

Fig. 2.4.3

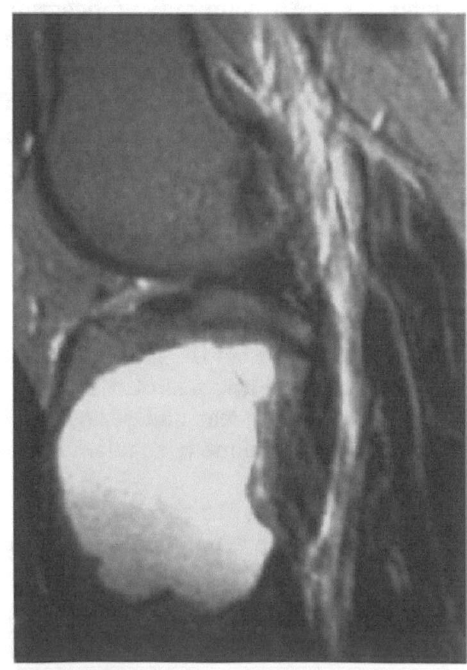

Fig. 2.4.4

Un uomo di 43 anni si presenta con un dolore localizzato al ginocchio sinistro che si esacerba con il movimento. Non vengono riferiti traumi. All'esame clinico, si osserva gonfiore e dolenzia alla palpazione nella sede riferita.

Sono stati effettuati uno studio diagnostico con esame radiografico, TC e RM del ginocchio sinistro.

Introduzione

Il tumore a cellule giganti dell'osso (TCG) rappresenta circa il 5-9% dei tumori ossei primitivi e il 20% dei tumori ossei benigni. Il TCG si sviluppa solo dopo che le cartilagini di accrescimento epifisarie sono completamente saldate. Si presenta più comunemente nei pazienti di età compresa tra 25 e 40 e ha una leggera prevalenza femminile. Il TCG può insorgere in qualsiasi segmento osseo dello scheletro, ma è più frequentemente riscontrato nel ginocchio (50%), coinvolge le regioni epifisarie del femore distale e della tibia prossimale, anche se ha origine nella metafisi. Il TCG presenta un'aggressività locale; generalmente è una lesione benigna, tuttavia, nel 10% dei casi può essere maligno con diffusione locale o metastatica, in genere ai polmoni.

Allo studio radiologico, il TCG tipico è di solito facilmente distinguibile dagli altri tumori ossei. Il TCG è litico, in prossimità del piano articolare, in posizione eccentrica, e spesso non è evidenziabile un'interfaccia reattiva di tipo sclerotico. Può essere presente un aspetto di distensione trabecolare. Non sono presenti reazioni calcifiche nel suo interno.

La TC aggiunge di solito poche informazioni diagnostiche di supporto ai risultati radiografici, anche se è utile nelle regioni con complesso studio anatomico, come ad esempio le vertebre e le ossa pelviche. Sclerosi marginale, discontinuità corticale e reazione dei tessuti molli sono valutati meglio con TC che con l'esame radiografico. Talvolta sono identificabili livelli fluido-fluido, ma non sono specifici.

Le caratteristiche RM includono una medio-bassa intensità di segnale nelle immagini pesate in T1 e un'eterogenea alta intensità di segnale nelle sequenze T2-pesate. Si possono individuare livelli fluidi all'interno del tumore. L'edema peritumorale è raro in assenza di una frattura. Il tumore di solito si evidenzia in modo eterogeneo con la somministrazione endovenosa di mezzo di contrasto. La RM è sensibile per la rilevazione delle modificazioni indotte nei tessuti molli, per valutare l'estensione intra-articolare e la reazione del midollo osseo. La RM è il metodo migliore per valutare l'interessamento subcondrale e l'estensione del tumore nelle articolazionei adiacenti. L'accuratezza diagnostica della RM è elevata, specialmente quando viene interpretata in combinazione con l'esame radiografico.

La scintigrafia ossea non è solitamente richiesta, fatta eccezione per la valutazione di sospetto TCG multicentrico.

Alcune condizioni, quali la cisti ossea aneurismatica, il ganglio intraosseo, il condroblastoma, l'osteosarcoma e il granuloma riparativo giganto-cellulare possono avere caratteristiche simili al TCG nell'esame radiografico e dovrebbero essere considerati nella diagnosi differenziale.

Reperti radiologici

L'esame radiografico del ginocchio sinistro (Figg. 2.4.1 e 2.4.2) evidenzia una lesione espansiva ben definita nei suoi margini, eccentrica, di aspetto litico nel condilo laterale della tibia prossimale. Non si evidenziano margini sclerotici e non è presente reazione periostale.

La TC (Fig. 2.4.3) evidenzia una lesione osteolitica con marcato assottigliamento della corticale. La RM evidenzia una ben circoscritta lesione lobulata a medio-bassa intensità di segnale in T1 (non rappresentata) e un'alta intensità di segnale in T2 (Fig. 2.4.4).

Caso 2.5

Metastasi muscoloscheletriche

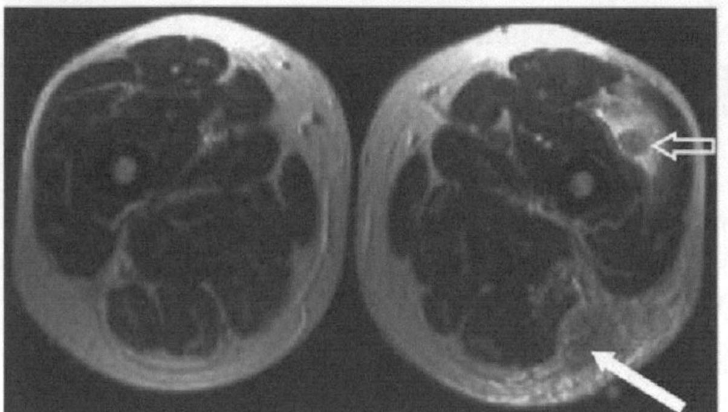

Fig. 2.5.1

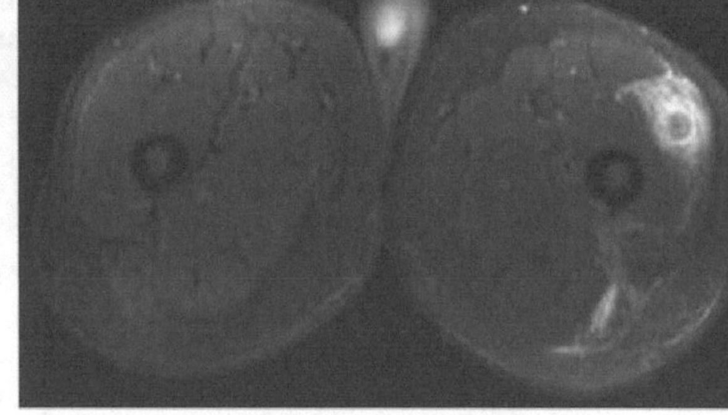

Fig. 2.5.2

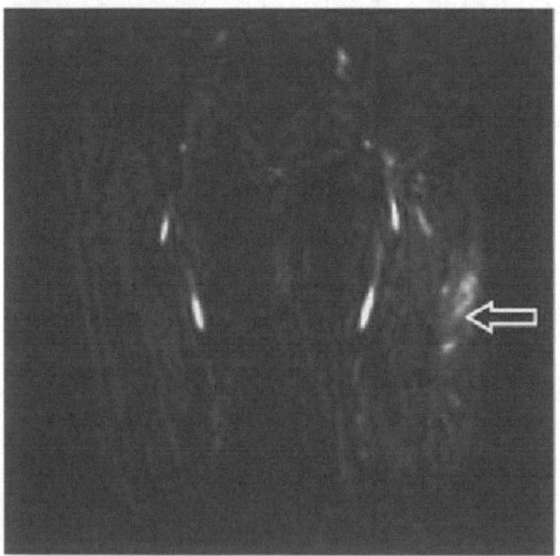

Fig. 2.5.3

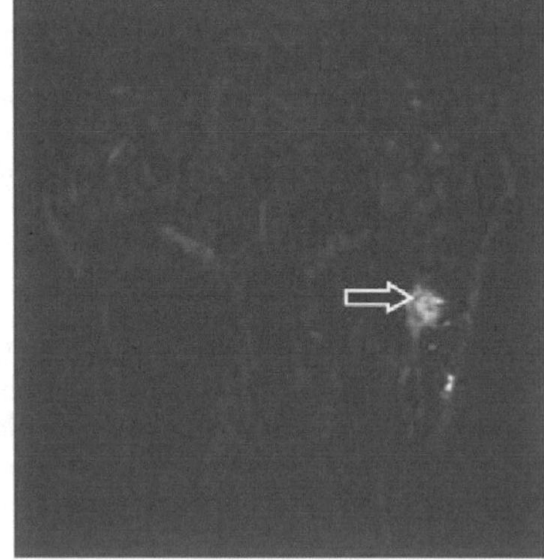

Fig. 2.5.4

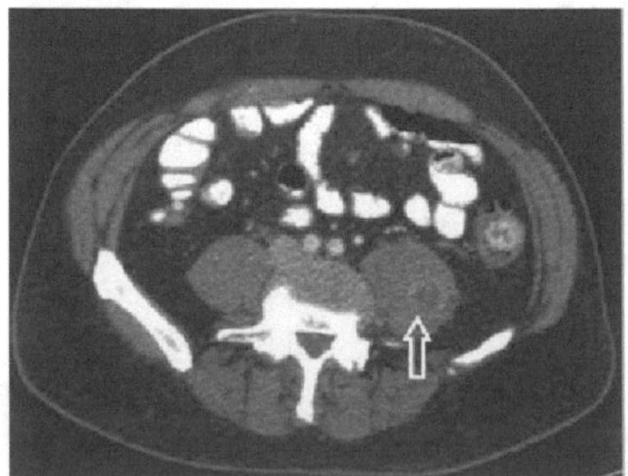

Fig. 2.5.5

Un uomo di 56 anni affetto da colangiocarcinoma stadio IV, diagnosticato 2 mesi prima, si presenta con una massa palpabile nella faccia posteriore della coscia sinistra. La massa è dolorosa alla palpazione e viene evidenziata una reazione infiammatoria dei tessuti molli circostanti. L'esame radiografico del femore non evidenzia alterazioni. Viene eseguito esame RM con sequenze assiali T1- e T2-pesate, STIR assiale e coronale e sequenze dinamiche con mdc. Successivamente, viene eseguito esame TC toraco-addominale per rivalutazione del tumore primitivo.

Introduzione

Il tessuto muscoloscheletrico è una sede rara per metastasi. La maggior parte delle metastasi si verificano nel muscolo addominale, pettorale, deltoide, ileo-psoas e nei muscoli della coscia. Le neoplasie con la più alta incidenza di metastasi al muscolo sono il carcinoma, la leucemia e il linfoma. Le metastasi muscolari sono spesso considerate un segno di diffusione generalizzata del tumore; il numero e la localizzazione delle lesioni sono importanti per l'esito clinico dei pazienti. Una massa intramuscolare viene dapprima sospettata essere un tumore primario, piuttosto che una metastasi. In pazienti oncologici con dolore in grandi muscoli e nessuna evidenza radiografica o scintigrafica di metastasi ossee, deve venir sospettata la presenza di metastasi dei tessuti molli.

L'approccio con l'imaging per una sospetta massa a livello dei tessuti molli inizia con un semplice esame radiografico per escludere la presenza di una lesione ossea o una malformazione che possa simulare un tumore dei tessuti molli.

Alla TC basale, le metastasi muscolari possono apparire ipo- o isodense rispetto al muscolo circostante e possono essere avvertite come asimmetria del muscolo rispetto al lato opposto. Dopo la somministrazione di contrasto endovenoso, l'area metastatica intramuscolare assume significativamente il mdc con aspetto nodulare; di solito è presente un'ipodensità centrale.

I vantaggi della RM rispetto alla TC per la valutazione delle masse dei tessuti molli includono le acquisizioni multiplanari e la migliore risoluzione di contrasto dei tessuti molli. Lo studio RM, individuando lesioni muscolari a medio-bassa intensità nelle immagini pesate in T1 e alta intensità di segnale nelle immagini T2-pesate, può suggerire la diagnosi di metastasi muscoloscheletriche, ma non è patognomonico. L'uso del gadolinio per via endovenosa facilita la differenziazione tra tumore, muscolo e tessuto edematoso, e fornisce informazioni sulla vascolarizzazione del tumore stesso.

La diagnosi differenziale include sarcomi dei tessuti molli, ematomi e ascessi. I risultati della risonanza magnetica, insieme all'anamnesi del paziente, dovrebbero portare a una corretta diagnosi.

Reperti radiologici

L'esame RM con sequenza assiale pesata in T2 (Fig. 2.5.1) mostra due masse dei tessuti molli: una, intramuscolare, si situa tra le fibre del muscolo vasto laterale nella parte anterolaterale della coscia sinistra (*freccia aperta*) e l'altra si infiltra nella fascia superficiale postero-laterale della coscia sinistra (*freccia*). Entrambe le lesioni sono circondate da esteso edema, evidenziato nell'immagine STIR (Fig. 2.5.2). La RM dinamica con mdc (Figg. 2.5.3 e 2.5.4) mostra un importante enhancement precoce con aspetto a "bersaglio" (*frecce aperte*).

La TC addominale con mdc (Fig. 2.5.5) evidenzia una lesione nodulare con addensamento periferico e attenuazione centrale nel muscolo psoas sinistro (*freccia aperta*). Altre lesioni nodulari sono state evidenziate nello psoas di destra e nei muscoli della parete addominale (non rappresentato); questi risultati hanno supportato la diagnosi iniziale.

Caso 2.6

Sarcoma sinoviale

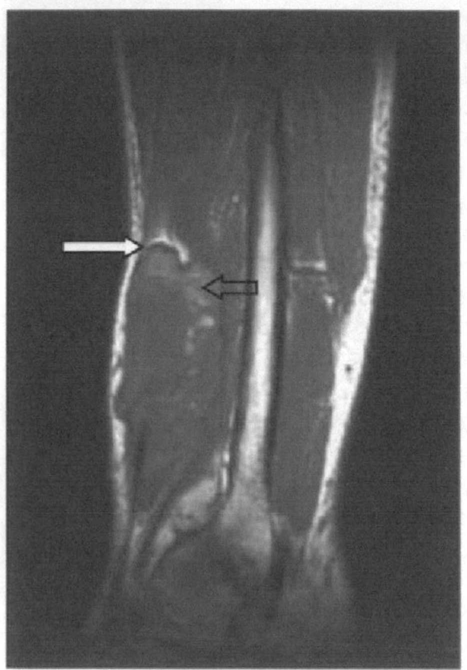

Fig. 2.6.1

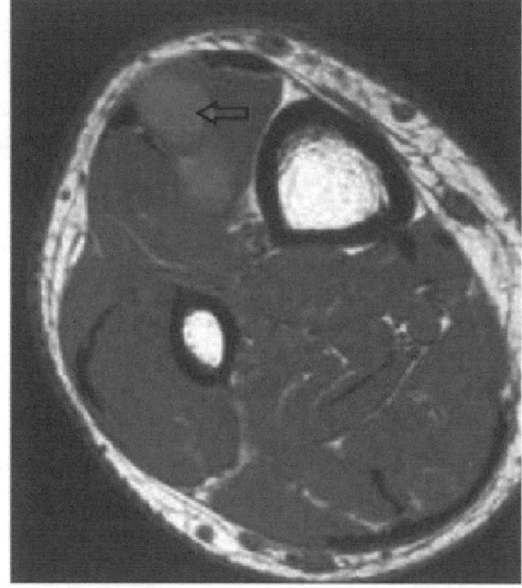

Fig. 2.6.2

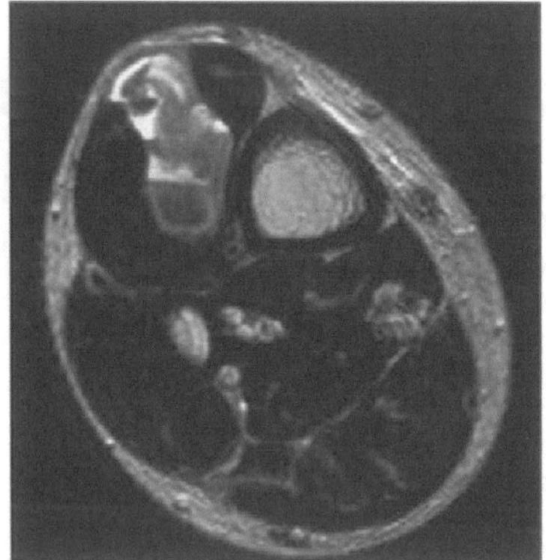

Fig. 2.6.3

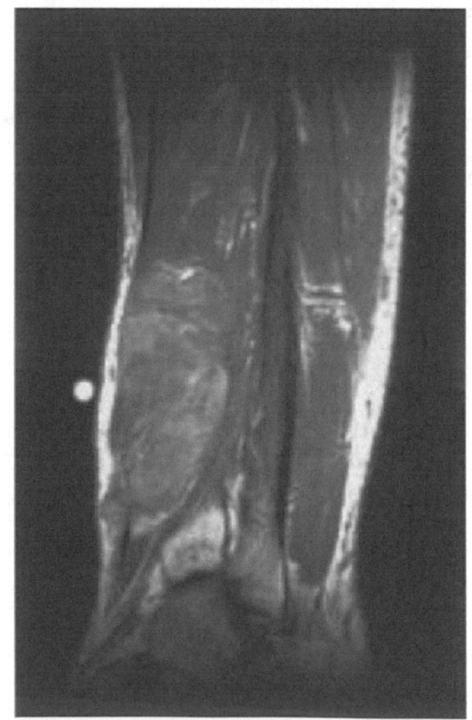

Fig. 2.6.4

Un uomo di 39 anni si presenta con una dolenzia e massa palpabile nella faccia anteriore della gamba e della caviglia destra, progressivamente aumentata di dimensioni negli ultimi 10-12 mesi e moderata perdita del carico. Viene sottoposto a esame RM con unità da 1,5 T.

Introduzione

Il sarcoma sinoviale è una neoplasia maligna di origine mesenchimale, che rappresenta l'8-10% di tutti i sarcomi dei tessuti molli. È il quarto tipo più comune di sarcoma dei tessuti molli e di solito si verifica negli adolescenti e nei giovani adulti. Colpisce prevalentemente le estremità (80-95% dei casi), di solito gli arti inferiori, e in particolare la fossa poplitea del ginocchio. Nonostante il nome, la lesione si verifica principalmente nelle regioni para-articolari, di solito vicino a guaine tendinee, strutture della borsa e capsule articolari. I pazienti di solito presentano una massa o un semplice gonfiore dei tessuti molli a lento accrescimento. Si possono verificare dolore e/o disfunzioni neurogene. La durata dei sintomi prima della diagnosi varia ampiamente, con una media di 2-4 anni.

I reperti radiografici di una massa dei tessuti molli vicino, ma non all'interno, di una articolazione in un giovane paziente sono molto indicativi di sarcoma sinoviale, in particolare se è presente una calcificazione.

Le tipiche immagini rappresentative del sarcoma sinoviale comprendono una morfologia multilobulata e marcata eterogeneità. L'aspetto TC più comune è una massa dei tessuti molli isodensa o debolmente ipodensa rispetto al muscolo. La TC è particolarmente utile per rilevare calcificazioni dei tessuti molli e il coinvolgimento corticale osseo.

I risultati della risonanza magnetica nel sarcoma sinoviale spesso includono l'evidenziazione di una massa iuxta-articolare ben definita con intensità di segnale prevalentemente intermedia nelle immagini pesate in T1 e a medio-alta intensità di segnale in T2. Una marcata eterogeneità, composta da aree iperintense, ipointense e isointense mescolate ("triplice segnale"), con presenza di livelli liquidi, emorragie e sepimentazioni (segno della "ciotola di uva") su immagini T2 pesate è la regola in lesioni di grandi dimensioni. Un enhancement intenso ma eterogeneo è visibile dopo l'iniezione endovenosa di gadolinio. Anche se non è possibile effettuare una diagnosi specifica con RM, questa tecnica è la modalità di imaging ottimale per valutare l'entità e le intrinseche caratteristiche dei sarcomi sinoviali.

La valutazione scintigrafica dei sarcomi sinoviali può mostrare un aumentato assorbimento del radiotracciante, rivelando la loro ipervascolarizzazione.

La diagnosi differenziale del sarcoma sinoviale dovrebbe includere principalmente altri sarcomi come il condrosarcoma dei tessuti molli, l'osteosarcoma parostale e l'istiocitoma fibroso maligno. Altre alterazioni quali la miosite ossificante, la sinovite pigmentaria villonodulare o il condroma juxtacorticale devono essere considerate. È importante ricordare che le masse più piccole e ben definite, e le lesioni omogenee sono più inclini a imitare lesioni cistiche o solide di tipo benigno.

Reperti radiologici

La RM T1 pesata assiale (Fig. 2.6.1) e sagittale (Fig. 2.6.2) mostra una massa eterogenea e multi-lobulata, isointensa rispetto al tessuto muscolare, con aree di alta intensità di segnale coerente con focolai emorragici (*frecce aperte*). Un aspetto pseudocapsulare è visto a livello del margine superiore della lesione (*freccia*). Nella sequenza T2 pesata (Fig. 2.6.3), la lesione appare eterogenea, con aree iper-, ipo- e isointense relativamente al grasso, creando il quadro del "triplice segno". Si evidenziano componenti emorragiche e livelli fluido-fluido.

La sequenza RM acquisita dopo iniezione endovenosa di mezzo di contrasto (Fig. 2.6.4) dimostra un enhancement eterogeneo della massa.

Caso 2.7

Emangioma sinoviale

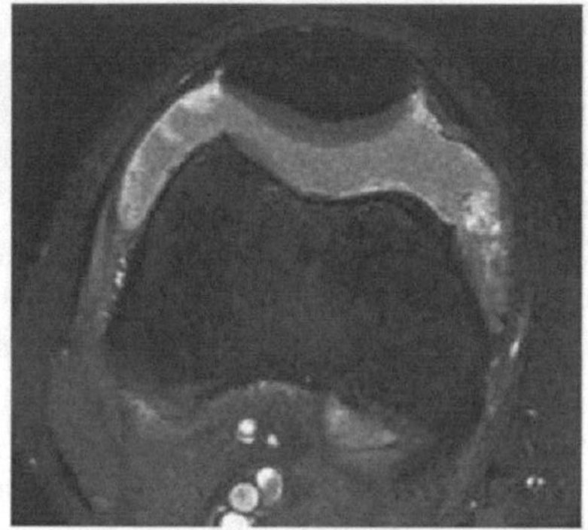

Fig. 2.7.3

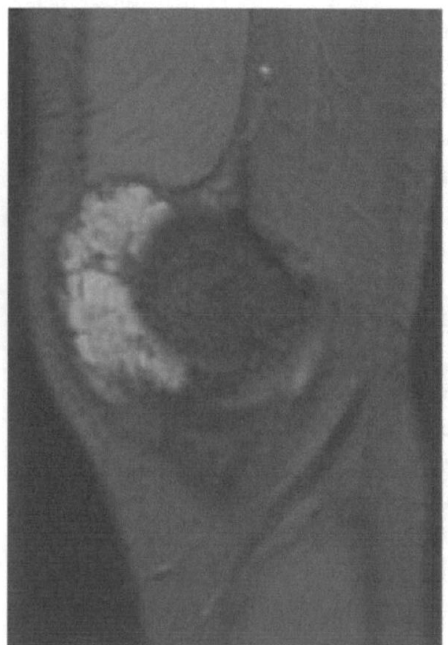

Fig. 2.7.1

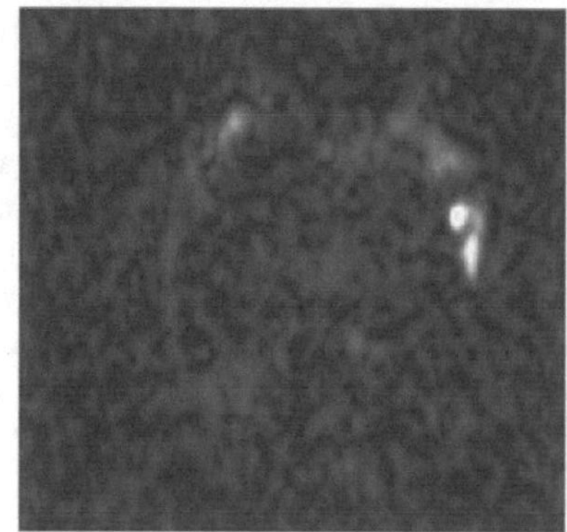

Fig. 2.7.4

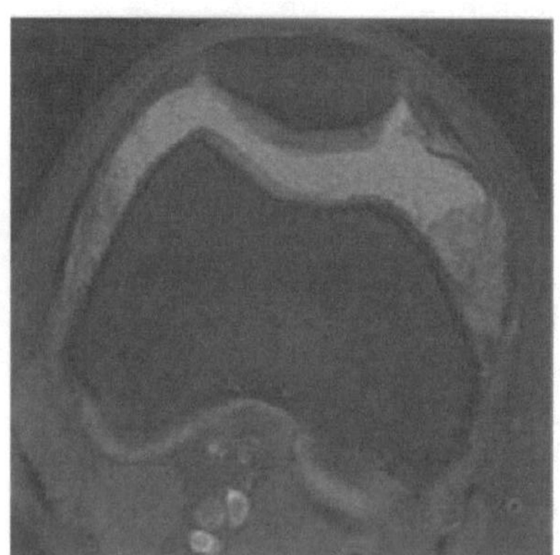

Fig. 2.7.2

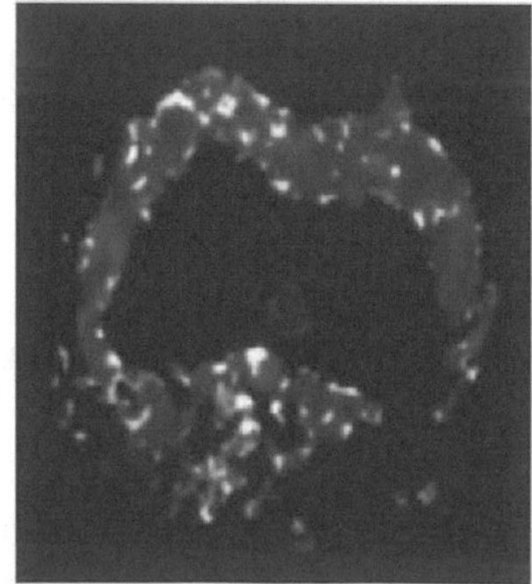

Fig. 2.7.5

Una donna di 23 anni esegue una risonanza magnetica per indagare la causa di un dolore di lunga data nel compartimento mediale del suo ginocchio destro.

Introduzione

Gli emangiomi sinoviali sono rari. Come in questo caso, la storia clinica comprende solitamente dolore o altri sintomi articolari di vecchia data. Gli emangiomi sinoviali si presentano tipicamente durante la prima infanzia, l'adolescenza, o nel giovane adulto. Più comunemente coinvolgono il ginocchio, seguito dal gomito e dal polso. Possono apparire in una borsa sierosa adiacente a un'articolazione, anche se gli emangiomi non delimitati da una struttura sinoviale dovrebbero essere esclusi da questo gruppo, come dovrebbero essere esclusi quelli derivanti dalle guaine tendinee o dei compartimenti intramidollari ossei o muscoloscheletrici. L'origine e la patogenesi dell'emangioma sinoviale è legata a quella di vera proliferazione neoplastica, di tipo vascolare o nei postumi di una lesione post-traumatica. Il sottotipo istologico più comune è quello cavernoso. L'emangioma sinoviale è una causa comune di sanguinamento intra-articolare, che può portare a un aspetto simile a quello della sinovite pigmentaria villonodulare o di un'artropatia legata all'emofilia. La valutazione preoperatoria con risonanza magnetica e l'artroscopia consentono la classificazione accurata e una corretta gestione terapeutica. Masse ben circoscritte possono essere asportate in artroscopia, ma un'ampia escissione aperta è necessaria nei casi diffusi.

Come gli emangiomi localizzati in altre sedi, gli angiomi sinoviali mostrano tipico aspetto serpiginoso degli spazi vascolari, presenza intratumorale di tessuto adiposo, e aumento della vascolarizzazione. Un focale allargamento dell'arto a causa dell'aumento della vascolarizzazione è stato riportato in alcuni casi di emangioma sinoviale. Le radiografie possono essere normali o mostrare modeste modificazioni come un ispessimento capsulare, la presenza di fleboliti, un aumento della densità dei tessuti molli, o la presenza di erosione ossea. L'angiografia si è dimostrata utile nella valutazione di questa lesione vascolare, permettendo l'identificazione di vasi di calibro fine con gettoni in spazi vascolari dilatati e visualizzazione precoce delle strutture venose. La terapia embolizzante si è dimostrata efficace nel trattamento di emangioma sinoviale.

Anche se la TC è in grado di rilevare il grasso intratumorale, la presenza di calcificazioni e valorizzazione, la RM, superiore nello studio di contrasto dei tessuti molli, rende la modalità preferibile per l'individuazione e la caratterizzazione di emangiomi sinoviali. L'analisi istologica resta necessaria per confermare la diagnosi. La diagnosi differenziale nell'imaging di emangioma sinoviale comprende la sinovite pigmentaria villonodulare, la sinovite aspecifica e il lipoma arborescente. La RM è in grado di distinguere tra queste entità nella maggior parte dei casi.

Reperti radiologici

La RM evidenzia una massa di 50 mm intrasinoviale antero-mediale con margini ben definiti e multiple sepimentazioni interne. Nella sequenza T2-pesata (Fig. 2.7.1), la massa è a bassa intensità di segnale con setti iperintensi; con soppressione del grasso nella sequenza T1 pesata TSE (Fig. 2.7.2), si dimostra un'intermedia intensità del segnale. Dopo la somministrazione di contrasto (Fig. 2.7.3), la massa presenta intenso enhancement eterogeneo. Con la sequenza RM ad alto segnale di diffusione (Fig. 2.7.4) e con mappa di diffusione (Fig. 2.7.5), la massa mostra una moderata restrizione del movimento dell'acqua libera. Non si dimostrano emorragia, contenuto di grassi, o infiltrazione delle strutture adiacenti. Il fluido intra-articolare e l'ipertrofia sinoviale erano caratteristiche aggiuntive. L'analisi istologica ha confermato il sospetto di imaging di emangioma sinoviale.

Caso 2.8

Tumore bruno

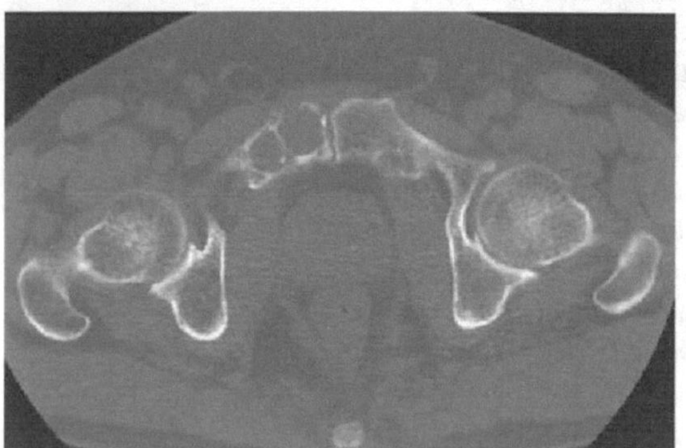

Fig. 2.8.1

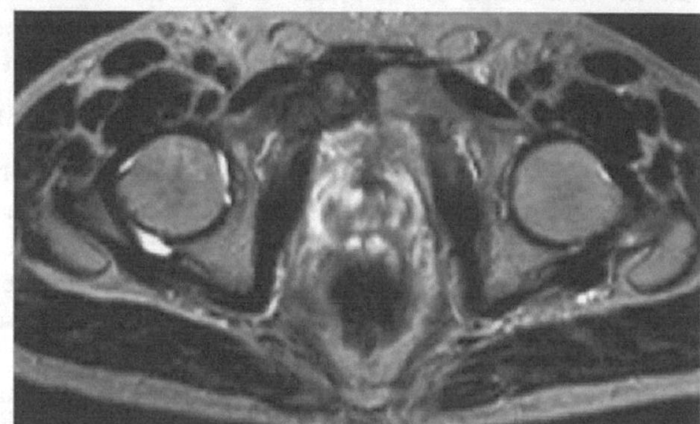

Fig. 2.8.2

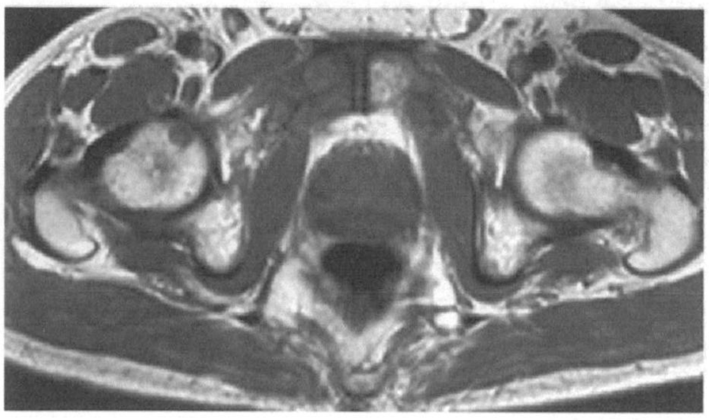

Fig. 2.8.3

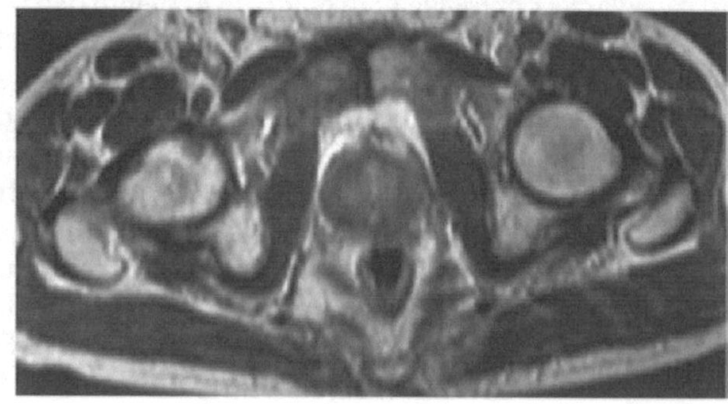

Fig. 2.8.4

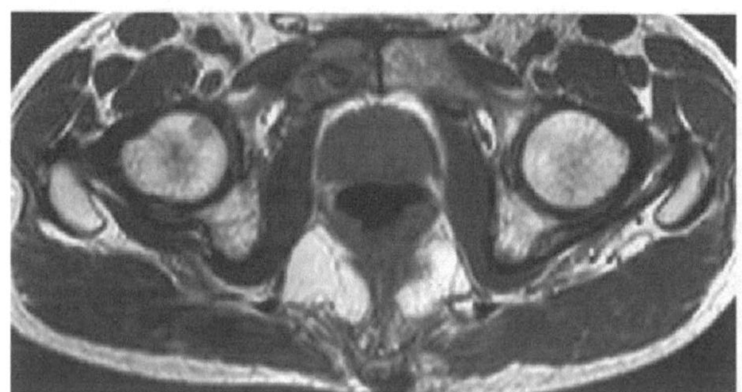

Fig. 2.8.5

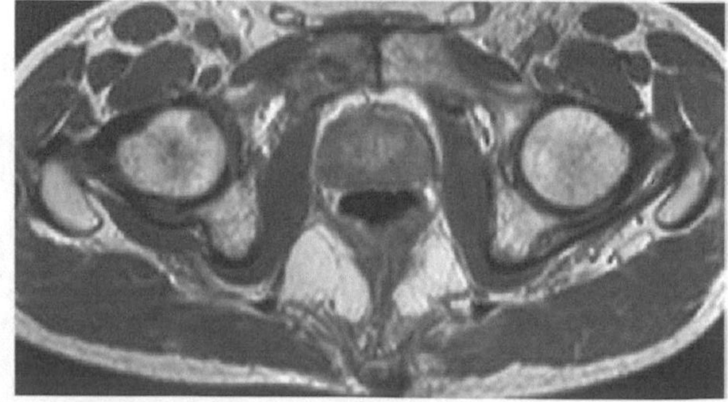

Fig. 2.8.6

Un uomo di 47 anni con una storia di granuloma riparativo a cellule giganti della rotula sinistra operato 2 anni prima presenta un dolore progressivo alla sinfisi pubica.

Introduzione

I tumori bruni sono lesioni ossee espansive in genere associate a iperparatiroidismo. Le loro sedi più frequenti sono la mandibola, il bacino, le costole e i femori e, anche se potenzialmente, ogni segmento scheletrico può essere coinvolto. Emorragia intratumorale, necrosi e formazione di cisti sono i tratti distintivi di questi tumori. L'emorragia stromale e la formazione di cellule giganti sono altri riscontri patologici frequenti nel tumore bruno. Recentemente, un progressivo aumento del tempo di eco in T1-pesate è stato utilizzato per rilevare artefatti a suscettibilità magnetica secondari al contenuto emorragico dei tumori bruni. I tumori bruni appaiono come lesioni espansive litiche con fine trabecolatura, una non comune reazione periostale e una maggiore attività captante alla scintigrafia ossea. Attualmente, è raro che i tumori bruni siano il primo segno rivelatore di iperparatiroidismo, come nel caso presentato. Questi tumori sono distruttivi e possono essere associati a fratture patologiche. Di solito guariscono con nuova formazione di osso denso dopo la rimozione della causa di iperparatiroidismo.

Il tumore bruno non può essere differenziato da un granuloma riparativo a cellule giganti sulla base dei risultati istologici e di imaging. In questo contesto clinico, la correlazione con le caratteristiche analitiche e cliniche per escludere iperparatiroidismo è fondamentale per una corretta diagnosi e gestione terapeutica. Questo non è raro quando si tratta di tumori ossei o addirittura tumori dei tessuti molli; anche l'esame istologico non garantisce sempre la corretta diagnosi. I radiologi devono essere consapevoli di questo fatto e integrare i risultati di imaging con i dati clinici e analitici. In questo caso, la presenza di diverse lesioni osteolitiche è la caratteristica differenziante; infatti, i granulomi riparativi a cellule giganti raramente sono molteplici e non sono stati riportati in ossa pelviche.

Reperti radiologici

Una lesione espansiva litica è stata rilevata limitatamente all'osso pubico nell'esame radiografico (non rappresentato). La TC (Fig. 2.8.1) ha confermato una lesione espansiva multisepimentata litica con corticale interrotta ed è stata rilevata un'altra lesione litica a livello della porzione posteriore dell'osso pubico controlaterale. La RM ha evidenziato una ipointensità su entrambe le lesioni nelle sequenze T2 (Fig. 2.8.2) e T1-pesate (Fig. 2.8.3), con enhancement moderato dopo somministrazione di contrasto (Fig. 2.8.4). Le caratteristiche supplementari sono state in RM la mancanza di estensione ai tessuti molli e la presenza di un'altra lesione litica nella testa femorale destra. La presenza di multiple lesioni litiche e la storia personale di granuloma a cellule giganti riparativa ha sollevato il sospetto di tumori bruni. I test di laboratorio hanno dimostrato ipercalcemia e iperparatiroidismo primario, che hanno confermato la diagnosi di tumori bruni multipli. Il riesame del campione istologico asportato in precedenza dal tumore rotuleo ha concluso che corrispondeva anche a un tumore bruno. Dopo la resezione di un adenoma della ghiandola paratiroidea, i tumori bruni sono parzialmente regrediti e hanno mostrato un aspetto più fibrotico, come si è visto in 5 anni di follow-up RM (Figg. 2.8.5 e 2.8.6, assiali pre- e post-contrasto con sequenze TSE T1-pesate, rispettivamente).

Caso 2.9

Mixoma intramuscolare

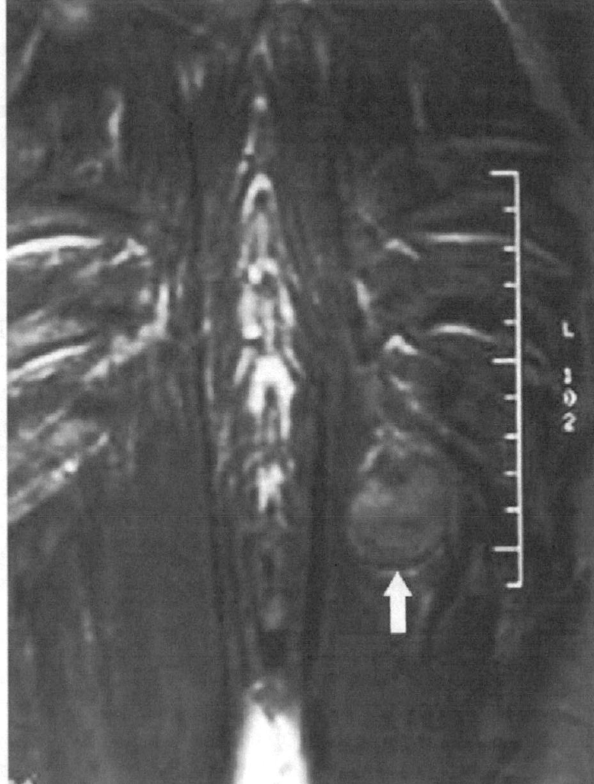

Fig. 2.9.2

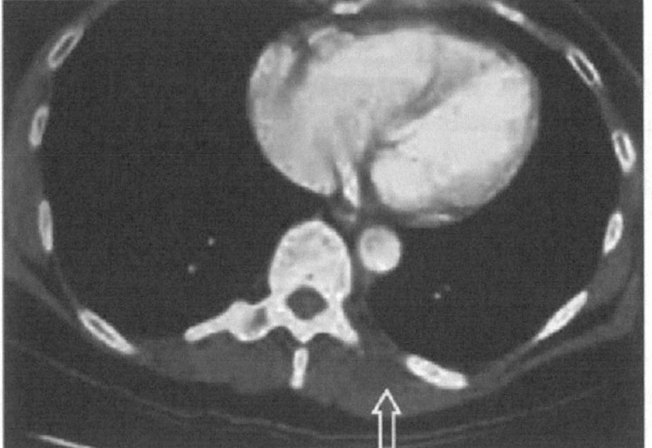

Fig. 2.9.1

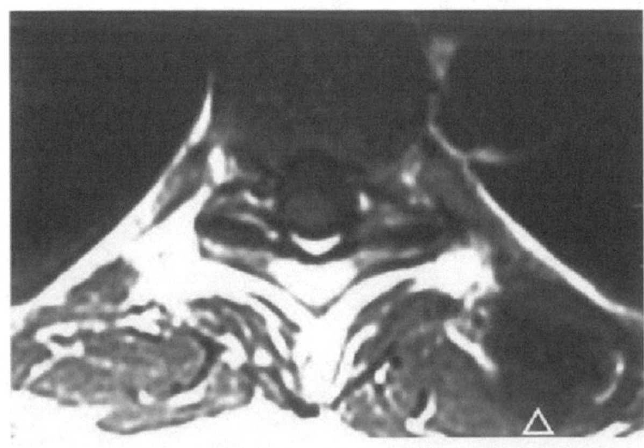

Fig. 2.9.3

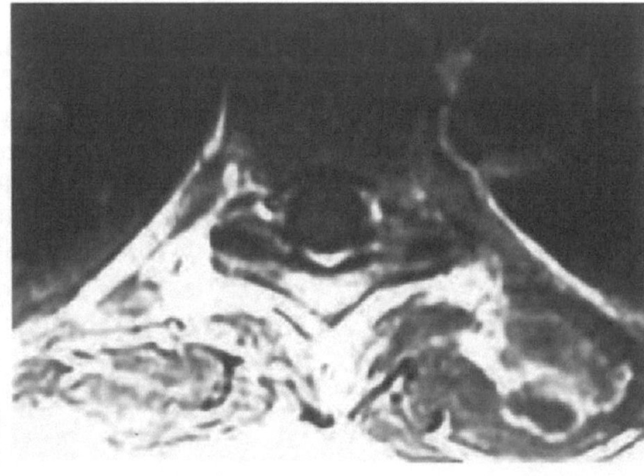

Fig. 2.9.4

Un uomo di 47 anni presenta un dolore aspecifico progressivo posteriore del torace durante i nove mesi precedenti alla visita.

Introduzione

Il mixoma intramuscolare (IM) è una neoplasia benigna intramuscolare composta da fibroblasti e abbondante stroma mixoide. Questo tumore generalmente si sviluppa nel contesto delle grandi strutture muscolari prossimali delle estremità. È più frequente nelle donne e più comunemente presente nel quarto e quinto decennio di vita. Clinicamente, si presenta di solito come una massa palpabile non dolorosa. All'esame istologico, appare macroscopicamente come una formazione ben circoscritta, multilobulata, a consistenza gelatinosa; la maggior parte delle lesioni hanno diametro inferiore ai 10 cm. L'aspetto istologico caratteristico è di un tumore a scarsa cellularità, ipovascolare senza mitosi, composto da rare cellule fusiformi incorporate in una ricca matrice mixoide. A questo tumore manca una capsula vera. Una biopsia escissionale è necessaria per una diagnosi definitiva, dal momento che è difficile fare un'accurata valutazione con aspirazione con ago sottile a causa della sua scarsa cellularità e delle caratteristiche citologiche non specifiche. L'associazione tra IM e displasia fibrosa è nota come sindrome di Mazabraud.

Le caratteristiche RM dell'IM includono la sede intramuscolare, margini ben circoscritti, omogeneo segnale ipointenso rispetto al muscolo nelle sequenze T1 pesate, segnale omogeneo iperintenso nelle immagini T2 pesate ed enhancement disomogeneo. Questo tumore presenta di solito delle fini strie lineari nell'interno a costituire sottili setti fibrosi. È anche comune trovare edema perilesionale, che rappresenta porzioni del tumore infiltrate nel muscolo adiacente di cui separa le fibre, che diventano atrofiche. Un altro reperto frequente è la presenza di grasso intorno a entrambi i poli della lesione; questo risultato si correla con i risultati istologici di atrofia adiposa muscolare a causa del modello di infiltrazione a crescita lenta dell'IM.

Dopo contrasto, le immagini comunemente evidenziano un enhancement periferico, anche se la maggior parte dei casi segnalati, valutati con mezzo di contrasto, ha avuto un enhancement eterogeneo sia interno che periferico, con occasionali setti interni. Zone prive di una qualsiasi organizzazione strutturale interna sono presenti in circa il 50% dei casi, in corrispondenza di aree cistiche. Una completa assenza di enhancement interno è possibile ma rara.

Reperti radiologici

La TC (Fig. 2.9.1) dimostra una massa ipodensa ben definita (*freccia aperta*) che si situa nel contesto dei tessuti molli in sede paravertebrale sinistra. La risonanza magnetica conferma la presenza della massa (*freccia*), che è iperintensa nelle sequenze T2-pesate (Fig. 2.9.2) e omogeneamente ipointensa (*punta di freccia aperta*) nelle sequenze T1 pesate (Fig. 2.9.3). Dopo la somministrazione di contrasto, si osserva un eterogeneo incremento di segnale nel suo interno a indicare la natura solida (Fig. 2.9.4). Ulteriori caratteristiche rilevabili sono l'edema peritumorale nei tessuti molli adiacenti e nel grasso intorno alla lesione. L'esame istologico dopo la resezione ha confermato la diagnosi di IM.

Caso 2.10

Liposarcoma dei tessuti molli

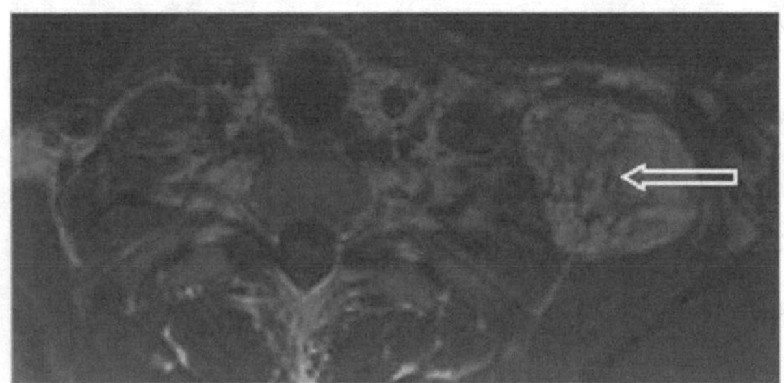

Fig. 2.10.1

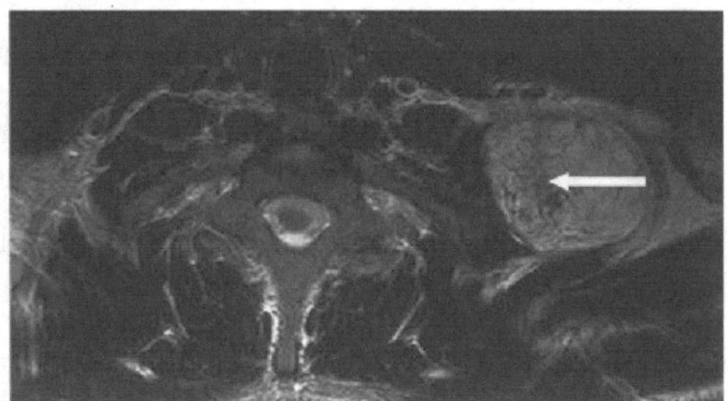

Fig. 2.10.2

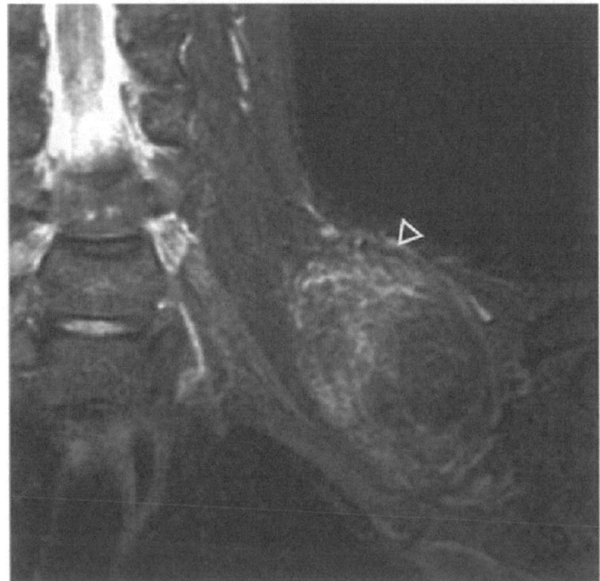

Fig. 2.10.3

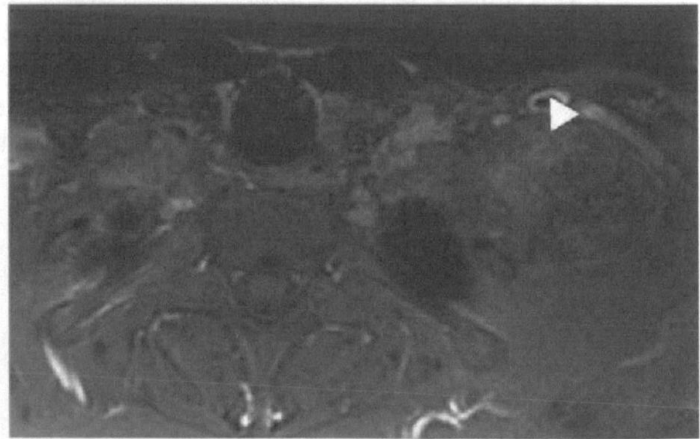

Fig. 2.10.4

Un uomo di 22 anni presenta una massa tenera indolore in regione sovraclaveare sinistra.

Introduzione

Il liposarcoma è un tumore maligno di origine mesenchimale. Il termine liposarcoma non implica che il tumore derivi dalla componente adiposa, ma piuttosto che il tumore contiene tessuto adiposo differenziato. Il liposarcoma è il secondo sarcoma più comune dei tessuti molli osservato negli adulti (10-18%) dopo l'istiocitoma fibroso maligno. I liposarcomi sono classificati in quattro sottotipi istologici: ben differenziato, mixoide, a cellule rotonde e pleomorfo.

Il liposarcoma ben differenziato è sinonimo di lipoma atipico. In percentuale fra il 40 e il 65%, i liposarcomi delle estremità si verificano nella coscia. Altre localizzazioni frequenti, in ordine decrescente, sono la parte superiore del braccio e della spalla, la fossa poplitea e la gamba, i glutei e l'avambraccio. Clinicamente, questi tumori si manifestano come masse indolori.

Le caratteristiche radiologiche di un liposarcoma dipendono dal tipo istologico e tendono a riflettere il suo grado di differenziazione. TC o RM dei liposarcomi ben differenziati sono molto simili a quelle del grasso sottocutaneo o a un lipoma semplice. Sono spesso composti da più del 75% di grasso, mentre gli altri tipi di solito hanno meno del 25%.

Alla TC, il liposarcoma ben differenziato può apparire come una massa ben delimitata, con valori di attenuazione pari a quelli di grasso semplice, simulando un tumore benigno di natura lipomatosa.

Alla RM, il liposarcoma ben differenziato si caratterizza per la presenza di alcuni setti di ispessimento lineare o nodulare dei tessuti molli che incrementano il loro segnale dopo somministrazione endovenosa di mezzo di contrasto.

Queste piccole componenti non lipomatose hanno bassa intensità di segnale in T1 e un incremento di intensità del segnale nelle sequenze T2 con soppressione del grasso.

Le caratteristiche per discriminare un liposarcoma ben differenziato da un lipoma semplice includono una posizione profonda (intramuscolare) anziché posizione sottocutanea, una dimensione superiore a 10 cm di diametro massimo, la presenza di componenti non adipose nodulari o settate, alta intensità di segnale dei setti o dei noduli nelle immagini T2-pesate con soppressione del grasso o STIR e incremento di segnale dopo contrasto delle componenti non adipose (meglio visualizzate con sequenze T1 con soppressione).

Reperti radiologici

La RM è la modalità più specifica per la diagnosi di liposarcoma. La Figura 2.10.1 mostra un'immagine assiale T1-pesata di una grande massa situata nella regione sopraclaveare sinistra, posteriore al muscolo sternocleidomastoideo e mediale ai muscoli scaleni e al plesso brachiale. Il tumore è prevalentemente isointenso rispetto al grasso sottocutaneo. Multipli sepimenti si estendono in tutto il tumore (*freccia aperta*).

La sequenza RM assiale T2-pesata (Fig. 2.10.2) evidenzia il tumore con intensità di segnale simile a quella del grasso sottocutaneo e la presenza di ispessimenti settati con bassa intensità di segnale (*freccia*).

La sequenza RM coronale STIR (Fig. 2.10.3) dimostra le aree non adipose con segnale di maggiore intensità rispetto al tessuto grasso (*punta di freccia aperta*).

La sequenza RM assiale con soppressione del grasso pesata in T1 (Fig. 2.10.4) ottenuta dopo somministrazione del contrasto presenta una moderata valorizzazione eterogenea delle aree non adipose (*punta di freccia*).

Letture consigliate

Volumi

Bone and Joint Imaging. 2nd ed. Resnick D (1998) W.B. Saunders, Philadelphia, PA

Imaging of Bone Tumors and Tumor-Like Lesions. Techniques and Applications. Davies AM, Sundaram M, James SLJ (2009) Springer, Berlin

Imaging of Soft Tissue Tumors. 2nd ed. De Schepper AM, Parizel PM, De Beuckeleer L, Vanhoenacker F (eds) (2001) Springer, Berlin

Radiology Review Manual. 6th ed. Dähnert W (2007) Lippincott Williams & Wilkins, Philadelphia, PA

Soft Tissue Tumors. 3rd ed. Enzinger FM, Weiss SW (eds) (1995) Mosby St Louis, Mo

Siti web

http://www.auntminnie.com//
http://www.eurorad.org//
http://www.bonetumor.org//
http://www.emedicine.medscape.com//
http://www.umdnj.edu/tutorweb

Articoli

Alyas F, James SL, Davies AM, Saifuddin A. The role of MR imaging in the diagnostic characterisation of appendicular bone tumours and tumour-like conditions. Eur Radiol 2007; 17:2675–2686

Berquist TH, Ehman RL, King BF, Hodgman CG, Ilstrup DM. Value of MR imaging in differentiating benign from malignant soft-tissue masses: study of 95 lesions. AJR Am J Roentgenol 1990; 155:1251–1255

Binkovitz LA, Berquist TH, McLeod RA. Masses of the hand and wrist: detection and characterization with MR imaging. AJR Am J Roentgenol 1990; 154:323–326

Bodner G, Schocke MFH, Rachbauer F et al. Differentiation of malignant and benign musculoskeletal tumors: combined color and power doppler US and spectral wave analysis. Radiology 2002; 223:410

Brown KT, Kattapuram SV, Rosenthal DI. Computed tomography analysis of bone tumors: patterns of cortical destruction and soft tissue extension. Skeletal Radiol 1986; 15:448–451

Crim JR, Seeger LL, Yao L, Chandnani V, Eckardt JJ. Diagnosis of soft-tissue masses with MR imaging: can benign masses be differentiated from malignant ones? Radiology 1992; 185:581–586

Dalinka MK, Zlatkin MD, Chao P, Kricum ME, Kressel HY. The use of magnetic resonance imaging in the evaluation of bone and soft-tissue tumors. Radiol Clin North Am 1990; 28:461–470

Hayes CW, Conway WF, Sundaram M. Misleading aggressive MR imaging appearance of some benign musculoskeletal lesions. RadioGraphics 1992; 12:1119–1136

Kransdorf MJ. Benign soft-tissue tumors in a large referral population: distribution of specifi c diagnoses by age, sex, and location. AJR Am J Roentgenol 1995; 164:395–402

Kransdorf MJ. Malignant soft-tissue tumors in a large referral population: distribution of diagnoses by age, sex, and location. AJR Am J Roentgenol 1995; 164:129–134

Kransdorf MJ, Murphey MD. Radiologic evaluation of soft- tissue masses: a current perspective. AJR Am J Roentgenol 2000; 175:575–587

Llauger J, Palmer J, Monill JM, Franquet T, Bague S, Roson N. MR imaging of benign soft-tissue masses of the foot and ankle. RadioGraphics 1998; 18:1481–1498

Ma LD, Frassica FJ, Scott WW, Fishman EK, Zerhouni EA. Differentiation of benign and malignant musculoskeletal tumors: potential pitfalls with MR imaging. RadioGraphics 1995; 15:349–366

May DA, Good RB, Smith DK, Parsons TW. MR imaging of musculoskeletal tumors and tumor mimickers with intravenous gadolinium: experience with 242 patients. Skeletal Radiol 1997; 26:2–15

Miller TT. Bone tumors and tumor-like conditions: analysis with conventional radiography. Radiology 2008; 246:662–674

Murphey MD, Robbin MR, McRae GA, Flemming DJ, Temple HT, Kransdorf MJ. The many faces of osteosarcoma. RadioGraphics 1997; 17:1205–1231

Narvaez JA, Narvaez J, Aguilera C, De Lama E, Portabella F. MR imaging of synovial tumors and tumor-like lesions. Eur Radiol 2001; 11:2549–2560

Nomikos GC, Murphey MD, Kransdorf MJ, Bancroft LW, Peterson JJ. Primary bone tumors of the lower extremities. Radiol Clin North Am 2002; 40:971–990

Panicek DM, Gatsonis C, Rosenthal DI et al. CT and MR imaging in the local staging of primary malignant musculoskeletal neoplasms: report of the Radiology Diagnostic Oncology Group. Radiology 1997; 202:237–246

Salamipour H, Jimenez RM, Brec SL, Chapman VM, Kalra MK, Jaramillo D. Multidetector row CT in pediatric musculoskeletal imaging. Pediatr Radiol 2005; 35:555–564

Schoenberg NY, Beltran J. Contrast enhancement in musculoskeletal imaging. Radiol Clin North Am 1994; 32:337–352

Stacy GS, Mahal RS, Peabody TD. Staging of bone tumors: a review with illustrative examples. AJR Am J Roentgenol 2006; 186:967–976

Sundaram M, McLeod RA. MR imaging of tumor and tumor-like lesions of bone and soft tissue. AJR Am J Roentgenol 1990; 155:817–824

Vilanova JC, Woertler K, Narváez JA et al. Soft-tissue tumors update: MR imaging features according to the WHO classification. Eur Radiol 2007; 17:125–138

Zimmer WD, Berquist TH, McLeod RA et al. Bone tumors: magnetic resonance imaging versus CT. Radiology 1985; 155:709–718

Tendini e muscoli 3

Rosa Mónica Rodrigo, Mario Padrón, Eugenia Sanchez-Lacalle

Caso 3.1

■

Lesione traumatica della gamba "del tennista"

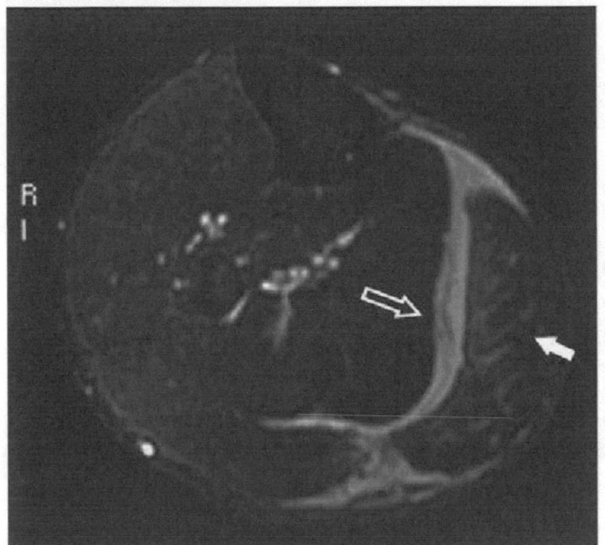

Fig. 3.1.1

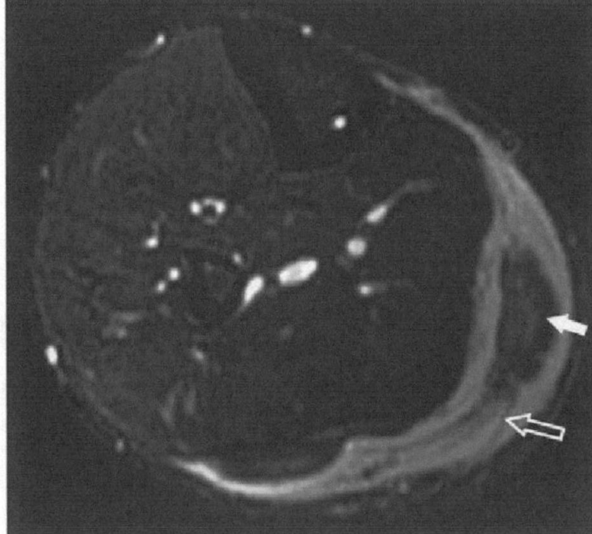

Fig. 3.1.2

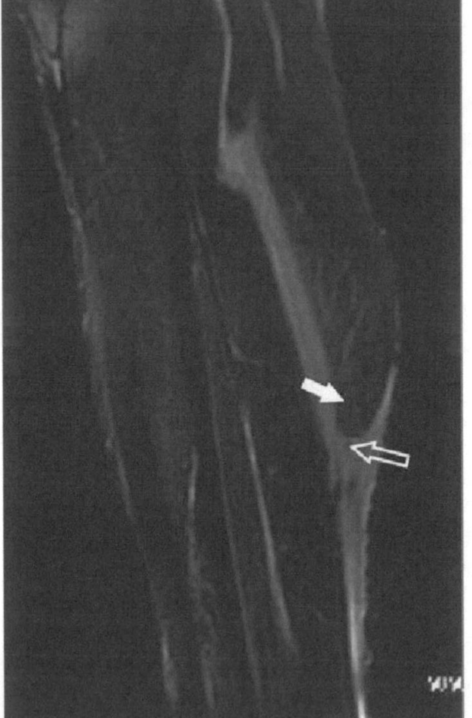

Fig. 3.1.3

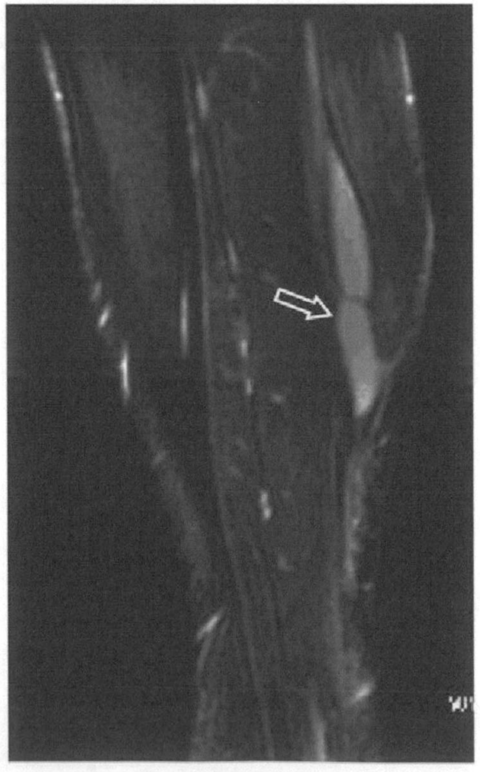

Fig. 3.1.4

Un giocatore professionista di pallacanestro maschile di 22 anni accusa un forte dolore urente al terzo medio del polpaccio, associato a una sensazione di "strappo" durante l'allenamento.

Introduzione

La lesione traumatica della gamba "del tennista" è una lesione comune nei giocatori di tennis, basket e calcio, ma può verificarsi anche in persone di mezza età durante le attività quotidiane come uno scatto di corsa, mentre si cammina, o si salgono di corsa le scale. È spesso legata a un meccanismo indiretto (estensione del ginocchio e dorsiflessione forzata della caviglia).

Il capo mediale (MG) e laterale (LG) del gastrocnemio si uniscono al terzo medio del polpaccio attraverso una giunzione miotendinea (MTJ) in un tendine largo e piatto. Il tendine del gastrocnemio diventa la sede di inserzione della sottostante aponeurosi del muscolo soleo. I tendini di entrambi i muscoli (gastrocnemio e soleo) sono paralleli fra loro per una certa distanza fino a restringersi e formare il tendine di Achille circa 15 cm al di sopra il tallone. Il muscolo plantare (assente nel 7-20% degli arti) consiste in un piccolo muscolo che ha origine dalla linea laterale sovracondiloidea appena al di sopra e medialmente al capo laterale del gastrocnemio e, con un tendine lungo e sottile che segue un percorso obliquo tra il capo mediale del muscolo gastrocnemio e soleo, si inserisce sul calcagno, antero-medialmente al tendine di Achille.

La patogenesi della "gamba del tennista" è più comunemente legata alla rottura del MTJ distale del gastrocnemio mediale (completa o parziale) ed è meno frequentemente legata alla rottura del soleo o del muscolo plantare. Questi strappi muscolari al polpaccio coinvolgono il MG e il soleo e tipicamente si verificano lungo la loro inserzione all'aponeurosi; essi sono conosciuti anche come avulsioni muscolo-aponeurotiche.

La risonanza magnetica (RM) e l'ecografia sono entrambi buoni strumenti diagnostici per queste lesioni. La RM è utile anche nella diagnosi differenziale tra le altre importanti cause di dolore al polpaccio, come la trombosi venosa profonda, la sindrome compartimentale e la rottura del tendine di Achille.

Il reperto più comune è una raccolta di liquido siero-ematico tra l'aponeurosi del MG e il muscolo soleo. La quantità di fluido può inspiegabilmente aumentare nel tempo. Il fluido spesso circonda il ventre muscolare del gastrocnemio (MG più frequentemente) e l'edema si manifesta generalmente nel contesto del muscolo interessato dalla lesione. Talvolta si sviluppa un ematoma capsulato e spesso una cicatrice fibrosa laminare è evidenziata come il risultato di questa rottura, che in alcune occasioni può essere sintomatico.

Reperti radiologici

La risonanza assiale con tecnica IR-FSE (Fig. 3.1.1) evidenzia la presenza di fluido (*freccia aperta*) infiltratosi nei piani fasciali tra il gastrocnemio mediale (MG) e il soleo, provocando inoltre una reazione edematosa (*freccia*) nel muscolo MG (come risultato di una completa rottura miotendinea distale). A un livello più caudale (Fig. 3.1.2), si evidenzia il fluido che circonda il muscolo MG (*freccia vuota*) e l'edema all'interno del muscolo stesso (*freccia*).

La RM sagittale T2-pesata FSE con soppressione del grasso FSE evidenzia alla giunzione miotendinea del MG (Fig. 3.1.3) una lesione totale circondata da fluido (*freccia aperta*) e un muscolo GM parzialmente retratto (*freccia*). La RM eseguita con la stessa sequenza e lo stesso piano dopo 1 mese di trattamento inadeguato (Fig. 3.1.4) mostra che nella lesione si è sviluppata in una raccolta di liquido incapsulata (*freccia aperta*) che dovrà essere drenato.

Caso 3.2

Lesione traumatica dei flessori della coscia (hamstring syndrome)

Un uomo di 32 anni, giocatore di basket professionista, viene visitato per un dolore insorto acutamente alla coscia posteriore (10 cm sotto la piega glutea) facendo un brusco movimento in estensione dell'arto inferiore durante una partita, con comparsa di gonfiore e conseguente abbandono immediato del campo di gioco.

Introduzione

Il muscolo bicipite femorale è uno dei muscoli più frequentemente interessati nella popolazione in generale (all'aumentare del livello di attività motoria) e negli atleti (in particolare nei giocatori di calcio e basket). Le lesioni distrattive e le rotture dei flessori si verificano in genere durante la corsa. Fattori di rischio per questo gruppo di muscoli, tra gli altri, sono l'aumento dell'età e una precedente storia di dolore alla coscia posteriore (stiramento dei flessori o dolore posteriore).

La conoscenza approfondita dell'anatomia è essenziale per consentire una diagnosi accurata. Il complesso dei flessori è costituito dai muscoli semimembranoso, semitendinoso e bicipite femorale. Con la RM, due diverse aree rotondeggianti a bassa intensità di segnale possono essere viste a livello della tuberosità ischiatica (IT); queste rappresentano il tendine congiunto (semitendinoso/bicipite) inserito sul

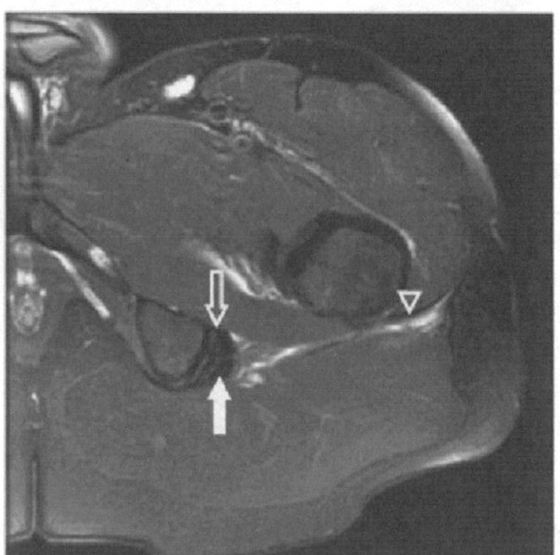

Fig. 3.2.1

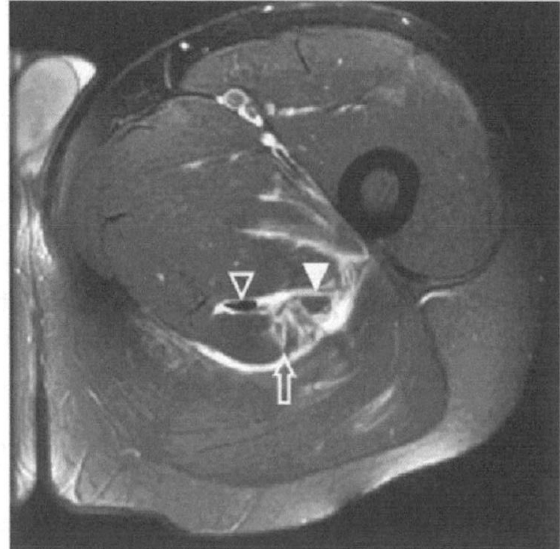

Fig. 3.2.2

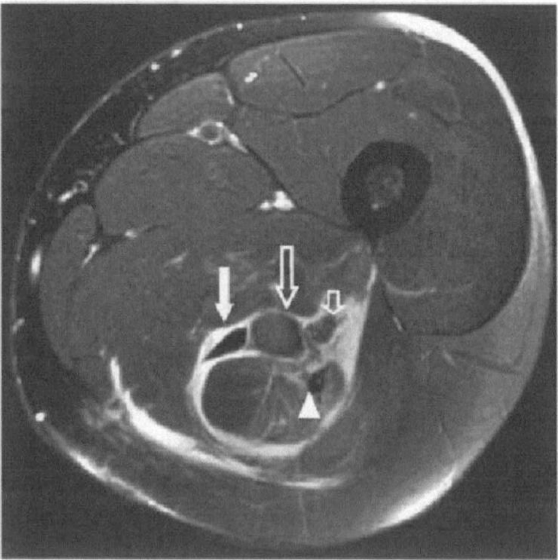

Fig. 3.2.3

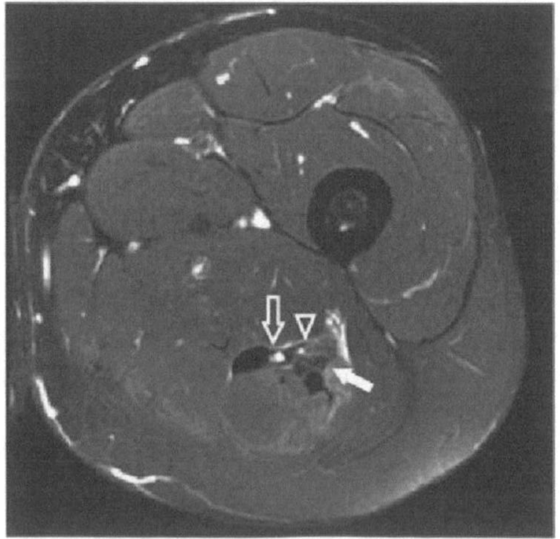

Fig. 3.2.4

punto infero-mediale della tuberosità ischiatica e il tendine del semimembranoso inserito sul punto supero-mediale (anteriormente al tendine congiunto). Il muscolo semitendinoso è il primo muscolo visibile (appena sotto la tuberosità ischiatica), con il tendine semimembranoso (il più grande del complesso dei flessori) situato anteriormente ad esso. Il muscolo semimembranoso origina circa al terzo prossimale del muscolo semitendinoso, e il suo tendine distale si inserisce in sede postero-mediale alla tibia in diverse posizioni. Il muscolo bicipite femorale (capo lungo) occupa la sede più laterale della coscia posteriormente, accanto al muscolo semitendinoso, e la sua inserzione distale principale è sulla testa del perone. Il muscolo semitendinoso si inserisce a livello antero-mediale sulla tibia prossimale, unendosi al gracile e al sartorio, a costituire la zampa d'oca.

È importante notare che la giunzione muscolo-tendinea, che è la parte più debole del complesso dei flessori, e più frequentemente sottoposta a *overstress*, è una zona molto estesa in questi muscoli (dal momento che ogni gruppo di flessori ha un tendine esteso, completamente o quasi completamente, per tutta la lunghezza del muscolo); quindi, le lesioni possono verificarsi non solo nella giunzione muscolo-tendinea prossimale o distale, ma anche nella giunzione muscolo-tendinea intramuscolare. La giunzione prossimale e il bicipite femorale sono più frequentemente colpite ed è ancora più frequente l'interessamento di più di un flessore.

La RM fornisce un'eccellente visualizzazione delle lesioni dei flessori, e una diagnosi accurata è facilmente ottenibile, anche nelle lesioni di basso grado (lesioni da sforzo, che possono non essere individuate dagli US). Nelle lesioni di 1° grado si osserva un edema intramuscolare con aspetto sfioccato a morfologia "piumata". Nel grado 2, si tratta di lesioni parziali con rottura ma senza retrazione, edema intramuscolare, distrazione del tendine ben definita e ipointenso fluido perifasciale a circondare il profilo del muscolo, e frequenti ematomi (l'aspetto dei quali varia in base alla età) all'interno del fascio muscolare o al di fuori della fascia epimisiale tra muscolo e muscolo. Il grado 3 rappresenta una rottura completa con retrazione degli elementi muscolo-tendinei.

Reperti radiologici

La risonanza FSE assiale pesata in T2 con soppressione del grasso evidenzia una lesione distrattiva di 2° grado del muscolo bicipite femorale alla giunzione muscolo-tendinea prossimale a diversi livelli. A livello della tuberosità ischiatica (Fig. 3.2.1), la parte prossimale del tendine semimembranoso rimane inserita alla parte anteriore (*freccia vuota*), la giunzione semitendinoso/bicipite rimane normalmente inserita posteriormente (*freccia piena*) e si osserva un edema perifasciale (*punta di freccia vuota*) fra i piani muscolari. L'immagine ottenuta al di sotto del livello della tuberosità ischiatica, alla giunzione muscolo-tendinea prossimale del complesso dei flessori (Fig. 3.2.2), mostra una disomogenea rottura congiunta del bicipite femorale e del semitendinoso con edema intramuscolare in entrambi i muscoli (*freccia aperta*), mentre il tendine del semimembranoso è normale (*freccia vuota*), con il fluido sieroso che circonda la fascia dei flessori e il nervo sciatico normale (*punta di freccia*). Si osserva edema intramuscolare anche nel grande adduttore e nel grande gluteo.

L'immagine acquisita a un livello più caudale (Fig. 3.2.3) mostra un ematoma ipointenso (*freccia vuota*) tra il tendine semimembranoso (*freccia*) e il nervo sciatico (*punta di freccia vuota*), un ispessimento del tendine congiunto fra bicipite e semitendinoso (*punta di freccia*), edema intramuscolare, e una raccolta fluida che circonda i flessori. Un'immagine acquisita utilizzando la stessa sequenza e piano (allo stesso livello come nella figura precedente) 1 mese dopo (Fig. 3.2.4) mostra che l'ematoma (*freccia aperta*) è diventato più piccolo e isointenso al fluido, il fluido perifasciale è scomparso (anche se permane un modesto edema intramuscolare) e alcune aree a elevata intensità di segnale sono state sostituite da aree di bassa intensità di segnale (*freccia*). Le aree di segnale basso corrispondono alla fibrosi e ai depositi di emosiderina, che avvolgono parzialmente il nervo sciatico (*punta di freccia aperta*) e modificano la sua morfologia. Questo paziente si era lamentato di un dolore sciatico saltuario per qualche tempo.

Caso 3.3

■

Lesione da "strappo" del tendine riflesso del muscolo retto anteriore della coscia

Ragazzo di 20 anni, giocatore professionista di calcio maschile (Figg. 3.3.1 e 3.3.2) si lamenta di un dolore progressivo quando, in allenamento, calcia e corre.

Introduzione

Le lesioni del muscolo retto femorale sono comuni nei giocatori di calcio. A differenza delle lesioni alla parte posteriore della gamba dei tennisti e dei flessori della coscia, le lesioni muscolari del retto anteriore della coscia non sono lega-

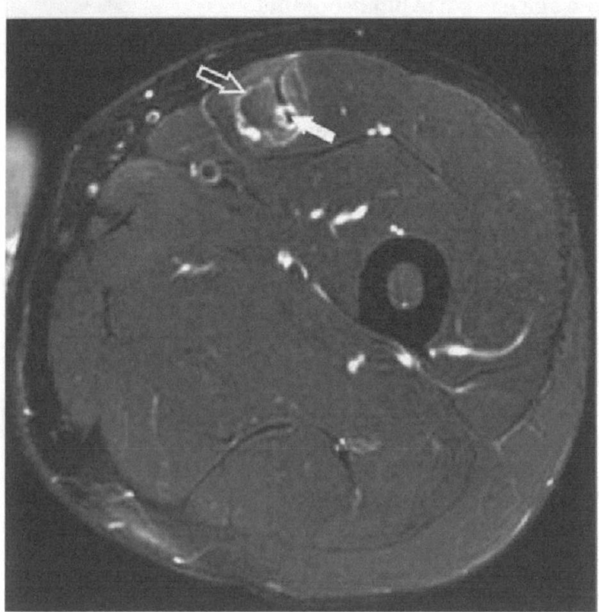

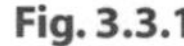

Fig. 3.3.1

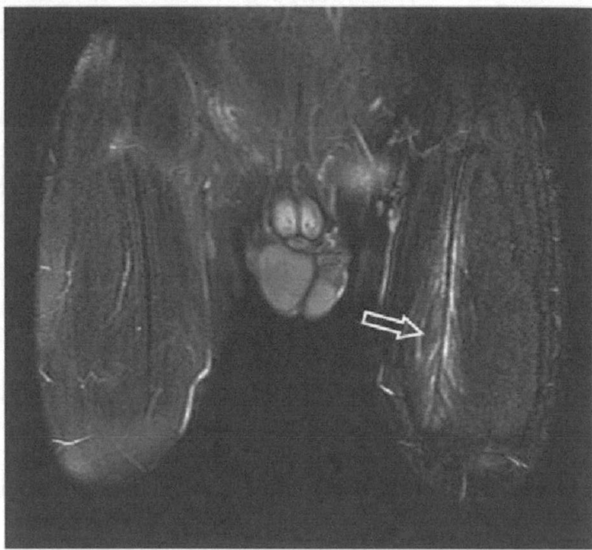

Fig. 3.3.2

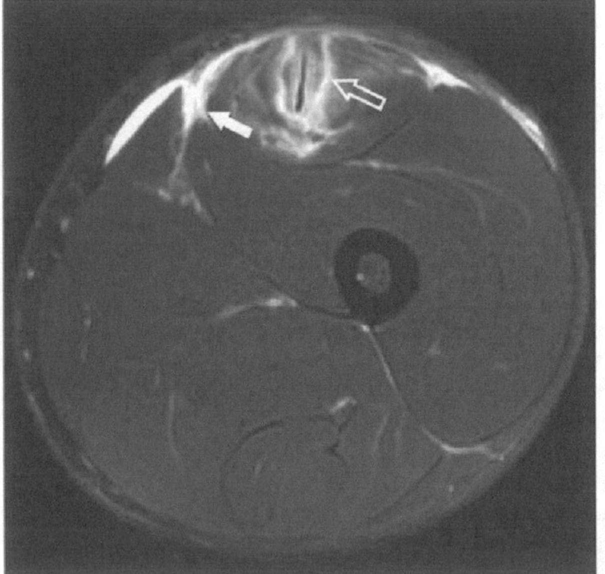

Fig. 3.3.3

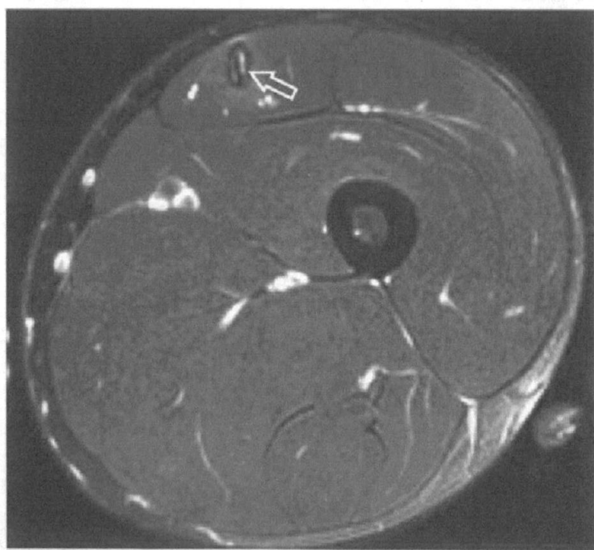

Fig. 3.3.4

te all'età. Esse si verificano a causa di un meccanismo indiretto durante le attività con contrazione eccentrica, come la corsa e calcio. I fattori predisponenti comprendono, tra gli altri, l'affaticamento muscolare, insufficienti esercizi di riscaldamento e una rottura precedente.

È essenziale un'approfondita conoscenza dell'anatomia della giunzione miotendinea del retto femorale della coscia per capire le diverse lesioni a carico di questo muscolo. Il retto anteriore della coscia è un muscolo lungo e fusiforme della porzione anteriore superficiale del gruppo muscolare del quadricipite. Ha due inserzioni tendinee prossimali sopra l'anca: il capo diretto, che si inserisce sulla spina iliaca anteriore inferiore (SIAI) e il capo indiretto (riflesso), che si inserisce inferiormente, sul profilo posteriore dalla cresta acetabolare superiore e della capsula articolare dell'anca. Entrambi i capi formano un tendine congiunto pochi centimetri sotto la loro origine. Il capo diretto, che forma la componente maggiore del tendine congiunto, si innesta più distalmente con la fascia anteriore del muscolo retto anteriore. Il capo indiretto, che costituisce la componente posteriore del tendine congiunto, continua intrasostanza e forma una lunga giunzione intramuscolare che si estende approssimativamente lungo due terzi della lunghezza del muscolo.

Le lesioni del tendine indiretto (riflesso) sono di solito classificate clinicamente come una contrattura, perché il dolore è solitamente progressivo e i giocatori di solito lamentano un dolore acuto, quando calciano e scattano. Di solito si palpa come un "cordone" anelastico lungo la lunghezza della giunzione muscolo-tendinea intramuscolare.

La RM è estremamente utile nella diagnosi di una lesione del tendine indiretto. Diversi gradi di edema possono circondare il tendine centrale indiretto usando la sequenza con soppressione del grasso T2-pesata. Un "occhio di bue" è la tipica immagine della lesione nelle immagini assiali, mentre nelle immagini coronali si osserva un'immagine a "piuma di uccello" nel contesto del muscolo. Inoltre, la gravità dell'infortunio aumenta a seconda della diversa quantità di emorragia e fluido che circondano il muscolo sotto o attraverso la fascia, anche tra i piani intermuscolari. Un quadro di "muscolo nel muscolo" è tipico della lesione descritta, in quanto l'emorragia circonda il capo del tendine indiretto e lo separa dal resto del muscolo retto anteriore.

Queste lesioni indirette di solito rispondono alla terapia conservativa e, successivamente, si osserva una focale e irregolare cicatrice del tendine indiretta nel punto in cui la rottura era più evidente.

Reperti radiologici

L'immagine RM assiale T2 FSE con soppressione del grasso di un giocatore di calcio professionista (Fig. 3.3.1) evidenzia una lesione di grado 1, con una maggiore intensità di segnale (*freccia aperta*) che circonda la giunzione muscolo-tendinea del tendine indiretto del muscolo retto anteriore della coscia di sinistra (descritto come un "occhio di bue") e una piccola discontinuità focale nel contesto del tendine (*freccia piena*) senza emorragia sottofasciale. L'immagine RM coronale con soppressione del grasso T2-pesata FSE (Fig. 3.3.2) evidenzia un'iperintensità di segnale che circonda parte della lunghezza della giunzione muscolo-tendinea del tendine indiretto (*freccia vuota*) del muscolo retto anteriore con aspetto "a piuma di uccello".

L'immagine RM assiale con soppressione del grasso T2-pesata FSE di un altro giocatore professionista di pallacanestro ventenne (Fig. 3.3.3) evidenzia una lesione più grave (grado 2) in un muscolo retto anteriore della coscia di sinistra rigonfio, con enorme edema muscolare che circonda la giunzione muscolo-tendinea del tendine indiretto con stravaso emorragico che separa questo (*freccia aperta*) dal resto del muscolo, con aspetto di "muscolo nel muscolo". L'emorragia si estende al di là della fascia fra muscolo retto e vasto laterale (sul margine anteriore di questi muscoli) e tra questi e il piano intermuscolare con il sartorio (*freccia*). La stessa sequenza e sezione 40 giorni più tardi (Fig. 3.3.4) non mostrano più alcuna emorragia interfasciale con visibilità di residua linea scura (*freccia vuota*) di tessuto fibroso ed emosiderina (che circondano la giunzione muscolo-tendinea del tendine indiretto) con lieve edema residuo.

Caso 3.4

■

Lesione da "strappo" dei muscoli adduttori della coscia

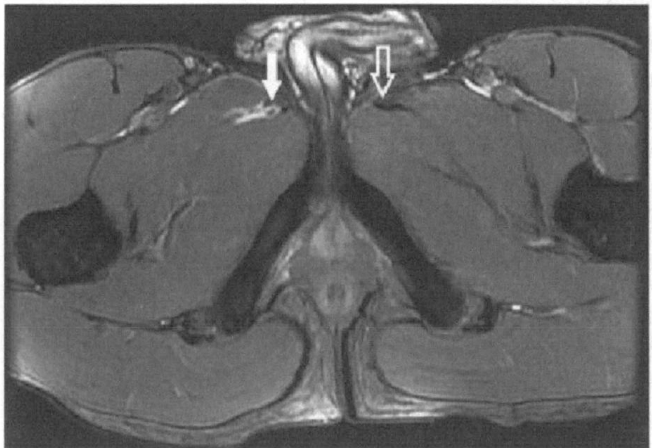
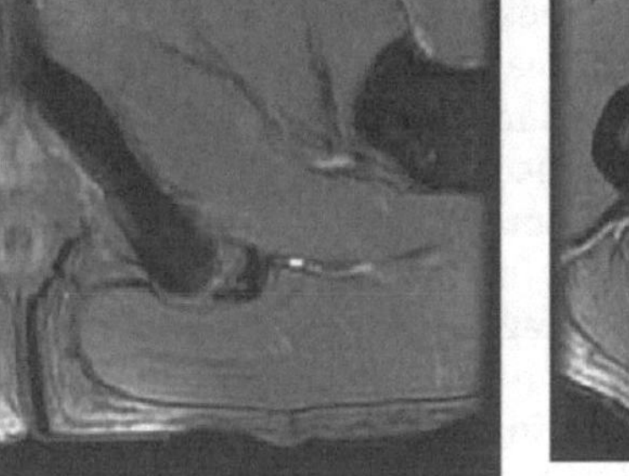

Fig. 3.4.1

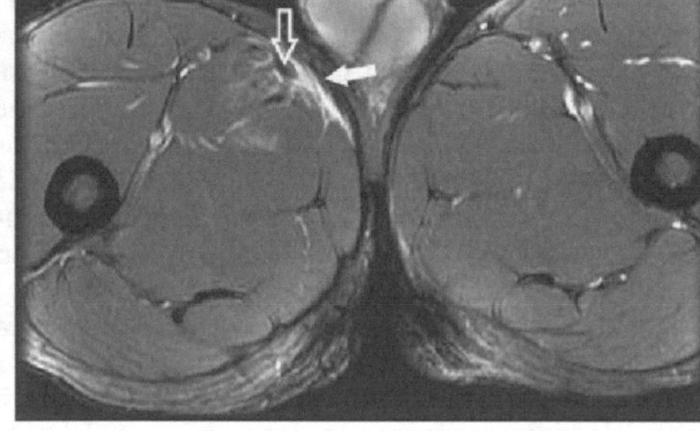

Fig. 3.4.2

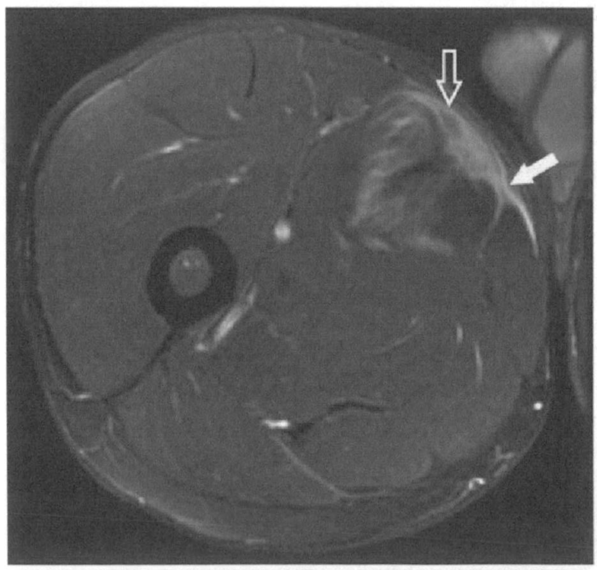

Fig. 3.4.3

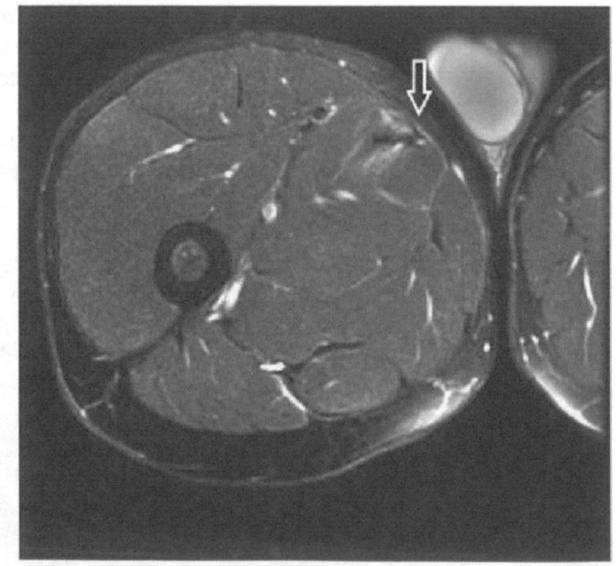

Fig. 3.4.4

Un ragazzo di 25 anni, giocatore professionista di calcio, si lamenta di un dolore lancinante all'interno coscia durante una partita, che più tardi è diventato più diffuso con comparsa di gonfiore e livido.

Introduzione

Le lesioni causate da sforzo degli adduttori sono più spesso osservate nei giocatori di hockey, tennis e calcio. La lesione si verifica in genere quando è necessaria una forte contrazione eccentrica dei muscoli adduttori, come ad esempio durante accelerazione (sprint), movimenti laterali, fermate improvvise, cambi di direzione e movimenti rapidi della gamba contro resistenza (come ad esempio calciare una palla). Fattori di rischio includono periodi di uso prolungato, un improvviso aumento nella quantità o intensità di attività e una scarsa forza muscolare degli adduttori.

Il gruppo muscolare degli adduttori è composto dagli adduttori brevi, che vanno dal pube al femore (muscolo pettineo, adduttore breve e adduttore lungo) e adduttori lunghi, che vanno dal bacino al ginocchio (gracile e grande adduttore). Il muscolo più comunemente colpito è l'adduttore lungo, che collega la branca pubica anteriore alla linea aspra del femore. Le lesioni del muscolo adduttore lungo solitamente avvengono alla giunzione miotendinea o alla giunzione tra osso pubico e tendine, quelle acute si verificano comunemente alla giunzione miotendinea e quelle croniche sono più frequenti alla giunzione tra il tendine e l'osso pubico.

La RM consente una diagnosi accurata e una classificazione delle lesioni causate da distrazione della giunzione miotendinea del muscolo adduttore lungo. Nel grado 1 si osserva un edema intramuscolare. Nel grado 2 (rottura parziale), disomogeneità della giunzione miotendinea, edema intramuscolare con componente fluida e, talvolta, la presenza di un ematoma. Il grado 3 rappresenta lesioni da sforzo, con discontinuità totale della giunzione miotendinea unitamente a tutte le altre indicazioni di cui sopra.

Reperti radiologici

L'immagine RM assiale FGR alla giunzione miotendinea del muscolo adduttore lungo (appena sotto la sua inserzione) (Fig. 3.4.1) evidenzia a sinistra la giunzione miotendinea dell'adduttore (*freccia aperta*) (chiaramente visibile nella parte interna del muscolo adduttore lungo) e una soffusione con parziale discontinuità della giunzione miotendinea del muscolo adduttore lungo di destra (*freccia*) con edema circostante. Sotto la sezione precedente (Fig. 3.4.2), un piccolo ematoma (*freccia vuota*) tra il muscolo adduttore lungo e la fascia definiscono questa come una lesione di grado 2; il tendine rimane meglio definito con edema che lo circonda, e si osserva una raccolta fluida perifasciale che circonda medialmente la giunzione (*freccia*).

Una sezione RM più mirata (FOV 24) sempre assiale con soppressione del grasso T2-pesata FSE allo stesso livello (Fig. 3.4.3) evidenzia l'edema della giunzione miotendinea, il tendine disomogeneo, e un ematoma irregolare (*freccia aperta*) rispetto alla precedente immagine FGR, più sensibile per il sangue. Un edema perifasciale circonda il muscolo adduttore lungo al di sotto del piano fasciale ed esteso al di fuori della fascia attraverso una discontinuità della fascia stessa (*freccia*). La stessa sequenza e sezione (allo stesso livello) 44 giorni dopo (Fig. 3.4.4) mostra la cicatrizzazione della fascia insieme al muscolo (l'ematoma e il fluido peri-fasciale sono scomparsi), minor edema intramuscolare, e alcuni setti fibrosi e prodotti del sangue (*freccia*) che circondano la giunzione miotendinea. È interessante notare che anche se un leggero edema è ancora visibile, il giocatore era in piena forma e pronto per la prima partita dopo la risonanza magnetica.

Caso 3.5

Lesione dei muscoli rotatori esterni dell'anca

Un giovane di 23 anni, giocatore professionista di calcio maschile si lamenta di un dolore acuto all'inguine (senza ecchimosi o gonfiore nella zona), che lo induce a sospendere il gioco.

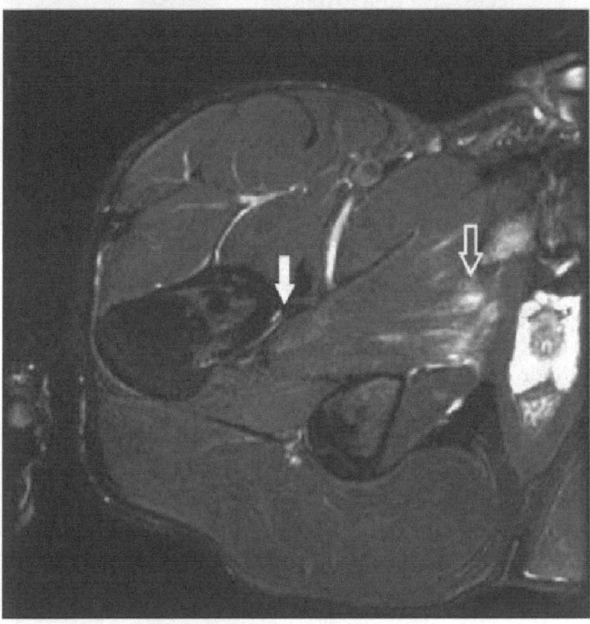

Fig. 3.5.1

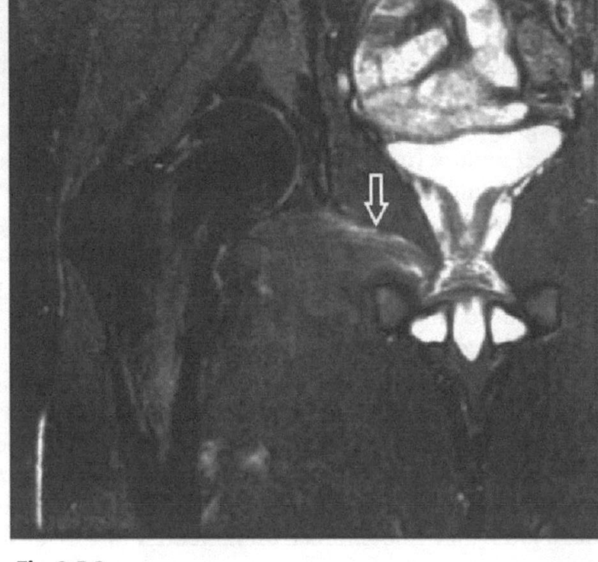

Fig. 3.5.2

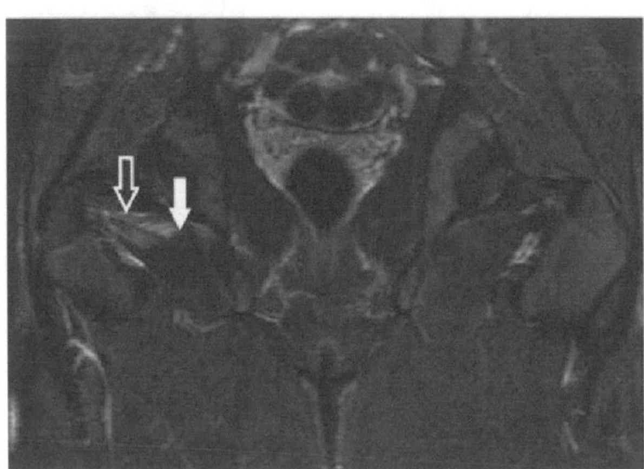

Fig. 3.5.3

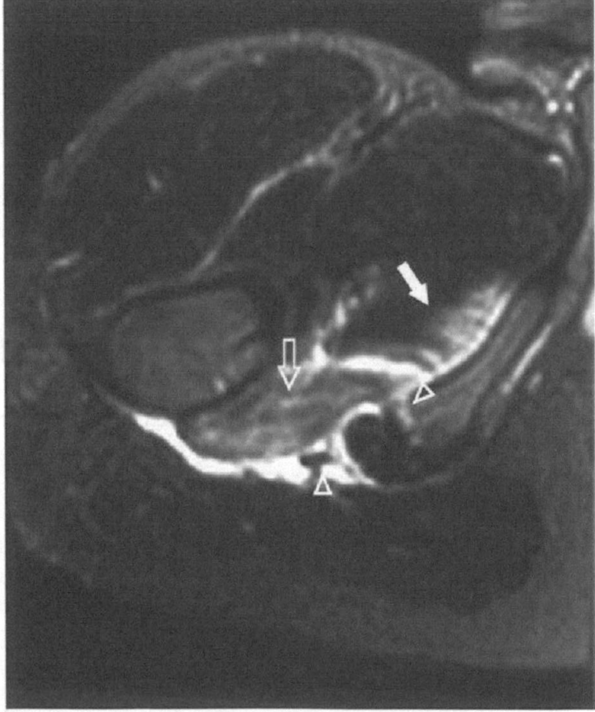

Fig. 3.5.4

Introduzione

Le lesioni dei muscoli rotatori esterni dell'anca causate da sforzo muscolare sono un infortunio raro nello sport, visto principalmente in giocatori di calcio. Anche se queste lesioni sono rare, è importante averne conoscenza, in quanto possono essere gravi e richiedere un lungo periodo di recupero specie per i giocatori di calcio. Queste lesioni si verificano di solito con movimenti in adduzione e rotazione dell'anca, che si verificano di frequente durante l'allenamento dei giocatori di calcio. Il dolore è di solito diagnosticato prima come lesione da sforzo degli adduttori. Tuttavia, anche se lo stress test sugli adduttori provoca un dolore vago, a differenza di lesioni causate da sforzo degli adduttori, lo sforzo muscolare esterno dei rotatori dell'anca provoca dolore nella zona glutea e occasionalmente nella zona inguinale (quando i muscoli rotatori esterni dell'anca sono in tensione) con il test in rotazione interna. Un più attento esame clinico e uno studio di risonanza magnetica sono necessari se si sospettano queste lesioni.

I muscoli rotatori esterni dell'anca sono il muscolo quadrato del femore, l'otturatore esterno e interno, il muscolo piriforme, e i muscoli gemelli inferiore e superiore. I più frequentemente colpiti sono il quadrato del femore e l'otturatore esterno. Il quadrato del femore si estende dal bordo laterale della tuberosità ischiatica e si inserisce sulla cresta intertrocanterica sulla superficie posteriore. Il muscolo otturatore esterno si estende dal lato mediale del forame otturatore e la membrana otturatoria e si inserisce distalmente con un tendine nella fossa trocanterica, dove il gran trocantere si unisce al collo sulla superficie posteriore del femore.

La RM è un ottimo strumento per la valutazione delle lesioni dei muscoli rotatori esterni dell'anca. L'ecografia può non evidenziare le lesioni di questi muscoli perché si trovano in profondità all'interno dell'anca. Le lesioni di grado 1 sono viste come edema diffuso intramuscolare e le lesioni di grado 2 sono viste come edema intramuscolare, fluido perifasciale oltre il margine del muscolo ed ematomi. Le lesioni di grado 3 sono infrequenti in questo gruppo di muscoli.

Reperti radiologici

L'immagine RM assiale con soppressione del grasso T2-pesata FSE (Fig. 3.5.1) evidenzia una lesione di grado 1 del muscolo otturatore esterno di destra, con edema intramuscolare nel forame otturatorio e a livello della membrana di inserimento otturatoria (*freccia aperta*), senza edema della porzione distale del muscolo (*freccia*). L'immagine RM coronale con soppressione del grasso T2-pesata FSE (Fig. 3.5.2) evidenzia un edema diffuso nella parte mediale del ventre del muscolo otturatore esterno destro (*freccia aperta*) senza ematoma.

L'immagine RM coronale con soppressione del grasso T2-pesata FSE di entrambe le cosce in un altro giocatore professionista di calcio ventenne che si lamentava di un dolore all'inguine destro durante l'allenamento (Fig. 3.5.3) evidenzia un edema intramuscolare nel muscolo otturatore esterno destro in prossimità del fossa trocanterica (*freccia aperta*) con un fluido perifasciale (*freccia*) che lo circonda.

L'immagine RM assiale con soppressione del grasso T2-pesata FSE in un altro ragazzo di 17 anni calciatore semiprofessionista che si lamentava di un dolore acuto alla coscia posteriormente in sede sottoglutea durante una partita (Fig. 3.5.4) evidenzia edema nel ventre del muscolo quadrato del femore di destra (*freccia aperta*) senza ematoma e con una grande quantità di edema perifasciale nel piano intermuscolare. Questa sequenza evidenzia anche una lesione del muscolo otturatore interno e del grande adduttore (*freccia*) e una avulsione parziale dell'apofisi ischiatica destra per rottura della corticale della tuberosità ischiatica (*punta di freccia aperta*) con edema ed emorragia nei tessuti molli circostanti. I tendini dei muscoli ischiotibiali sono privi di lesioni e il nervo sciatico, in posizione immediatamente posteriore al muscolo quadrato del femore (*punta di freccia*), appare normale.

Caso 3.6

■

Avulsione cronica della tuberosità ischiatica

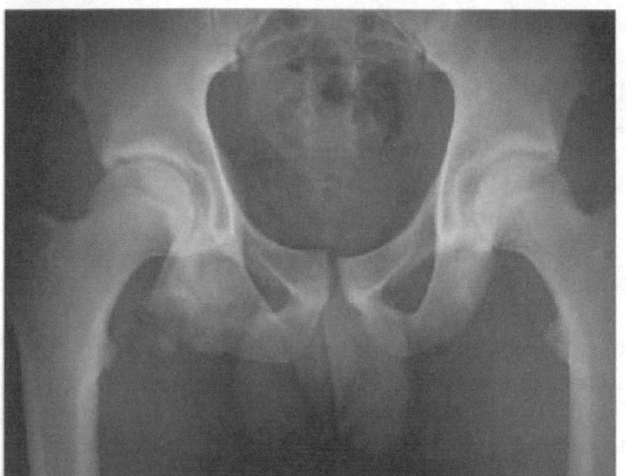

Fig. 3.6.1

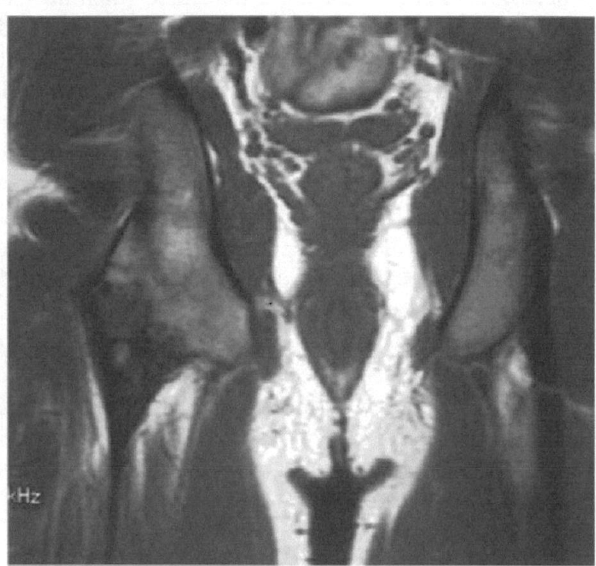

Fig. 3.6.2

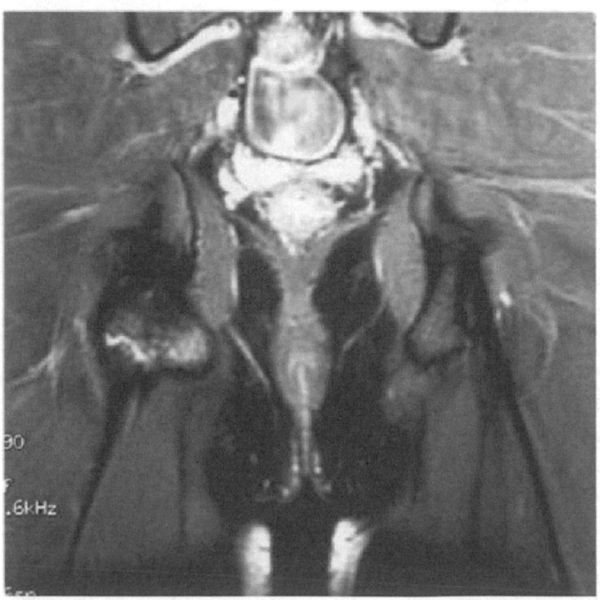

Fig. 3.6.3

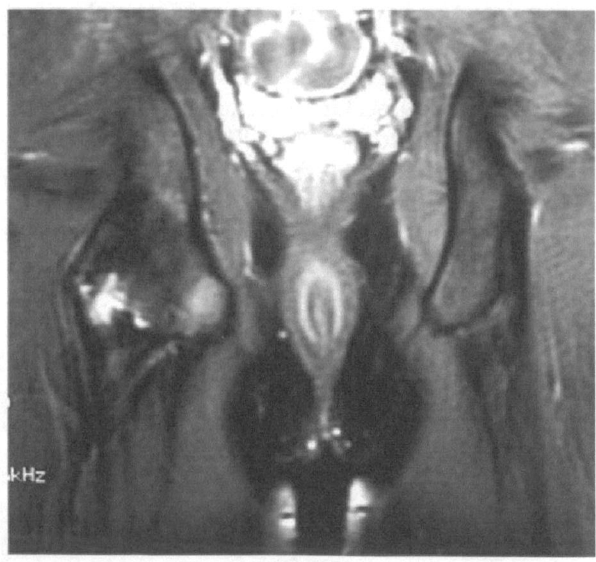

Fig. 3.6.4

Un giovane calciatore di 17 anni si presenta con un dolore pelvico diversi mesi dopo ripetuti dolori nella regione sotto-glutea.

Introduzione

Le lesioni da avulsione si verificano in diverse sedi del bacino, la più comune delle quali è la tuberosità ischiatica, nel punto in cui si inseriscono i muscoli posteriori della coscia. Le avulsioni si verificano prima dell'ossificazione dell'apofisi. Le lesioni acute sono causate dalla violenta contrazione attiva dei flessori durante gli scatti. I pazienti si presentano tipicamente con dolore nella regione glutea e con incapacità a camminare. Le lesioni da avulsione croniche sono il risultato di microtraumatismi ripetuti o di *overuse* e di solito si verificano durante le attività sportive. All'esame radiografico, la guarigione delle avulsioni può avere un aspetto aggressivo, derivante dalla formazione di nuovo osso e può simulare un processo neoplastico o infettivo. La TC può essere utile nella diagnosi e nella pianificazione del trattamento. L'escissione chirurgica dei frammenti mal saldati o ipertrofici può alleviare il dolore.

Reperti radiologici

L'esame radiografico antero-posteriore del bacino dimostra un'ipertrofia ossea e incremento di volume dell'ischio di destra con formazione di nuovo osso con aspetto di aree litiche e sclerotiche e con una reazione periostale con adiacente calcificazione dei tessuti molli (Fig. 3.6.1). L'esame RM nella sequenza coronale T1-pesata evidenzia un'ipertrofia della tuberosità ischiatica sinistra con largo ispessimento dell'inserzione dei flessori (Fig. 3.6.2). La sequenza RM coronale PD con soppressione del grasso evidenzia un'irregolarità ossea del tendine con intensità di segnale simil-fluida che circonda la formazione di nuovo osso (Figg. 3.6.3 e 3.6.4). L'inserzione tendinea dei flessori è intatta e non si osservano modificazioni dell'intensità del segnale nell'osso adiacente.

Caso 3.7

Avulsione acuta della SIAI

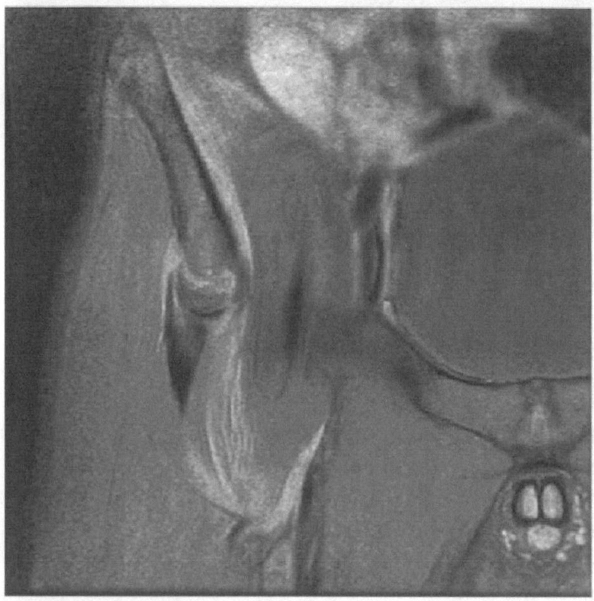

Fig. 3.7.1

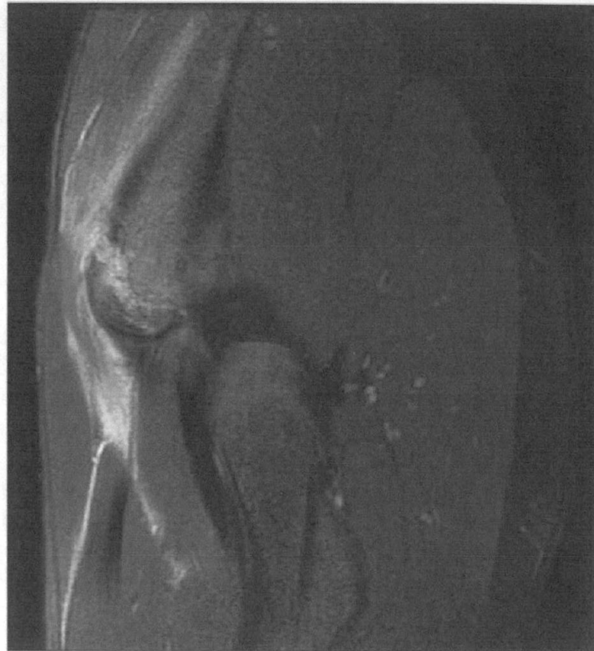

Fig. 3.7.2

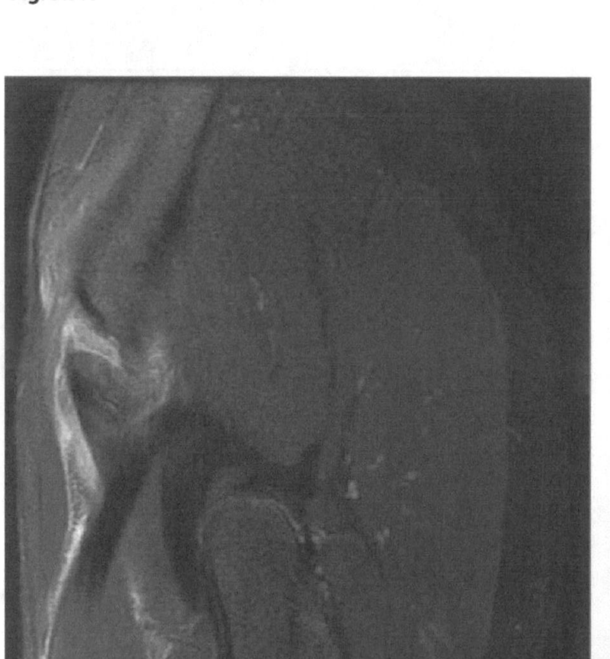

Fig. 3.7.3

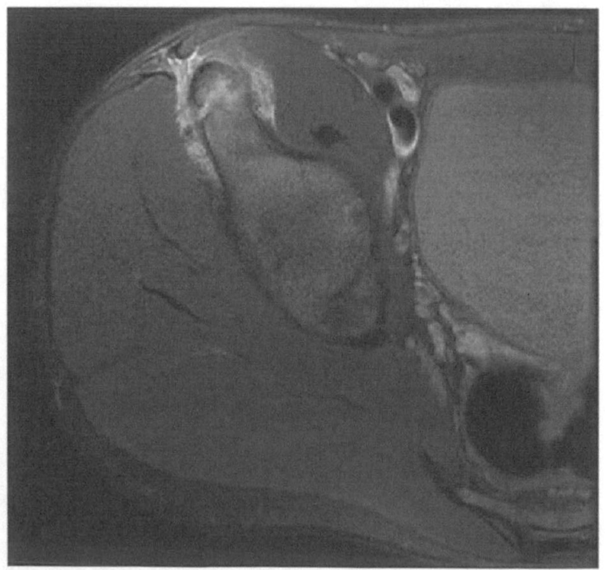

Fig. 3.7.4

Un ragazzo di 18 anni, calciatore, si presenta con dolore all'inguine improvviso e disfunzione deambulatoria dopo un calcio "a vuoto".

Introduzione

Le lesioni da avulsione sono lesioni comuni tra gli adolescenti che partecipano a sport organizzati. Le lesioni acute sono l'esito di una contrazione muscolare estrema, squilibrata, spesso eccentrica e possono essere associate ad avulsione di un frammento osseo. Nella maggior parte dei casi, la lesione è brusca ed è possibile risalire a un chiaro episodio. Il paziente si presenta con dolore grave e perdita di funzionalità. La frattura da avulsione della spina iliaca antero-inferiore (SIAI) è comune nei giovani giocatori di calcio; essa deriva da una massimale estensione a livello dell'anca ed è molto comune dopo un calcio "a vuoto". La SIAI è sede di origine del tendine diretto del muscolo retto femorale. Il retto femorale prossimalmente ha due origini tendinee: il capo diretto a partenza dalla SIAI e quello indiretto (tendine riflesso) la cui inserzione è leggermente più inferiore e posteriore sul profilo superiore dell'acetabolo e sulla capsula articolare dell'anca. I due capi formano un tendine congiunto pochi centimetri al di sotto delle loro origini. I soggetti interessati si presentano tipicamente con dolore all'inguine, andatura antalgica, o incapacità di camminare. Un'avulsione contenuta della SIAI appare come un'immagine ossea a semiluna, nettamente delimitata, in sede adiacente alla sua origine. I pazienti con lesioni di questo tipo tendono a rispondere bene al trattamento conservativo, con alcuni giorni di riposo a letto e attività limitata nel corso delle successive 6 settimane. Se il frammento si presenta diastasato di più di due centimetri, invece, può verificarsi una "colata" fibrotica con conseguente disabilità più duratura.

Reperti radiologici

La RM coronale PD con soppressione del grasso evidenzia una linea di frattura con alta intensità di segnale del punto di inserimento del capo diretto del retto femorale con integrità del tendine conservata e leggera diastasi del frammento osseo inserzionale (Fig. 3.7.1). L'immagine contigua RM sagittale PD con soppressione del grasso evidenzia la linea di frattura, l'integrità del tendine e il danno dei tessuti molli adiacenti (Figg. 3.7.2 e 3.7.3). L'immagine assiale PD con soppressione del grasso evidenzia una lieve diastasi della SIAI con intensità di segnale simil-fluida dei circostanti tessuti molli a causa dell'edema e dell'emorragia (Fig. 3.7.4).

Caso 3.8

Tendinopatia rotulea: rottura parziale

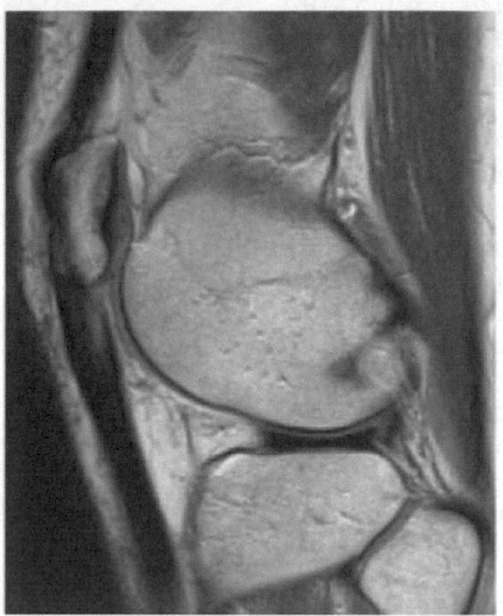

Fig. 3.8.1

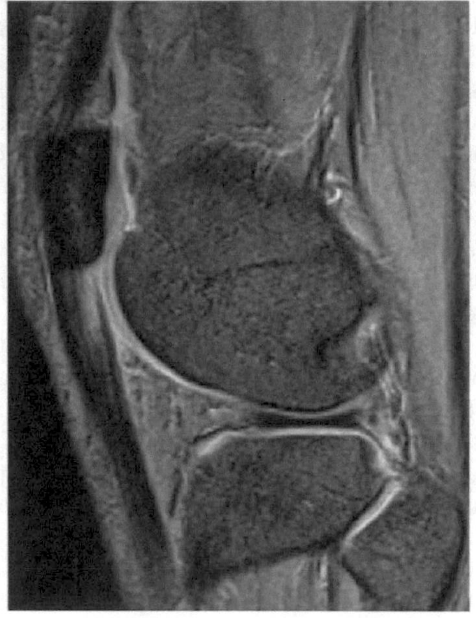

Fig. 3.8.2

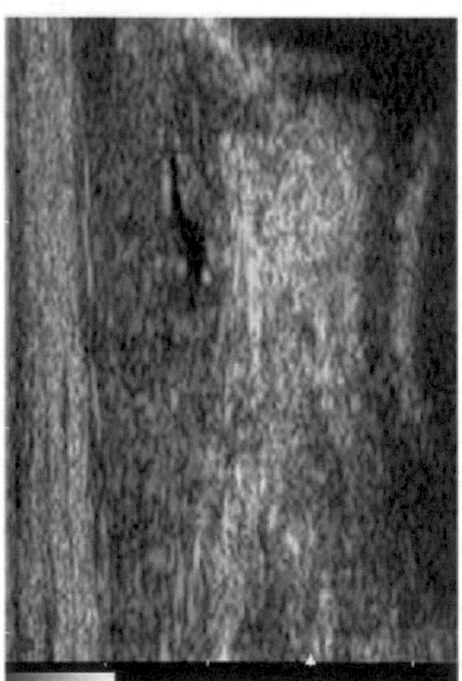

Fig. 3.8.3

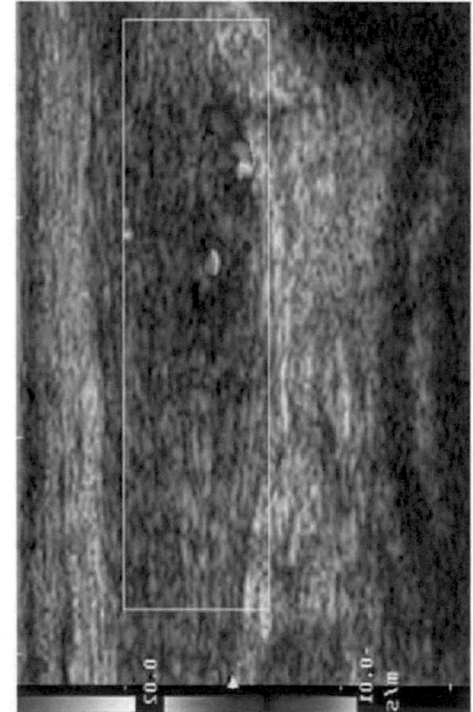

Fig. 3.8.4

Un atleta di 20 anni lamenta un dolore anteriore del ginocchio e la tumefazione alla palpazione con ginocchio completamente esteso e tendine rotuleo deteso (segno di Basset).

Introduzione

Il tendine rotuleo è sensibile alle lesioni da *overuse*. Negli adolescenti, le sindromi di Osgood-Schlatter e di Sinding-Larsen-Johansson sono le tipiche lesioni da trazione che interessano l'apofisi tibiale e l'estremità prossimale del tendine rotuleo, rispettivamente. Queste due condizioni hanno una prognosi favorevole e si risolvono con un trattamento conservativo. La tendinopatia rotulea fu in un primo tempo riferita al gesto del salto ed è stata comunemente indicata come "ginocchio del saltatore". Il termine tendinopatia è stato accettato dalla maggior parte degli ortopedici e dei medici sportivi e può essere utilizzato per descrivere sia le lesioni acute che quelle derivanti da un uso eccessivo. Lo studio istologico rivela la presenza di degenerazione mucoide e mixomatosa e rigenerazione con aumento della cellularità e neoangiogenesi del tendine prossimale. Il probabile meccanismo di lesione è un *impingement* del tendine da parte del polo inferiore della rotula. La patogenesi della tendinopatia rotulea è complessa, ed è ancora da stabilire esattamente come si combinino fattori estrinseci (sovraccarico meccanico ripetitivo) e intrinseci (malallineamento, *impingement* del polo inferiore rotuleo) per produrre la degenerazione del tendine rotuleo. La tendinopatia rotulea può essere valutata con gli ultrasuoni e con la risonanza magnetica. Le caratteristiche ecografiche sono l'ipoecogenicità focale o diffusa, l'ispessimento del tendine con irregolarità del tessuto peritendineo, ispessimento delle strutture circostanti, e la maggiore vascolarizzazione al controllo color Doppler. Le calcificazioni non sono infrequenti. Con la RM il tendine evidenzia un'intensità di segnale aumentata in T1-pesate e nelle sequenze sensibili ai fluidi. L'ispessimento focale o fusiforme del tendine è un altro riscontro tipico. La discontinuità focale con intensità di segnale di tipo fluido è stata associata alle rotture parziali. La lesione di solito colpisce il tratto inserzionale osseo. Le lesioni si verificano tipicamente nella porzione profonda posteriore del tendine rotuleo adiacente al polo inferiore della rotula. Le tecniche di imaging presentano tuttora alcune limitazioni nella valutazione delle tendinopatie, per cui sono ancora necessari ulteriori studi di approfondimento.

Reperti radiologici

Le immagini RM sagittali PD e gradient-echo evidenziano un marcato ispessimento del tendine rotuleo con maggiore intensità di segnale nel terzo prossimale del tendine a causa di una tendinopatia e di una rottura parziale intrasostanza del tendine (Figg. 3.8.1 e 3.8.2). La correlazione con gli ultrasuoni evidenzia una ridotta ecogenicità lungo tutta la struttura tendinea e una zona focale di ipoecogenicità con aumento della neoangiogenesi che corrisponde alla rottura parziale (Figg. 3.8.3 e 3.8.4).

Caso 3.9

Patologia degenerativa del tendine tibiale posteriore

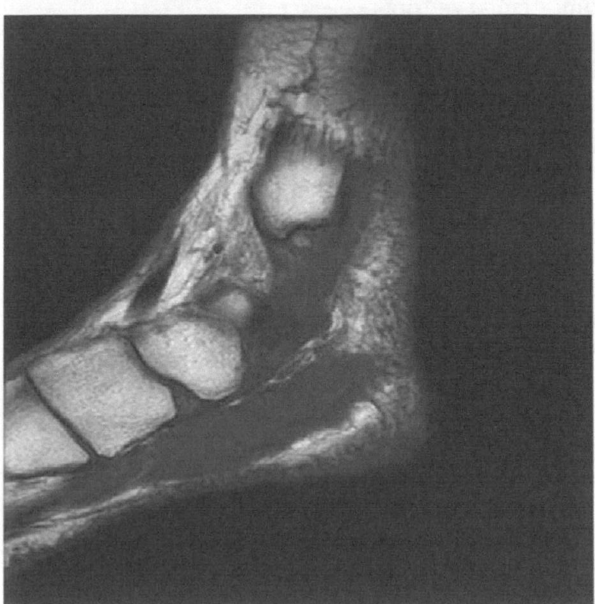

Fig. 3.9.1

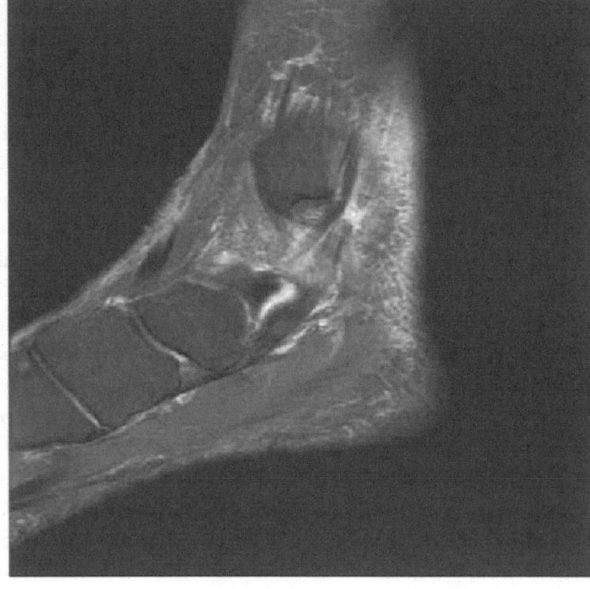

Fig. 3.9.2

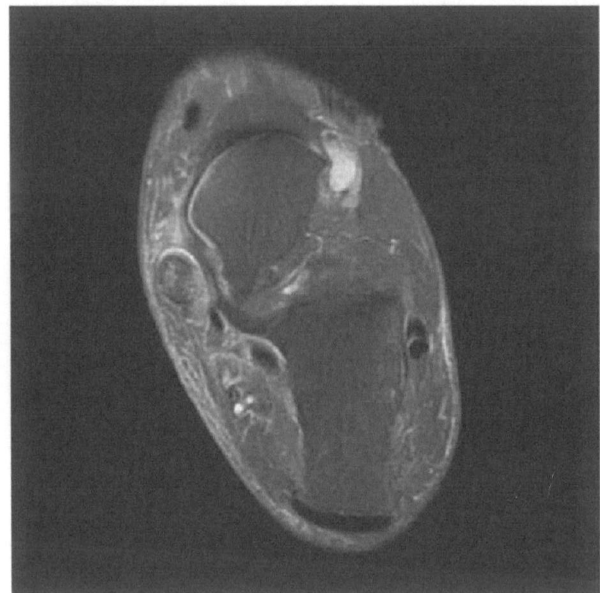

Fig. 3.9.3

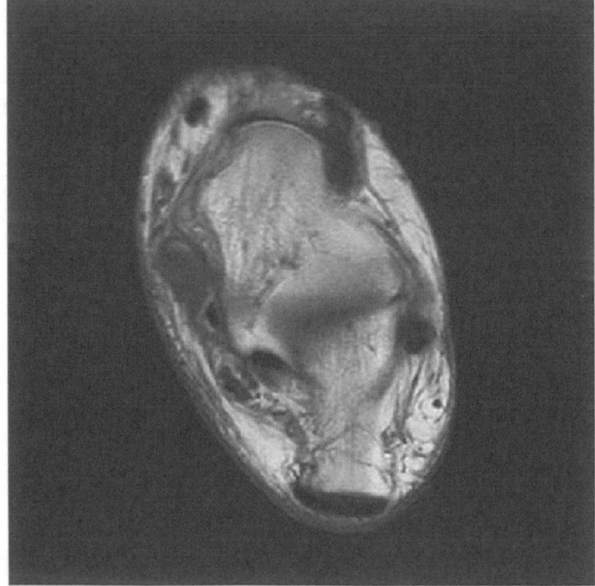

Fig. 3.9.4

Una donna di 76 anni con diagnosi di distorsione dopo una caduta si presenta 2 mesi più tardi, perché la caviglia è ancora gonfia; l'esame clinico dimostra un dolore selettivo e una dolorabilità alla palpazione del tendine tibiale posteriore.

Introduzione

La rottura parziale o totale del tendine tibiale posteriore è una sindrome relativamente frequente nelle donne nel quinto o sesto decennio di vita, più spesso sul lato sinistro. La rottura del tendine tibiale posteriore è stata descritta anche in giovani atleti (calcio, tennis, hockey su ghiaccio e ginnastica). Si può presentare come una massa dolorosa a livello del profilo mediale del piede, gonfiore o tumefazione, associata a progressiva deformazione in piede piatto.

La rottura del tendine tibiale posteriore può essere causata da traumi, alterazioni degenerative e infiammatorie quali artrite, spondiloartropatie sieronegative, infezioni, o inserimento anomalo a livello dello scafoide accessorio.

Tipicamente, la porzione centrale del tendine è interessata a livello del malleolo tibiale o in sede immediatamente distale; quest'area corrisponde a una zona di ipovascolarità relativa.

Tre tipi di rottura del tendine tibiale posteriore sono stati descritti:

Tipo I: il tendine è ispessito, con rotture longitudinali che producono un aspetto striato sulle immagini RM.

Tipo II: il tendine presenta segnale notevolmente attenuato, di intensità variabile in sede intratendinea nelle immagini RM.

Tipo III: una rottura completa viene vista come discontinuità con un gap a medio-bassa intensità di segnale pieno di liquido nelle immagini RM; nel contesto del tendine sono presenti rotture parziali.

Alterazioni associate di natura infiammatoria peritendinea possono essere presenti in tutti i tre tipi.

In casi con tenosinovite associata, si osserva fluido iperintenso con degenerazione del tendine e aree di rottura intratendinea.

Altri reperti associati sono l'ipertrofia del tubercolo mediale scafoideo, mal allineamento talo-navicolare, scafoide accessorio, perdita dell'arcata longitudinale e, meno frequentemente, la dislocazione associata a rottura del retinacolo dei flessori.

Reperti radiologici

L'immagine RM sagittale T1-pesata (Fig. 3.9.1) evidenzia un tendine ispessito, con un segnale intrasostanza di tipo intermedio, l'immagine PD con soppressione del grasso evidenzia una discontinuità longitudinale (Fig. 3.9.2). La sequenza assiale PD con soppressione del grasso (Fig. 3.9.3) evidenzia una severa tendinosi con iperintensità fluida all'interno del tendine in una rottura del tendine tibiale posteriore di tipo II; è inoltre presente un segnale iperintenso del grasso peritendineo. Nella immagine assiale T1-pesata (Fig. 3.9.4) il tendine risulta allargato e disomogeneo a livello del malleolo mediale.

Caso 3.10

Rottura parziale del tendine di Achille in tendinosi

Un uomo di 32 anni, giocatore professionista di calcio, lamenta una tendinite achillea acuta con dolore che lo costringe a interrompere il gioco. Anche se era stato precedentemente asintomatico durante la stagione, si era lamentato di disagio e di rigidità nella regione Achillea nelle stagioni precedenti (3 anni prima).

Introduzione

Le lesioni del tendine di Achille sono comunemente associate con un'intensa attività fisica, come correre e saltare. Le lesioni del tendine di Achille sono classificate come non inserzionali, o inserzionali. La tendinopatia non inserzionale (che si trova a 2-6 cm dal tendine all'interno della zona di spartiacque ipovascolare) varia da tendinosi (patologia non infiammatoria) fino alle rotture parziali e quelle a tutto spessore. La tendinopatia inserzionale comprende tendinosi inserzionale e borsite retrocalcaneare, spesso concomitanti. È importante puntualizzare che i vari termini "ten-

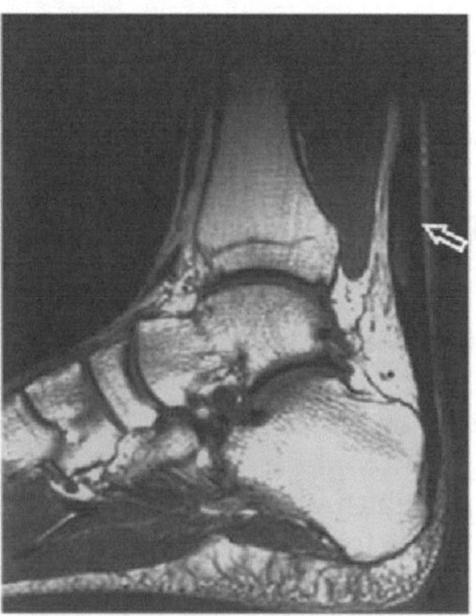

Fig. 3.10.1

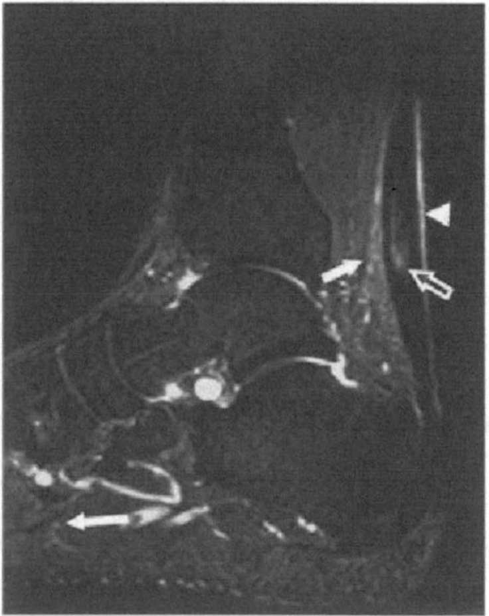

Fig. 3.10.2

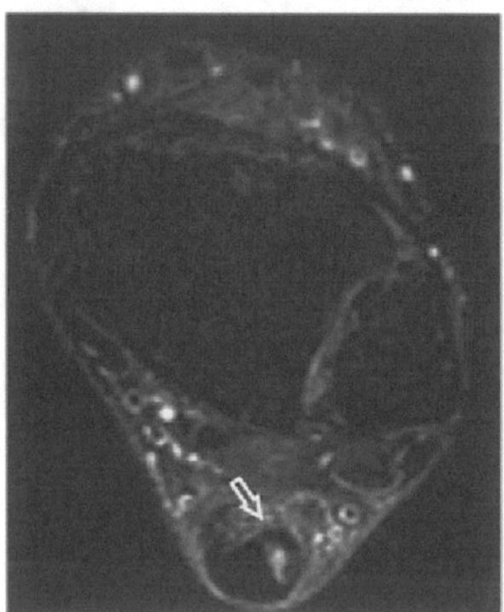

Fig. 3.10.3

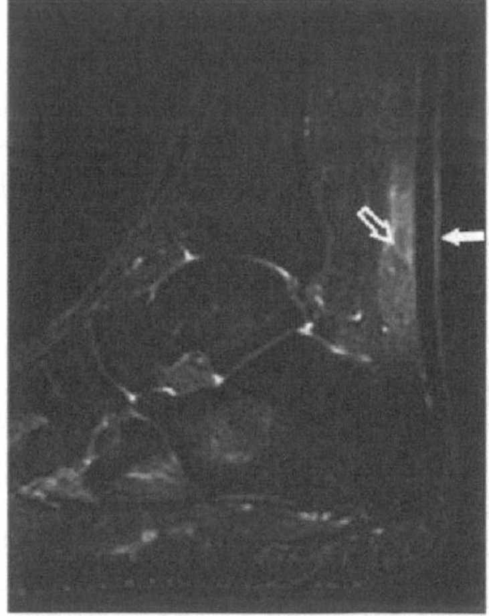

Fig. 3.10.4

dinite", "tendonite", "alterazioni degenerative", "tendinopatia cronica" e "achillodinia" comportano tutti cambiamenti del tendine di Achille che possono essere definiti come "tendinosi".

Sebbene la maggior parte dei pazienti che subiscono una rottura spontanea non abbiano mai avuto sintomi a livello del tendine di Achille prima della rottura, gli studi istopatologici sulla rottura di dieci professionisti hanno dimostrato che quasi tutti i soggetti avevano evidenti alterazioni degenerative. I termini "tendinosi" e "rottura parziale" sono difficili da distinguere, soprattutto in pazienti con sintomi di lunga data, in cui i risultati clinici e di imaging sono spesso identici. La rottura parziale è più spesso associata a un esordio improvviso del dolore, mentre nella tendinosi il dolore aumenta gradualmente. Tuttavia, in una condizione in cui il dolore aumenta gradualmente, il tendine potrebbe essere stato interessato da una rottura parziale di piccola entità, e pertanto tendinosi e rottura parziale possono essere coesistenti o possono eventualmente essere considerate come la medesima condizione.

Il tendine di Achille è il più forte, il più grande e il più spesso tendine nel corpo umano, è formato da fibre di collagene che vanno dai due capi del gastrocnemio e dal soleo in sede profonda. Il tendine è racchiuso in un paratenonio (tessuto fibroso con i vasi sanguigni), che fornisce l'alimentazione al tendine, gli permette di allungarsi fino a parecchi centimetri di lunghezza, e fornisce un certo grado di scorrimento del tendine.

La sede di inserzione del tendine di Achille sul calcagno è una entesi ed è intimamente legata alla sola vera borsa anatomica della caviglia, la borsa retrocalcaneale.

Anche se la storia del paziente e un attento esame clinico pongono la diagnosi di lesione del tendine di Achille, sia gli ultrasuoni (US) che la RM aiutano nel definire l'entità della lesione e nel monitoraggio dei progressi terapeutici. Gli ultrasuoni sono utili anche per la gestione della terapia piastrinica con infiltrazione dei fattori di crescita (PRP) per stimolare la guarigione dei tessuti; questo trattamento viene usato per la tendinosi e più comunemente per le rotture parziali del tendine di Achille.

Anomalie dell'imaging tendineo di solito persistono anche dopo che i pazienti hanno recuperato la funzione; di conseguenza, l'aspetto dell'imaging non deve essere usato per giudicare o meno se un atleta ha recuperato la funzionalità per tornare alla competizione dopo una tendinopatia achillea.

Reperti radiologici

L'immagine RM sagittale T1-pesata 1 mese dopo l'insorgenza del dolore acuto (Fig. 3.10.1) evidenzia un tendine ipointenso, omogeneo con ispessimento a maggiore intensità di segnale (*freccia aperta*), i profili paralleli anteriore e posteriore del tendine sono stati cancellati.

La sequenza sagittale fat-sat T2-pesata (Fig. 3.10.2) è più sensibile per rilevare la degenerazione mucoide combinata con la rottura interstiziale (*freccia aperta*) all'interno di questo tendine. È anche possibile porre diagnosi di paratenonite, per la presenza di minimo edema del cuscinetto adiposo di Kager (*freccia*) posteriormente al tendine (*punta di freccia vuota*). L'immagine assiale nella stessa sequenza (Fig. 3.10.3) evidenzia anche la perdita del margine normale concavo anteriore (*freccia aperta*) e la posizione esterna della lesione. Questa lesione del tendine è stata trattata con il riposo, massoterapia, e, infine, ecoguidata infiltrazione di PRP nella parte esterna del tendine nella prima sessione e nella zona perilesionale nella seconda sessione una settimana dopo.

L'immagine RM sagittale fat-sat T2-pesata di un altro ragazzo di 22 anni calciatore professionista (Fig. 3.10.4) che si lamentava di tumefazione nella regione Achille 3 giorni dopo una sessione di allenamento eccessivo con scarpe da ginnastica inappropriate, mostra una paratendinosi con edema esteso al tessuto adiposo anteriormente al tendine di Achille (*freccia aperta*) e un piccolo edema posteriore al tendine (*freccia*). L'aspetto del tendine rimane invariato. La stessa lesione si è sviluppata nel tendine di Achille controlaterale 4 giorni dopo (non rappresentato).

Letture consigliate

Volumi

Atlas of Imaging in Sports Medicine. 2nd ed.Anderson A, Read J (2007) Mc Graw/Hill, New York

Diagnostic Imaging Orthopaedics. 1st ed. Stoller D, Tirman P, Bredella M, Beltran S, Branstetter R, Blease S (2008) Amirsys, Salt Lake City

Magnetic Resonance Imaging in Orthopaedics and Sports Medicine. Stoller DW (2006) Lippincott Williams and Wilkins, Philadelphia

Orthopaedic Pathology. 2nd ed. Vincent J, Vigorita MD (2007) Lippincott Williams & Wilkins, Philadelphia

Patologia muscular en el deporte. Diagnostico, tratamiento y recuperación funcional. 1st ed. Ramón B (2004) Masson, Elsevier, Paris

Siti web

www.radsource.us

www.wheelessonline.com. Wheeless' Textbook of Orthopaedics

www.cmeinfo.com/store_temp/Sports_Medicine_Imaging__296.asp

http://books.google.es/books?id = 1FSLoxkWe7YC&printsec = frontcover#PPP1,M1 Magnetic resonance imaging in orthopedic sports medicine. Pedowitz PD, Resnick R, Chung CB. 2008

www.essr.org

Articoli

Alfredson H, Lorentzon R. Chronic achilles tendinosis: recommendations for treatment and prevention. Sports Med 2000; 29(2):135–146

Brien SD, Bui-Mansfi eld LT. MRI of quadratus femoris muscle tear: another cause of hip pain. AJR Am J Roentgenol 2007; 189:1185–1189

Connel DA, Scheneider-Kolsky ME, Hoving M, Hoving JL, Malara F, Buchbinder R, Koulouris G, Burke F, Bass C. Longitudinal study comparing sonographic and MRI assessments of acute and healing hamstring injuries. AJR Am J Radiol 2004; 183:975–984

Cross TM, Gibbs N, Houang MT, Cameron M. Acute quadriceps muscle strains. Magnetic resonance imaging features and prognosis. Am J Sports Med 2004; 32(3):710–719

Delgado GJ, Chung CB, Lektrakul MD et al. Tennis leg: clinical US study of 141 patients and anatomic investigation of four cadavers with MR imaging and US. Radiology 2002; 224:112–119

Gyftopoulos S, Rosenberg ZS, Schweitzer ME, Bordalo-Rodriguez M et al. Normal anatomy and strains in deep musculotendinous junction of the proximal rectus femoris: MRI features. AJR Am J Roentgenol 2008; 190:w182–w186 (web exclusive article)

Hasselman CT, Best TM, Hughes C, Martinez S, Garret W. An explanation for various rectus femoris strain injuries using previously undescribed muscle architecture. Am J Sports Med 1995; 23:493–499

Hsu JM, Fischer DA, Wright RW. Proximal rectus femoris avulsions in national football league kickers. A report of 2 cases. Am J Sports Med 2005; 33(7):1085–1087

Hutchinson PH, Stieber J, Flynn J, Ganley T. Complete and incomplete femoral stress fractures in the adolescent athlete. Orthopedics 2008; 31:604

Jansen JA, Mens JM, Backx FJ, Stam HJ. Diagnostics in athletes with long-standing groin pain. Scand J Med Sci Sports 2008; 18:679–690

Järvinen TAH, Kannus P, Paavola M, Järvinen TLN, Józsa L, Järvinen M. Achilles tendon injuries. Curr Opin Rheumatol 2001; 13:150–155

Khan KM, Forster BB, Robinson J, Cheong Y, Louis L, Maclean L, Taunton JE. Are ultrasound and magnetic resonance imaging of value in assessment of Achilles tendon disorders? A twoyear prospective study. Br J Sports Med 2003; 37:149–153

Koulouris G and Connel D. Evaluation of the hamstring muscle complex following acute injury. Skeletal Radiol 2003; 32:582–589

Koulouris G, Connel D. Hamstring muscle complex: an imaging review. Radiographics 2005; 25:571–586

Lovell M. The management of sports-related concussion: current status and future trends. Clin Sports Med 2009; 28:95–111

Matt M. Biomechanics of muscle strain injury. Lecture 2002. Sports Medicine and Scine NZ Conference

Montalvan B, Parier J, Brasseur JL, Le VD, Drape JL. Extensor carpi ulnaris injuries in tennis players: a study of 28 cases. Br J Sports Med 2006; 40:424–429

Ouellete H, Thomas BJ, Nelson E, Torriani M. MR imaging of rectus femoris origin injuries. Skeletal Radiol 2006; 35:665–672

Peltola K, Heinonen OJ, Orava S, Mattila K. Quadratus femoris muscle tear: an uncommon cause for radiating gluteal pain. Clinical J Sport Med 1999; 9:228–230

Schweitzer ME, Karasick D. MR imaging of disorders of the achilles tendon. AJR Am J Roentgenol 2000; 175:613–625

Silva RT, De BA, Laurino CF, Abdalla RJ, Cohen M. Sacral stress fracture: an unusual cause of low back pain in an amateur tennis player. Br J Sports Med 2006; 40:460–461

Smet AA, Best TM. Best MR imaging of the distribution and location of acute hamstring injuries in athletes. ARJ Am J Roentgenol 2000; 174:393–399

Smigielsky R. Management of parcial tears of the Gastro-Soleus complex. Clin Sports Med 2008; 27:219–229

Weishaupt D, Schweitzer ME, Morrison WB. Injuries to the distal gastrocnemius muscle: MR fi ndings. J Comput Assist Tomogr 2001; 25(5):677–682

Willick SE, Lazarus M, Press JM. Quadratus femoris strain. Clini J Sport Med 2002; 12:130–131

Midollo osseo 4

Joan C. Vilanova, Mercedes Roca, Sandra Baleato

Caso 4.1

Metastasi ossea da melanoma della testa femorale simile a un quadro di necrosi avascolare

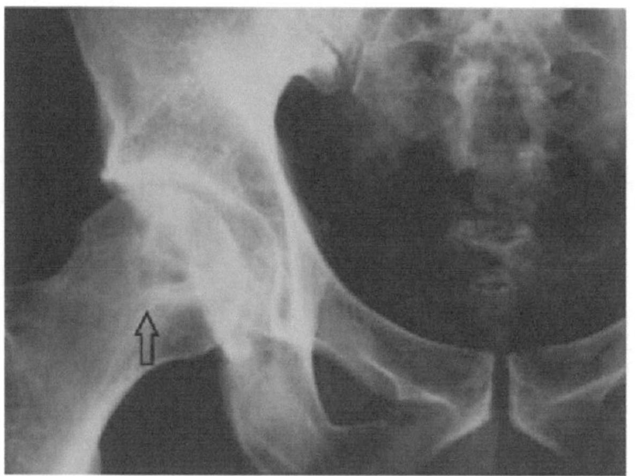

Fig. 4.1.1

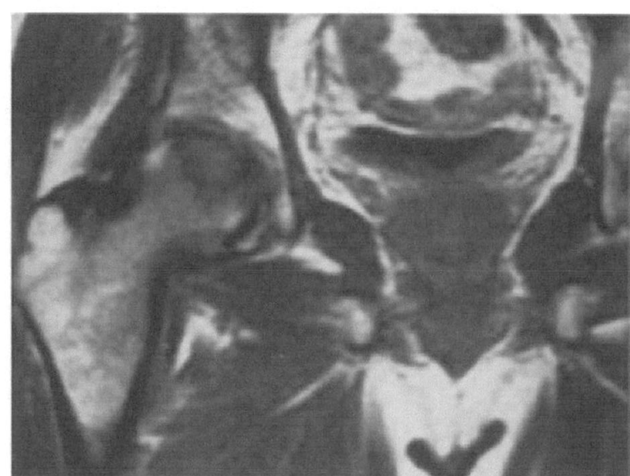

Fig. 4.1.2

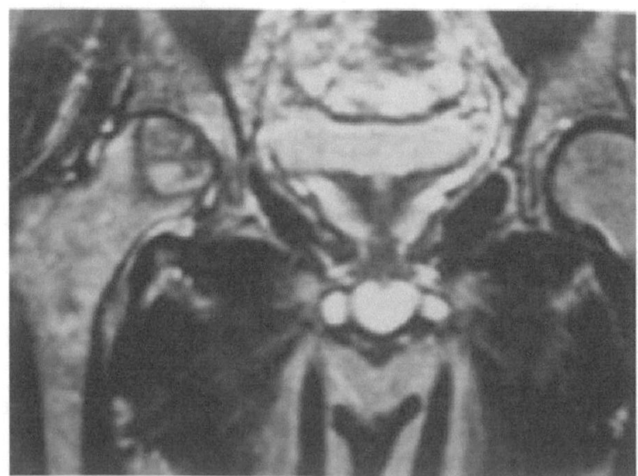

Fig. 4.1.3

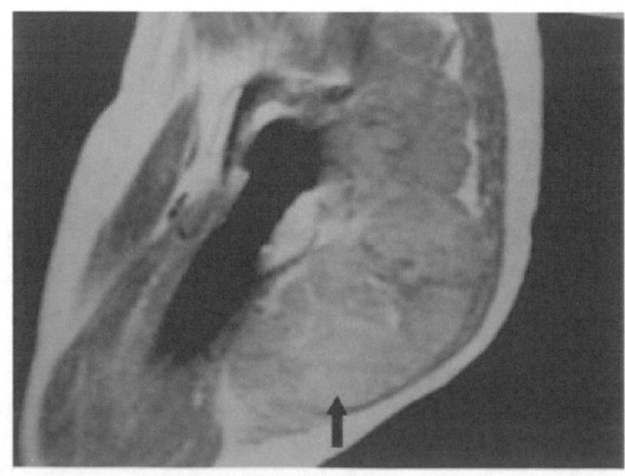

Fig. 4.1.4

Un uomo di 43 anni si presenta con dolore all'anca destra da circa 10 mesi relativo a un trauma non specificato. I risultati dell'esame obiettivo sono nella norma.

Dieci anni prima gli era stata asportata una lesione cutanea pigmentata dalla spalla diagnosticata come melanoma (I livello della classificazione di Clark e 2,5 mm della classificazione di Breslow).

Introduzione

L'incidenza del melanoma maligno sta aumentando più velocemente di qualsiasi altro tumore negli esseri umani. Il picco di incidenza del melanoma è nella quarta decade di vita e la testa, il collo e gli arti inferiori sono le sedi più frequentemente colpite. Anche se la prognosi per le lesioni inferiori a 0,76 mm di spessore è eccellente, le metastasi si verificano nel 2-8% dei casi.

Metastasi scheletriche sono evidenziate alla TC nel 17% dei pazienti affetti da melanoma e nel 23-57% durante l'autopsia.

Le caratteristiche del melanoma alla TC non sono specifiche, mentre in risonanza magnetica (RM) le cellule amelanotiche possono evidenziare un quadro differente rispetto ai comuni tumori contenenti melanina. Le metastasi da melanoma maligno devono essere incluse nella diagnosi differenziale anche quando la profondità del tumore primitivo è bassa.

Reperti radiologici

La radiografia (Fig. 4.1.1) dell'anca destra mostra un'ampia area litica della testa femorale destra circondata da un alone sclerotico (*freccia aperta*), sollevando il sospetto di necrosi avascolare. La risonanza magnetica evidenzia una lesione con bassa intensità di segnale nelle sequenze T1-pesate (Fig. 4.1.2) e di segnale misto in T2 (Fig. 4.1.3). Il paziente è stato sottoposto a sostituzione protesica dell'anca e a chemioterapia. La risonanza magnetica di follow-up eseguita a distanza di 1 anno (Fig. 4.1.4) evidenzia una formazione polilobulata e pseudo-capsulata (*freccia*) dei tessuti molli con alta intensità di segnale in T2 a livello gluteo in sede peri-protesica. All'esame istologico, la testa del femore e la lesione dei tessuti molli mostrano entrambe segni di infiltrazione di melanoma amelanotico epitelioide maligno.

Caso 4.2

■

Necrosi del midollo osseo secondaria a linfoma non-Hodgkin

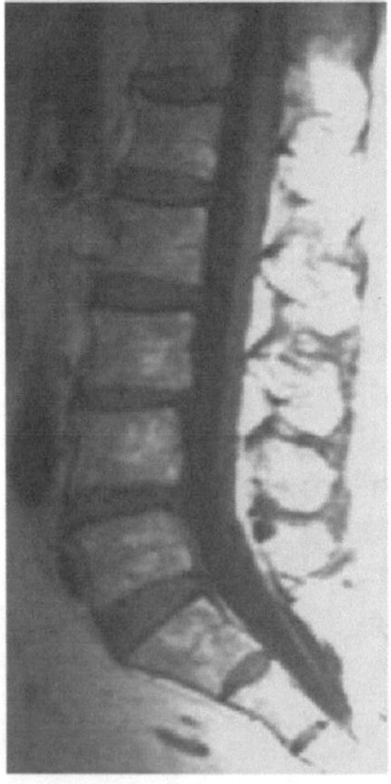

Fig. 4.2.1

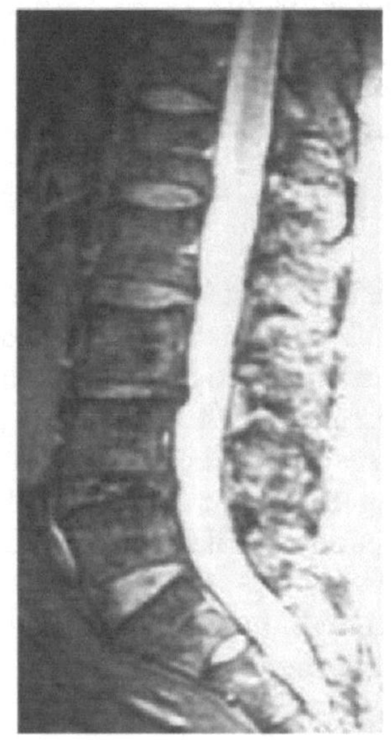

Fig. 4.2.2

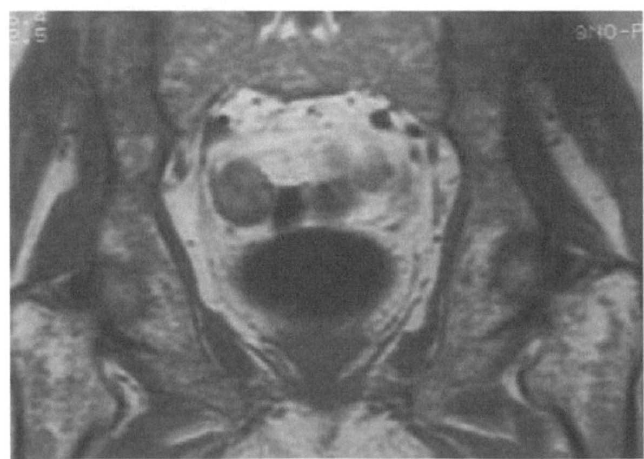

Fig. 4.2.3

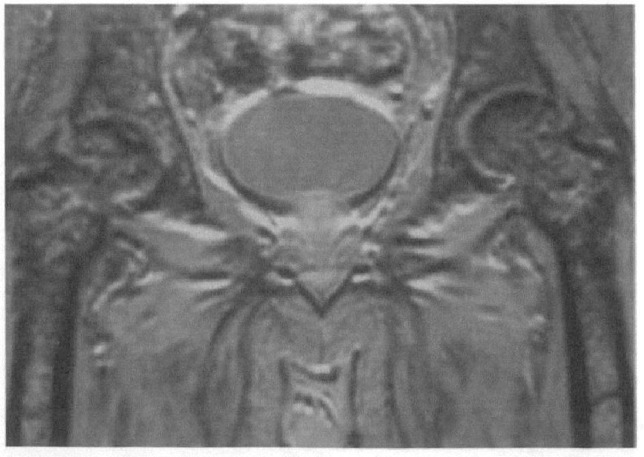

Fig. 4.2.4

Una donna di 53 anni si presenta con una massa ascellare destra circa 2 mesi dopo la sua comparsa. Non presentava sintomi generali o storia di malessere.

All'esame obiettivo si evidenzia una massa di 60 mm di diametro in sede ascellare e una seconda di 12 mm a livello dell'inguine. Gli esami del sangue, tra cui LDH, erano normali.

Introduzione

La necrosi del midollo osseo è un'entità rara, caratterizzata da febbre e dolore osseo; agli esami ematochimici si evidenzia di solito un'ipercalcemia e un aumento del LDH.

La biopsia del midollo osseo contiene materiale amorfo eosinofilo, con cellule isolate in diversi gradi di necrobiosi. Questi risultati sembrano essere presenti fino al 19,8% di tutte le autopsie, per lo più dopo neoplasie ematologiche con caratteristiche proliferative (leucemie acute, linfomi).

La necrosi midollare ossea è generalmente considerata come un segno di prognosi sfavorevole. La risonanza magnetica è utile per valutare il coinvolgimento del midollo osseo in questa condizione.

L'esame istologico di aspirato midollare mostra scarsa cellularità, con diversi gradi di necrobiosi su uno sfondo puntinato. Il quadro clinico in questo caso è stato interpretato come forma di necrosi midollare ossea secondaria a linfoma non-Hodgkin.

Reperti radiologici

La risonanza magnetica ha evidenziato un diffuso coinvolgimento della spongiosa del rachide lombare, del sacro e del bacino.

Un quadro di disomogenea infiltrazione ossea è stato evidenziato a carico di tutte le vertebre (Figg. 4.2.1 e 4.2.2), del bacino e delle teste femorali (Figg. 4.2.3 e 4.2.4). Focolai multipli di bassa intensità di segnale nelle sequenze T1-pesate e iperintensità di segnale in T2 sono caratteristiche di disomogeneo interessamento osseo con aspetto screziato o variegato.

Caso 4.3

Mastocitosi sistemica

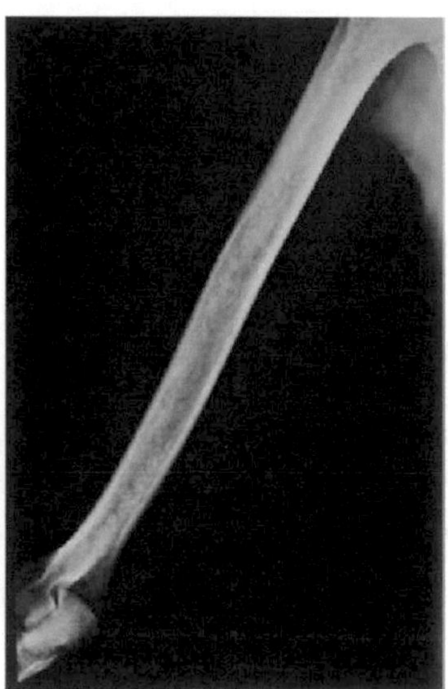

Fig. 4.3.1

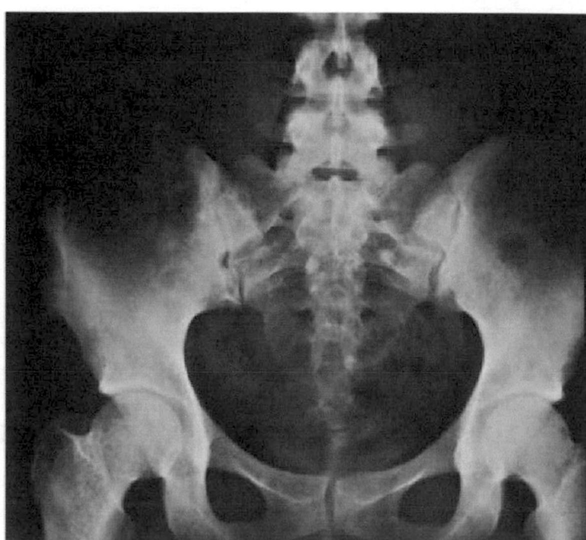

Fig. 4.3.2

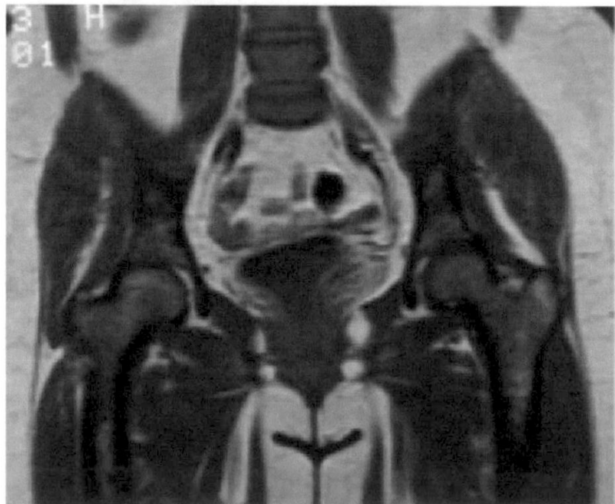

Fig. 4.3.3

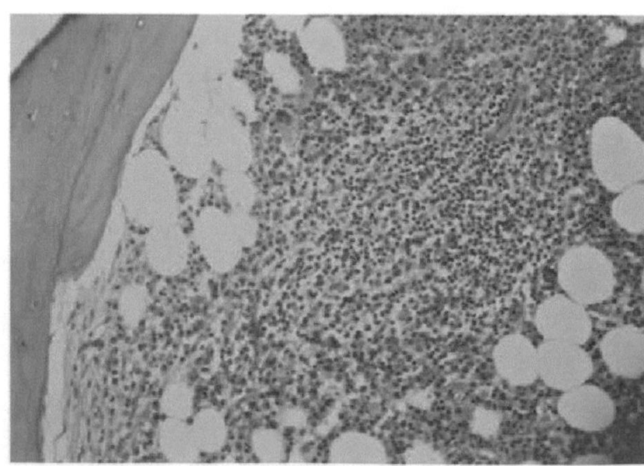

Fig. 4.3.4

Una donna di 29 anni con dolore osseo, febbre, diarrea, sudorazione è stata sottoposta a radiografie del bacino e dell'omero.

Introduzione

La mastocitosi sistemica è una malattia rara (meno del 10% di tutte le mastocitosi) che di solito colpisce gli adulti. I sintomi clinici sono simili a quelli dei linfomi o della leucemia. Molti organi sono coinvolti, tra cui il fegato, la milza, i linfonodi, la cute e il midollo osseo. La mastocitosi sistemica ha un decorso maligno e può portare alla morte entro pochi anni.

Nel 70% dei casi si evidenziano delle alterazioni scheletriche. Vi è un tropismo speciale per il rachide. Questa proliferazione è comunemente silente, anche se il 28% dei pazienti si lamentano del dolore. La proliferazione dei mastociti nel midollo osseo stimola l'attività fibroblastica e una reazione granulomatosa, che porta alla distruzione trabecolare e la sostituzione con annessa formazione di nuova matrice ossea.

In risonanza magnetica l'infiltrazione midollare da parte dei mastociti nella mastocitosi sistemica non presenta un quadro specifico. Tuttavia, la RM è una tecnica eccellente per valutare il grado di infiltrazione midollare in questi pazienti.

Reperti radiologici

Le modificazioni scheletriche sono rappresentate nei radiogrammi come una diffusa reazione sclerotica (Figg. 4.3.1 e 4.3.2). La RM evidenzia un'ipointensità di segnale in T1 (Fig. 4.3.3), simile a quella di altre lesioni ossee sclerotiche, come le metastasi (da tumore al seno o alla prostata) o allo stadio terminale della malattia di Paget; l'infiltrazione è evidenziata da un diffuso e disomogeneo interessamento osseo che coinvolge l'epifisi. L'esame al microscopio di campioni di biopsia (Fig. 4.3.4) evidenzia infiltrazione dei mastociti nel midollo osseo come aggregati di cellule focali con aspetto pseudo-granulomatoso e distribuzione para-trabecolare.

Caso 4.4

■

Interessamento osseo nella Malattia di Gaucher

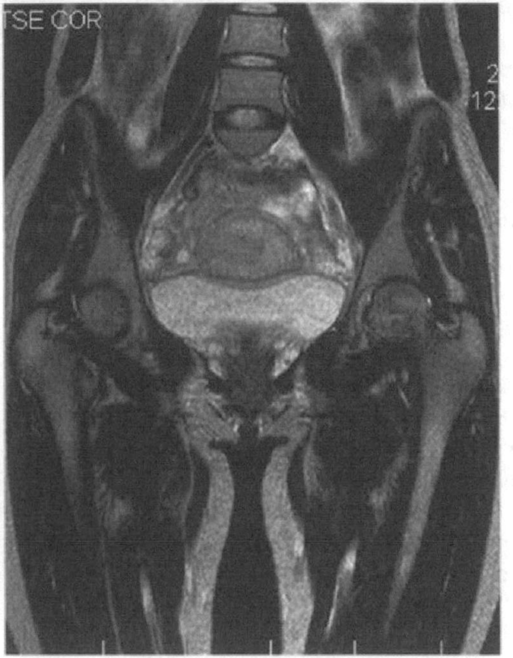

Fig. 4.4.1

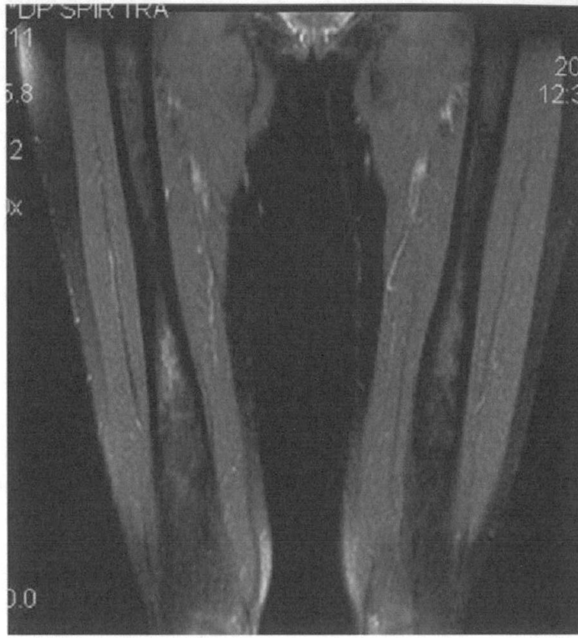

Fig. 4.4.2

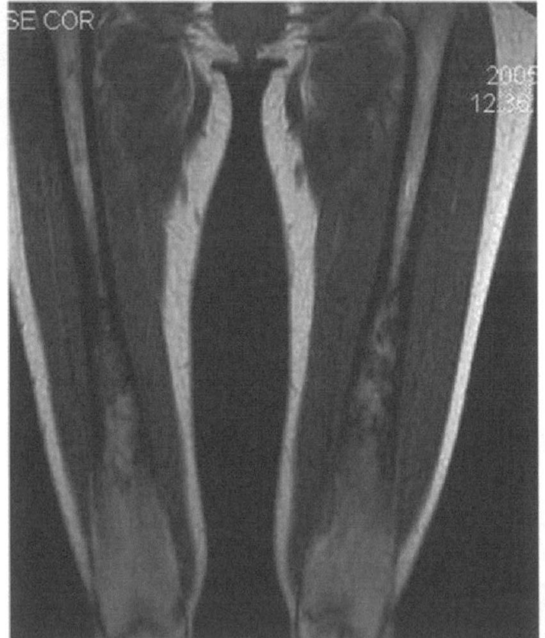

Fig. 4.4.3

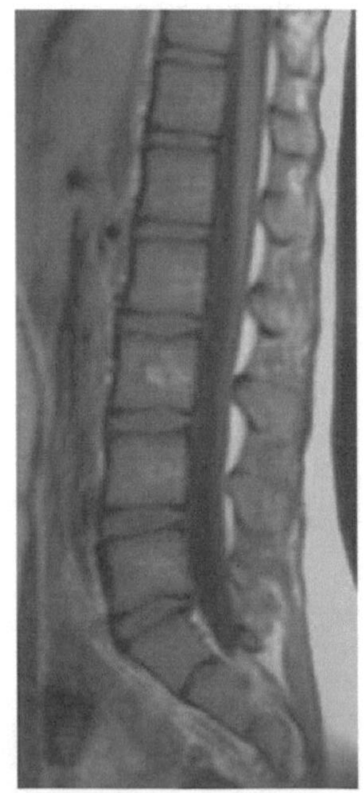

Fig. 4.4.4

Una donna di 31 anni con pregressa diagnosi di Malattia di Gaucher di tipo 1 all'età di 4 anni (genotipo N370S/W-4X) e in terapia sostitutiva enzimatica dal 1992 si presenta con lieve pancitopenia, epato e spleno-megalia e dolore acuto all'anca e ginocchio destro in evoluzione da diverse settimane. Il ginocchio destro era gonfio, con miglioramento dopo 1 mese di trattamento con FANS, steroidi e oppioidi. La whole-body RM evidenzia un interessamento osseo di nuova insorgenza.

Introduzione

La Malattia di Gaucher è il più comune disordine di accumulo lisosomiale. Il tipo 1 è caratterizzato da splenomegalia, epatomegalia, pancitopenia e rimaneggiamenti osteolitici e osteopenici dello scheletro. I sintomi clinici della malattia sono variabili e possono rendersi evidenti durante le prime settimane di vita o possono rimanere silenti sino all'ottava decade di vita. Il tipo 1 colpisce tutte le razze, ma è particolarmente comune tra gli ebrei Ashkenazi.

La patogenesi dell'interessamento osseo non è chiara, ma il processo sembra causare infarto acuto di un ampio segmento osseo. Questo evento, chiamato anche pseudo-osteomielite o osteomielite asettica si verifica nel 23-37% dei pazienti con Malattia di Gaucher. I test di laboratorio di solito evidenziano una leucocitosi marcata, ma i risultati di una semplice radiografia sono solitamente nella norma. L'osteonecrosi è probabilmente la complicanza ossea più invalidante della Malattia di Gaucher e può comparire a qualsiasi età, coinvolgendo la testa del femore nel 50% dei pazienti.

L'infiltrazione del midollo osseo da parte delle cellule di Gaucher si pensa sia il passo fondamentale nello sviluppo della malattia focale e locale, con aumento della pressione intraossea che porta a ischemia e necrosi.

L'infiltrazione del midollo osseo può indurre il rilascio di mediatori infiammatori come le citochine da parte degli osteociti e dei macrofagi nel microambiente stromale, portando all'alterazione dell'attività osteoblastica/osteoclastica (formazione/riassorbimento) e del fisiologico turnover osseo.

La radiologia tradizionale è utile per la diagnosi di infarto osseo delle ossa lunghe e del rachide, nonché per evidenziare le lesioni focali come osteolisi e osteosclerosi, pur avendo una bassa sensibilità per l'inquadramento complessivo della malattia focale. Non è quindi una metodica di imaging ottimale per il monitoraggio.

La risonanza magnetica è la metodica di scelta per la valutazione dell'interessamento del midollo osseo, ma è anche molto sensibile per evidenziare l'infarto osseo acuto, l'osteomielite e la necrosi avascolare.

Reperti radiologici

Una focale iperintensità di segnale in entrambe le teste femorali e l'esteso edema della spongiosa in entrambe le diafisi distali sono evidenziabili alla RM (Figg. 4.4.1 e 4.4.2). Nelle sequenze T1-pesate sono inoltre evidenziabili alcuni focolai sclerotici corrispondenti a vecchie lesioni (Fig. 4.4.3). I corpi vertebrali conservano normali caratteristiche di segnale senza alterazioni suggestive per infiltrazione del midollo da parte di cellule di Gaucher (Fig. 4.4.4).

Caso 4.5

■

Linfoma non-Hodgkin (diffuso a grandi cellule B)

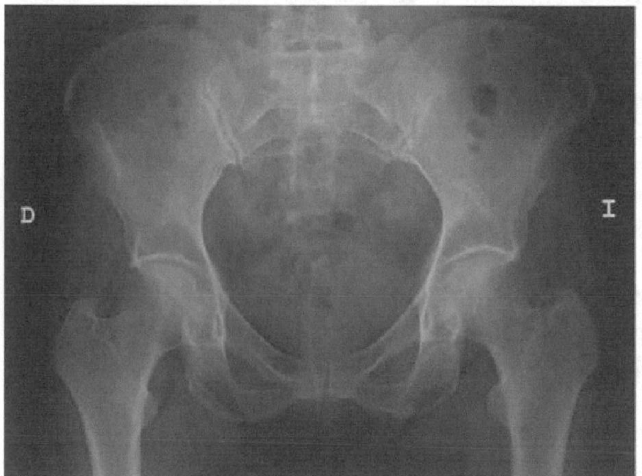

Fig. 4.5.1

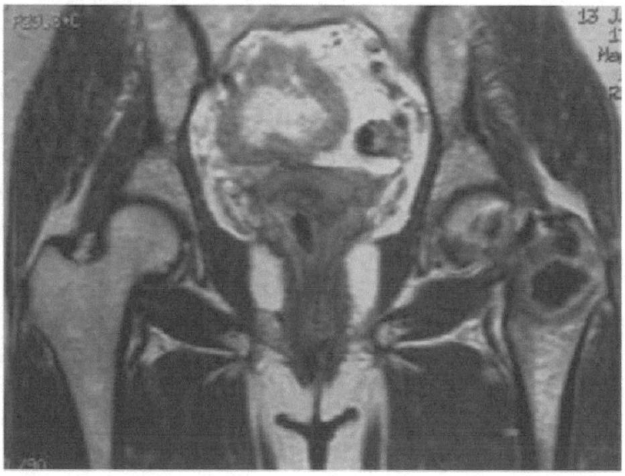

Fig. 4.5.3

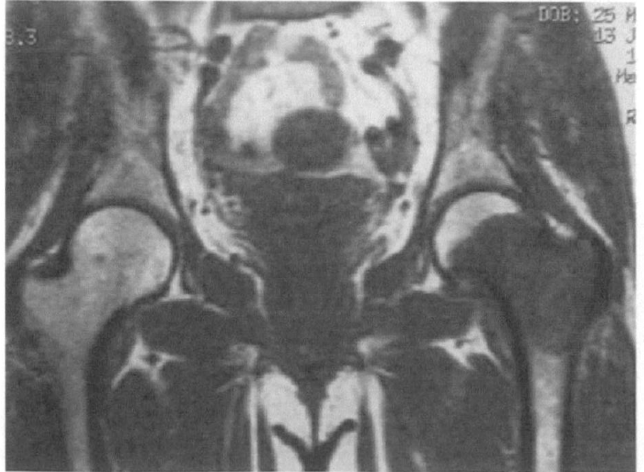

Fig. 4.5.2

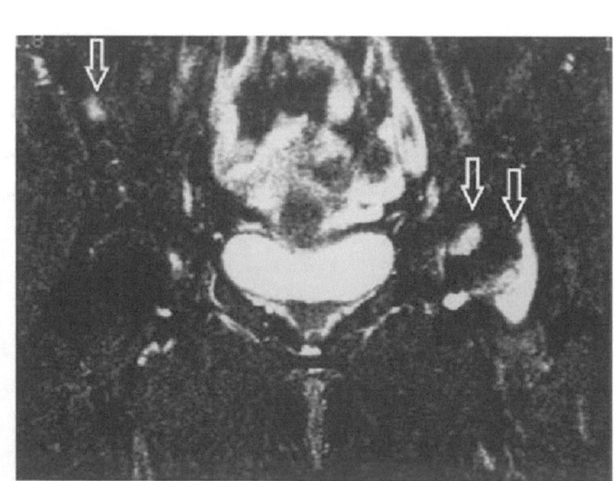

Fig. 4.5.4

Una donna di 55 anni si sottopone a risonanza magnetica per dolore all'inguine sinistro. Nel mese precedente era stata in viaggio in un paese tropicale. I risultati dell'esame clinico e degli ematochimici sono risultati nella norma. Dopo la risonanza magnetica e successiva biopsia ossea, le fu diagnosticato un linfoma non-Hodgkin (diffuso a grandi cellule B, DLBCL).

Introduzione

L'incidenza e la mortalità di tutti i principali linfomi, ad eccezione del linfoma di Hodgkin, è in aumento in tutte le regioni europee; questa tendenza è più accentuata nei paesi occidentali e nord europei che nei paesi dell'Europa orientale.

La nuova tecnologia per studiare l'espressione genica offre nuove opportunità di identificare diversi sottogruppi clinici; ad esempio, i DLBCL, i tumori linfoidi maligni più comuni, presentano alterazioni cliniche e genetiche eterogenee. Sebbene il DLBCL sia un tumore chemio-sensibile, molti pazienti non saranno curati con regimi di trattamento convenzionali empirici. I profili di espressione genica elaborati mediante analisi microscopica di specifiche anomalie genetiche e funzionali sono stati utilizzati per sviluppare complessive marcature molecolari dei tumori che condividono caratteristiche simili e si basano su percorsi comuni di sopravvivenza. Questi studi stanno portando all'individuazione di target terapeutici sottotipo-specifici e degli inibitori associati per trial clinici.

In relazione ai differenti sottotipi in accordo con la classificazione REAL-WHO, le morfologie con la più alta sopravvivenza sono il linfoma cutaneo e altri specifici linfomi, seguiti dalla leucemia micro-linfocitica/leucemia linfatica cronica (SLL/LLC), il linfoma follicolare e il linfoma plasmacellulare. Morfologie con una sopravvivenza più bassa sono la variante linfoblastica, il B diffuso, il linfoma a cellule T, il Burkitt e il linfoma a cellule mantellare.

Tre aree geografiche sono state confrontate: *EUROCARE ovest* (Francia, Germania, Italia, Paesi Bassi, Spagna, Svizzera, Islanda, Malta), *EUROCARE est* (Repubblica Ceca, Estonia, Slovacchia e Slovenia), e *SEER* (registri degli Stati Uniti). Per ogni gruppo non sono solitamente riscontrate significative differenze tra le tre aree geografiche per quanto riguarda morfologia e sopravvivenza. Le eccezioni sono rappresentate da linfoma cutaneo, linfoma follicolare, linfoma a piccole cellule NHL SLL/LLC e linfoma a cellule mantellari, per il quale sopravvivenza a 5 anni in EUROCARE est (EU) è significativamente inferiore a quella del SEER (USA); anche per il linfoma follicolare, la sopravvivenza è risultata significativamente più bassa in EUROCARE ovest rispetto all'area SEER.

Reperti radiologici

La radiologia tradizionale (Fig. 4.5.1) non riesce a dimostrare l'infiltrazione del midollo osseo; l'osso trabecolare è conservato sia a livello della testa del femore sia del collo. La RM del bacino evidenzia una zona di bassa intensità di segnale nel collo femorale sinistro nelle sequenze T1-pesate (Fig. 4.5.2). Dopo somministrazione di gadolinio si osserva un enhancement periferico (Fig. 4.5.3). Multipli focolai ossei sono stati individuati nel bacino (*frecce aperte*) evidenziati nelle sequenze con soppressione del grasso (Fig. 4.5.4).

Caso 4.6

■

Artropatia di spalla secondaria a Malattia di Gaucher

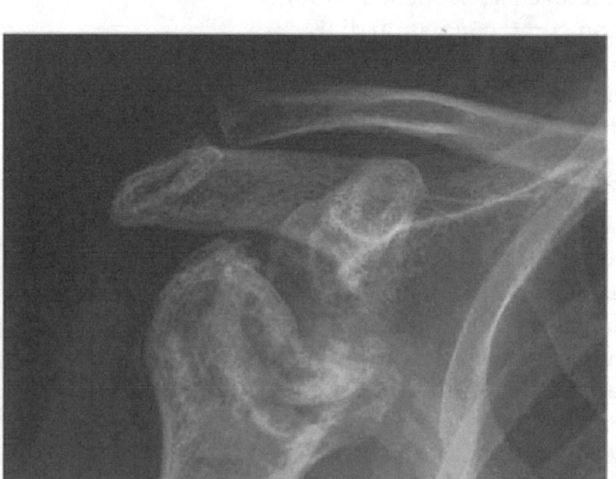

Fig. 4.6.1

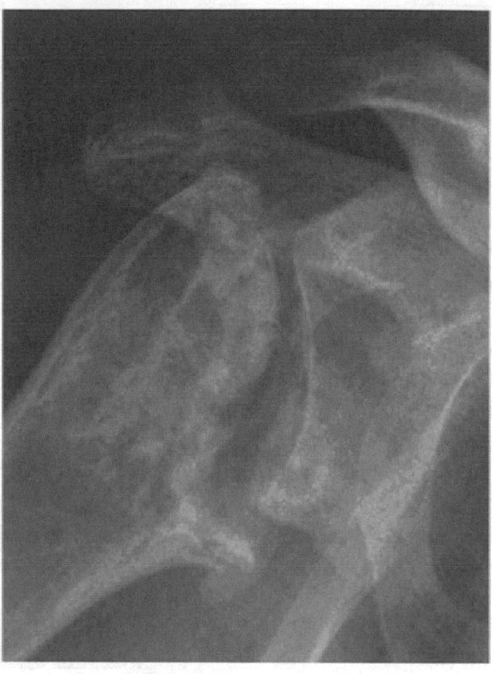

Fig. 4.6.2

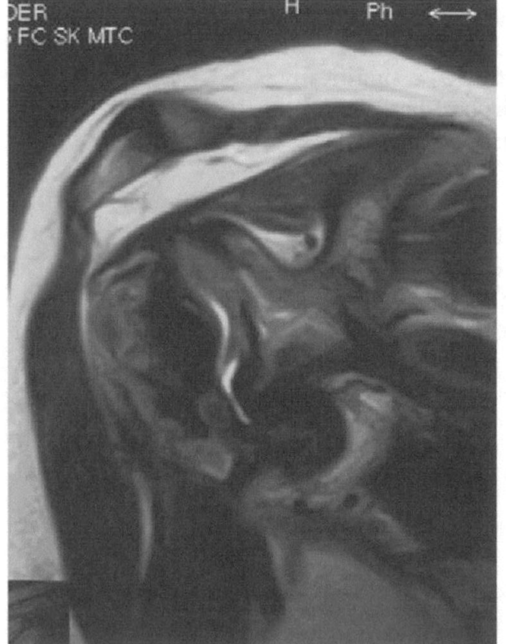

Fig. 4.6.3

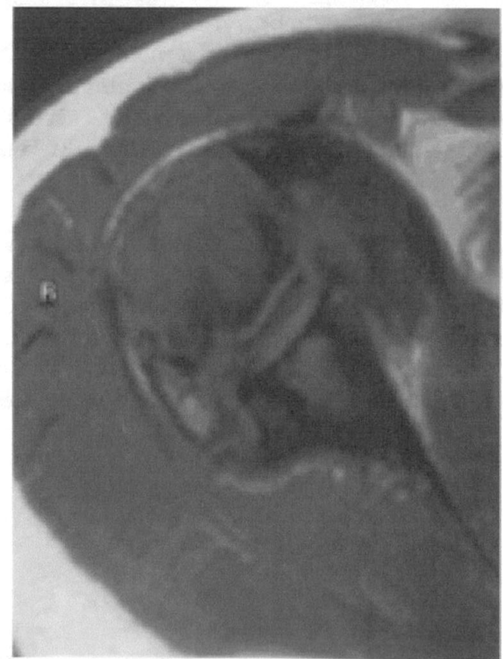

Fig. 4.6.4

Un uomo di 49 anni, cui era stata diagnosticata Malattia di Gaucher di tipo 1 all'età di 10 anni, precedentemente sottoposto a splenectomia e sotto trattamento con terapia enzimatica sostitutiva (ERT) da 18 mesi, si è presentato con dolore osseo diffuso in evoluzione da diverse settimane. Gli esami radiografici e RM hanno evidenziato un'artropatia della spalla.

Introduzione

Le anomalie ossee influenzano la stragrande maggioranza dei pazienti non trattati affetti da Malattia di Gaucher; queste anomalie spesso portano a progressive manifestazioni scheletriche quali osteonecrosi, osteosclerosi, focale deformità con assottigliamento corticale e delle ossa lunghe, generalizzata osteopenia e osteoporosi. Questi sintomi possono sorgere da soli o in combinazione nei bambini e negli adulti in qualsiasi momento durante il corso della malattia, e sono costantemente riportati come le più disabilitanti e debilitanti complicazioni della Malattia di Gaucher di tipo 1. I pazienti che sono stati sottoposti a splenectomia, soprattutto in giovane età, possono essere più suscettibili alle alterazioni ossee più gravi. Le manifestazioni ossee del Gaucher sono molto spesso associate a un notevole grado di dolore, fratture patologiche, e un rischio di "crisi ossee", in cui i pazienti soffrono di episodi di dolore osseo riferito come insopportabile. Gli effetti della Malattia di Gaucher sullo scheletro possono quindi avere un pesante impatto sulla qualità di vita dei pazienti. Tra il 15 e il 20% dei pazienti hanno una mobilità limitata a causa di manifestazioni ossee nel Gaucher.

Il diagramma seguente mostra un protocollo per la diagnosi e il monitoraggio delle manifestazioni ossee Gaucher legati a tessuto osseo e midollo osseo.

Due opzioni terapeutiche sono disponibili per i pazienti con lieve-moderata Malattia di Gaucher di tipo 1: la terapia enzimatica sostitutiva (ERT) con imiglucerasi (Cerezyme®, Genzyme Corporation) e la terapia di riduzione del substrato (SRT) con miglustat (Zavesca®, Actelion Pharmaceuticals).

L'ERT, che si basa sulla sostituzione dell'enzima carente, la β-glucocerebrosidasi, in pazienti affetti da Gaucher è stata introdotta nel 1991 in forma di prodotto derivato da placenta umana modificata (alglucerasi). Questo prodotto è stato successivamente sostituito da imiglucerasi, un analogo DNA ricombinante dell'enzima umano, che è indicato per il trattamento a lungo termine dei sintomi presenti in bambini e adulti con Malattia di Gaucher di tipo 1. Entrambi i preparati enzimatici devono essere somministrati per infusione endovenosa.

La SRT è un trattamento relativamente nuovo e mira a ridurre l'accumulo di glucosilceramide a un livello che permetta all'attività residua di glucocerebrosidasi carente in pazienti Gaucher di agire in modo più efficace. Il miglustat è un analogo del glucosio che inibisce competitivamente la glucosilceramide sintetasi, l'enzima che catalizza il primo passaggio impegnato nella sintesi dei glicosfingolipidi. È indicato per il trattamento degli adulti affetti da Malattia di Gaucher di tipo 1 per i quali l'ERT non è un'opzione terapeutica (per esempio, a causa di vincoli come allergia, ipersensibilità, o scarso accesso venoso).

Reperti radiologici

Le radiografie (Fig. 4.6.1 e 4.6.2) mostrano la completa distruzione della testa omerale. La clavicola distale appare intatta, e la scapola mostra osteoporosi e modifiche della struttura ossea trabecolare.

Le immagini RM coronali T2-pesate (Fig. 4.6.3) e assiali T1-pesate (Fig. 4.6.4) sono in grado di rilevare lesioni associate quali infarti ossei e infiltrazioni midollari secondarie alla Malattia di Gaucher di tipo 1. Le sequenze T1-pesate mostrano una diminuzione del segnale del midollo secondaria a infiltrazione midollare da parte delle cellule di Gaucher. Le T2-pesate sono utilizzate per valutare ischemia o ostruzione vascolare durante episodi di dolore acuto della massa ossea, così come osteomielite o emorragia intraossea e/o sottoperiostea.

Caso 4.7

Osteonecrosi multifocale

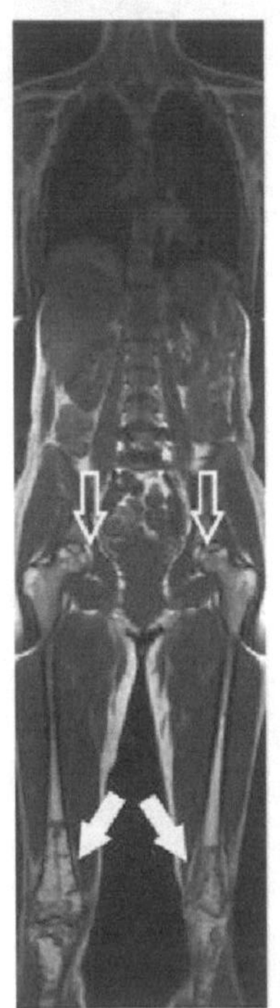

Fig. 4.7.1

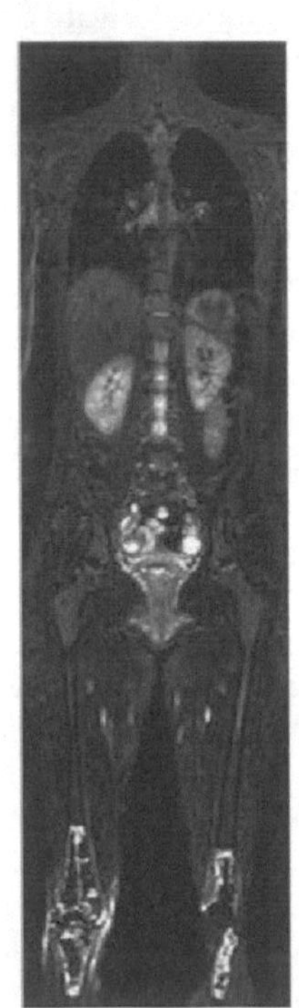

Fig. 4.7.2

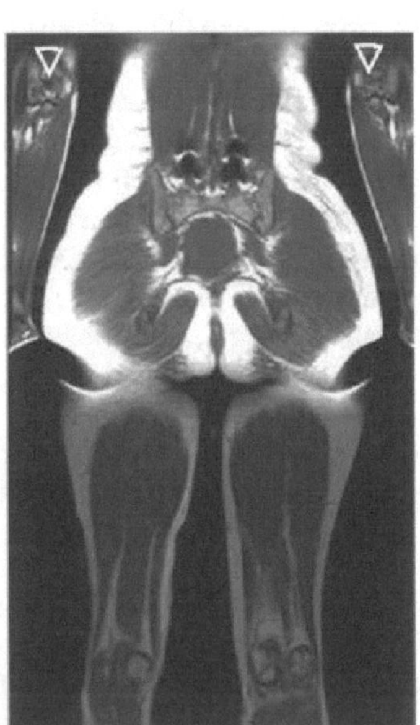

Fig. 4.7.3

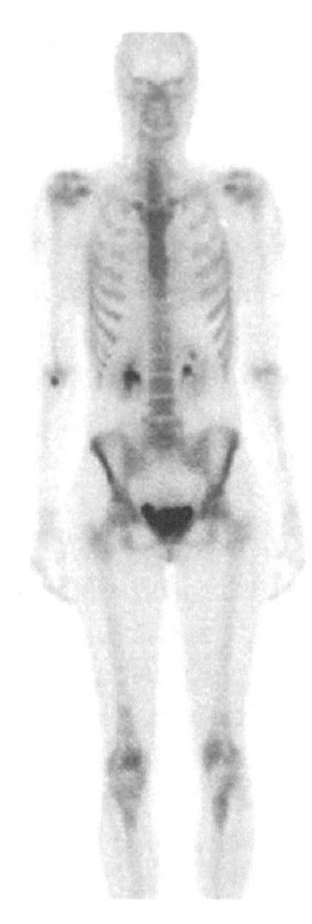

Fig. 4.7.4

Una donna di 26 anni presenta dolore al ginocchio bilateralmente.

Introduzione

L'osteonecrosi multifocale è rara, ma si colloca di solito in rapporto con i seguenti quadri clinici: somministrazione di corticosteroidi, disturbi del tessuto connettivo (per esempio, artrite reumatoide e lupus eritematoso sistemico), disbarismo, emoglobinopatie, Malattia di Gaucher, gravidanza, malattia infiammatoria intestinale, e abuso di alcool. Altri quadri più rari sono l'infezione da HIV, il trapianto (rene, cuore o midollo osseo), e il trattamento del cancro. In questi pazienti è spesso difficile isolare un singolo agente, poiché trattando i succitati processi, corticosteroidi, chemioterapia o radioterapia possono essere responsabili, da soli o in combinazione tra loro.

I corticosteroidi sono la causa più frequente di osteonecrosi. L'abuso di alcol è stato raramente segnalato come causa secondaria di osteonecrosi multifocale, anche se non è raro come causa di osteonecrosi della testa del femore rappresentando, così, un elevato indice di sospetto, e imponendo una vigile attesa e un trattamento sintomatico. Il riconoscimento precoce di questa condizione può prevenire in modo significativo la morbilità. Occorre rilevare il coinvolgimento di altri settori, come il ginocchio o il gomito nell'osteonecrosi indotta dall'alcool.

Reperti radiologici

La RM T1-pesata del corpo intero (Fig. 4.7.1) mostra lesioni necrotiche su entrambe le teste femorali (*frecce aperte*) e all'interno del ginocchio (*frecce*). La sequenza STIR del corpo intero (Fig. 4.7.2) mostra una lesione a bassa intensità di segnale da necrosi sclerotica subcondrale dell'anca e alta intensità di segnale da necrosi del femore e della tibia di entrambi gli arti inferiori. La necrosi multifocale si estende a entrambi i gomiti aperti (*punte di freccia*) nella sequenza coronale T1-pesata (Fig. 4.7.3). La scintigrafia ossea (Fig. 4.7.4) conferma l'osteonecrosi in entrambe le gambe e i gomiti; la necrosi di entrambe le anche non è rappresentata a causa della mancanza attuale di attività osteogenica.

Caso 4.8 ■ Mieloma multiplo

Un uomo di 51 anni si lamenta di mal di schiena a livello lombare.

Introduzione

Il mieloma multiplo è una malattia generalizzata del midollo osseo causata da un'infiltrazione di plasmacellule. È caratterizzata da una crescita espansiva di cloni di cellule maligne nel plasma con distruzione consecutiva dell'architettura ossea. Esso rappresenta il 10-15% di tutte le neoplasie ematologiche e l'1-2% di tutti i tumori. L'incidenza del mieloma multiplo varia per razza ed età. Clinicamente, circa il 10-40% dei pazienti sono asintomatici al momento della diagnosi, anche se il dolore osseo è il sintomo più comune.

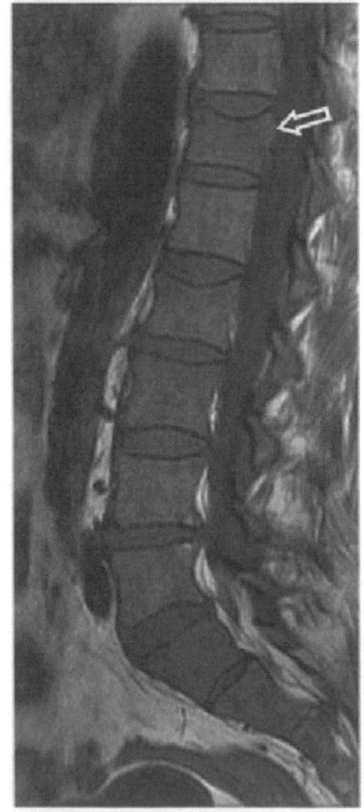

Fig. 4.8.1

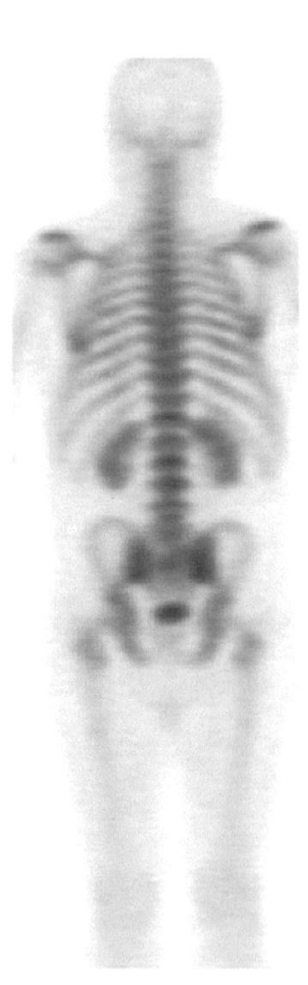

Fig. 4.8.2

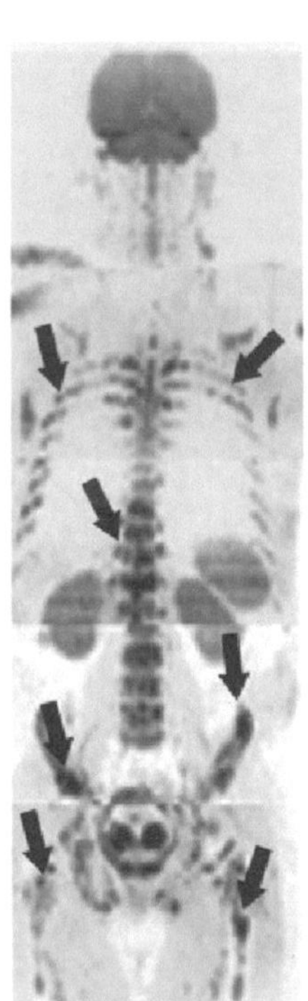

Fig. 4.8.3

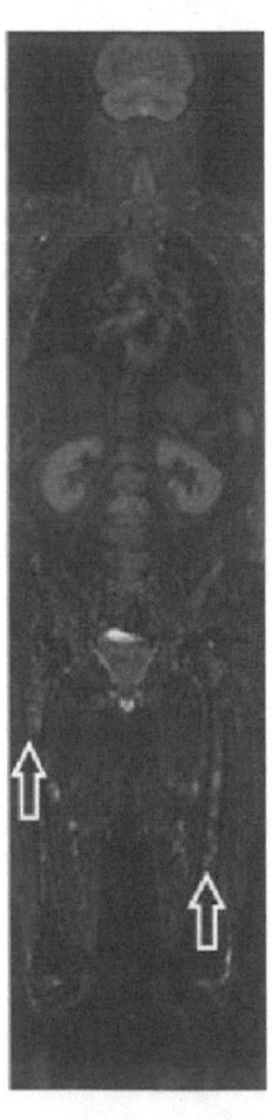

Fig. 4.8.4

I siti di predilezione sono lo scheletro assiale (colonna vertebrale e bacino), ma anche le costole, la regione della spalla, del cranio e femore prossimale; si presenta, pertanto, la necessità di imaging di tutto il corpo per valutare adeguatamente l'estensione della malattia.

Nei pazienti con mieloma, il work-up di base diagnostico in molte istituzioni include gli esami radiografici del cranio (due proiezioni), la gabbia toracica, le braccia, la colonna vertebrale (due proiezioni), il bacino e i femori. Tipici reperti radiografici sono le lesioni litiche con aspetto "tarlato" senza sclerosi reattiva nelle ossa piatte del cranio e del bacino. Nelle ossa lunghe, si presenta con una serie di diversi aspetti morfologici che vanno dall'erosione endostale, a lesioni litiche discretamente piccole, alle grandi lesioni distruttive. Questo approccio diagnostico è ancora rappresentato nel classico sistema di stadiazione della malattia di Salmon e Durie, che valuta i fattori radiografici, immunoistochimici e sierologici della malattia per determinare la migliore terapia. Le radiografie sono abitualmente utilizzate per le indagini scheletriche; tuttavia, non sono sufficientemente sensibili per individuare precocemente le lesioni osteolitiche. Tecniche di imaging più recenti, come la TC multistrato, la RM e la PET whole body offrono una migliore accuratezza diagnostica, consentendo una più precisa stadiazione e migliore gestione di questa malattia.

I criteri diagnostici modificati e pubblicati nel 2006 (Sistema di stadiazione Durie-Salmon Plus) hanno portato all'integrazione della RM whole body, della FDG-PET e della TC nella stadiazione routinaria. Il ruolo dell'imaging nella gestione del mieloma è quello di valutare l'estensione della malattia ossea endomidollare, di individuare foci extramidollari, di valutare la gravità della malattia al momento della presentazione, di identificare e caratterizzare le complicanze e di valutare la risposta al trattamento.

La RM si è dimostrata preziosa per lo screening iniziale e per il follow-up in quasi tutti i tipi di pazienti affetti da mieloma. La RM ha il vantaggio di essere sensibile al coinvolgimento del midollo osseo che permette di essere valutato e svolge quindi un ruolo importante nel processo decisionale clinico per i pazienti affetti da mieloma.

La RM whole body ha il potenziale per visualizzare direttamente il midollo osseo e determinare le anomalie nella composizione delle cellule del midollo osseo grazie all'elevata risoluzione anatomica. La RM whole body viene eseguita utilizzando sequenze spin-echo sagittali pesate in T1 di tutta la colonna vertebrale, coronali con soppressione del grasso T2-pesate (STIR) e immagini in diffusione della testa, del torace compresi gli arti superiori, dell'addome, pelvi e cosce. Le anomalie nel midollo osseo causate dal mieloma mostrano tipicamente bassa intensità di segnale nelle sequenze T1-pesate e alta intensità di segnale nella STIR o nelle sequenze T2-pesate. Il coinvolgimento diffuso è meglio rilevato nelle sequenze T1-pesate SE, dove si manifesta come omogenea riduzione del segnale. Le lesioni del mieloma nella sequenza in diffusione presentano immagini di diffusione ridotta.

La diagnosi differenziale include metastasi, linfomi, malattie mieloproliferative, o emangiomi atipici.

Il trattamento del mieloma multiplo è complesso e può prevedere chemioterapia, terapia radiante e trapianto.

Reperti radiologici

L'immagine RM sagittale T1-pesata FSE (Fig. 4.8.1) evidenzia un basso segnale diffuso dei corpi vertebrali con una lieve estensione a livello di T12 (*freccia aperta*). La scintigrafia ossea non mostra anomalo assorbimento (Fig. 4.8.2). La sequenza RM in diffusione whole body (Fig. 4.8.3) con scala di grigi invertita mostra lesioni multiple alle costole, colonna vertebrale, bacino e femori (*frecce*). La corrispondente sequenza RM STIR (Fig. 4.8.4) del corpo intero evidenzia le stesse lesioni e l'estensione a entrambi i femori (*frecce aperte*).

Caso 4.9

Metastasi ossee

Una donna di 31 anni esegue esame radiografico e risonanza magnetica per un dolore all'anca sinistra comparso da 1 mese.

Introduzione

Lo scheletro è un sito comune di metastasi per molti tumori maligni primari, rappresentando la terza ubicazione dopo il fegato e polmoni. Le metastasi sono la causa più frequente dei tumori ossei, pari al 25% dei casi. Inoltre, la colonna rappresenta il sito più frequente di metastasi scheletriche. La maggior parte delle lesioni metastatiche dello scheletro si riscontrano nei pazienti di mezza età e anziani. Cellule maligne possono diffondersi alla colonna vertebrale con meccanismi diversi: attraverso il sistema arterioso, attraverso il drenaggio venoso, tramite il fluido cerebrospinale o per estensione diretta. In considerazione della ricca vascolarizzazione delle vertebre, il percorso ematogeno è il più comune.

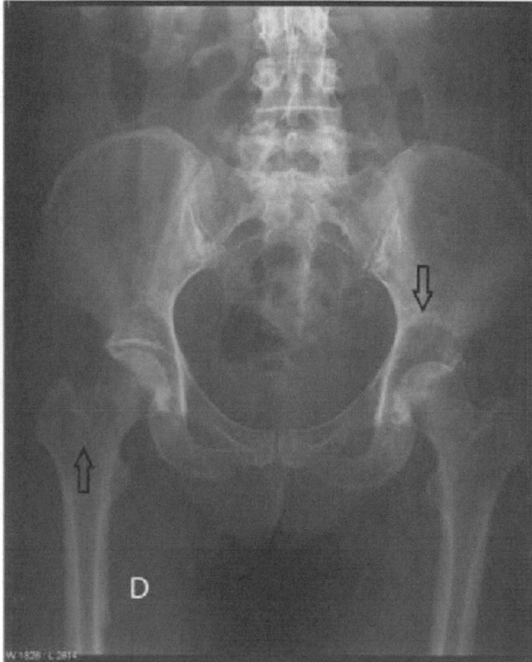

Fig. 4.9.1

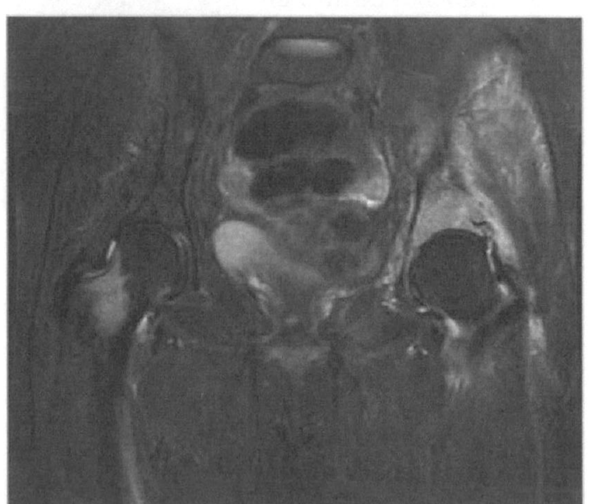

Fig. 4.9.2

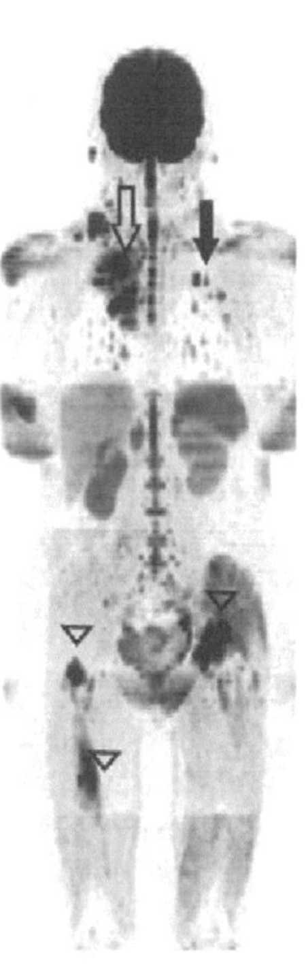
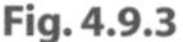

Fig. 4.9.3

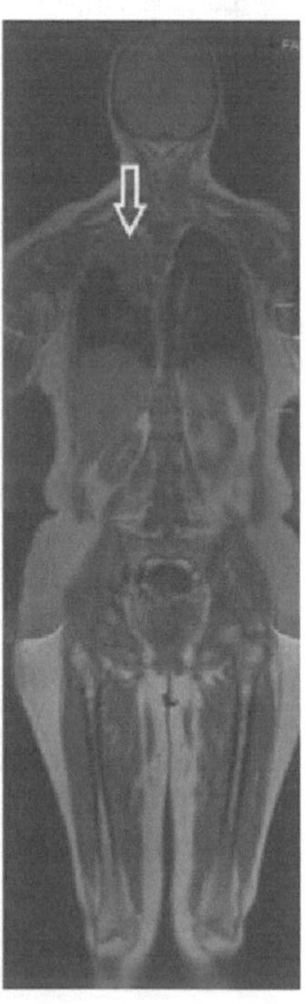

Fig. 4.9.4

Il mal di schiena è il disturbo iniziale più frequente nei pazienti con malattia metastatica vertebrale. Dolore, fratture patologiche e ipercalcemia sono le principali fonti di morbilità dei pazienti con metastasi ossee.

La diagnosi di metastasi ossee è fondamentale per determinare la prognosi e per ottimizzare la terapia. L'imaging della malattia metastatica del rachide può comprendere esame radiografico, mielografia, scintigrafia ossea, TC e RM. La scintigrafia ossea con 99mTc-fosfonato è il metodo standard per la stadiazione iniziale dei tumori ossei, la sua gamma di sensibilità varia dal 62 all'89%. RM e PET sono in grado di identificare le metastasi ossee. La RM è l'unica tecnica di imaging che permette la visualizzazione diretta del midollo osseo e dei suoi componenti.

I progressi tecnici hanno permesso di eseguire una RM whole body usando sequenze fast gradient-echo, T1-pesate, STIR, e le sequenze in diffusione in meno di un'ora.

Le lesioni metastatiche ossee possono essere descritte come osteolitiche, osteoblastiche o miste. Nelle sequenze T1-pesate, la diffusione del tumore viene identificata con la sostituzione del midollo normale, causando un segnale iso- o ipointenso rispetto al tessuto muscolare. Nella sequenza STIR, il maggiore contenuto d'acqua all'interno delle cellule tumorali rivela facilmente tumori ossei come lesioni iperintense rispetto al midollo normale circostante. Nelle metastasi osteoblastiche, le aree di bassa intensità di segnale nelle immagini turbo SE pesate in T1 corrispondono ad aree di bassa intensità di segnale nelle immagini turbo SE pesate in T2. Nelle sequenze STIR, la comparsa di metastasi osteoblastiche varia da nessun segnale in metastasi sclerotiche molto dense a iperintensità di segnale nel caso in cui più componenti cellulari sono presenti.

Purtroppo, le sequenze T2-pesate e STIR non distinguono l'intensità del segnale intracellulare di acqua dovuto alla malattia maligna dal segnale dell'acqua interstiziale dovuta a edema da frattura. Nelle sequenze in diffusione, queste differenze possono essere utilizzate per evidenziare e caratterizzare le metastasi ossee. La sequenze RM in diffusione evidenziano aree a limitata diffusione, come accade in presenza di diversi tipi di neoplasie maligne primitive o metastatiche, fornendo un'eccellente visualizzazione dei linfonodi. Inoltre, le sequenze in diffusione forniscono informazioni di carattere funzionale e possono essere utilizzate per individuare e caratterizzare le metastasi ossee; le stesse sequenze tipicamente evidenziano un incremento di intensità di segnale per la presenza di aree tumorali, edema, infezioni, linfonodi ad alta cellularità così come metastasi litiche. Le metastasi completamente osteoblastiche non sono evidenziate nelle sequenze RM in diffusione.

La RM whole body permette la diagnosi di metastasi spinale e rappresenta un importante metodo per differenziare le modificazioni post-terapeutiche dalle recidive del tumore. Il trattamento per le metastasi ossee è normalmente palliativo. Le indicazioni per il trattamento chirurgico delle metastasi vertebrali sono il dolore intrattabile, l'insorgenza di deficit neurologici (causati dalla compressione delle strutture mieloradicolari da parte della massa tumorale o per frattura patologica delle vertebre), e l'instabilità del segmento spinale interessato che provoca ingravescente dolore meccanico e/o deficit neurologico.

Reperti radiologici

L'esame radiografico del bacino (Fig. 4.9.1) evidenzia una lesione litica dell'acetabolo di sinistra e un'altra lesione ossea litica si osserva nel femore destro (*frecce aperte*). Queste lesioni appaiono con segnale notevolmente aumentato nella sequenza RM coronale con soppressione del grasso pesata in T2 (Fig. 4.9.2). La sequenza RM whole body coronale in diffusione con inversione della scala dei grigi (Fig. 4.9.3) dimostra la presenza di una grande massa all'apice polmonare di destra come area di bassa intensità (*freccia aperta*), con metastasi polmonari (*freccia*) e metastasi ossee della pelvi (*frecce aperte*). La corrispondente sequenza coronale T1-pesata (Fig. 9.4.4) evidenzia la neoplasia primitiva del polmone destro (*freccia aperta*).

Caso 4.10

Osteoporosi migratoria regionale

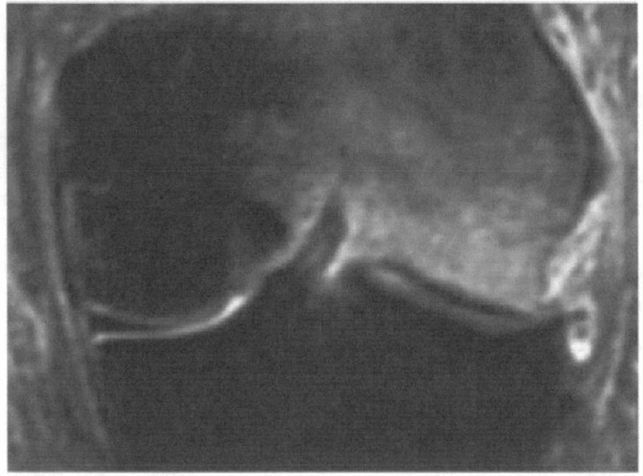

Fig. 4.10.1

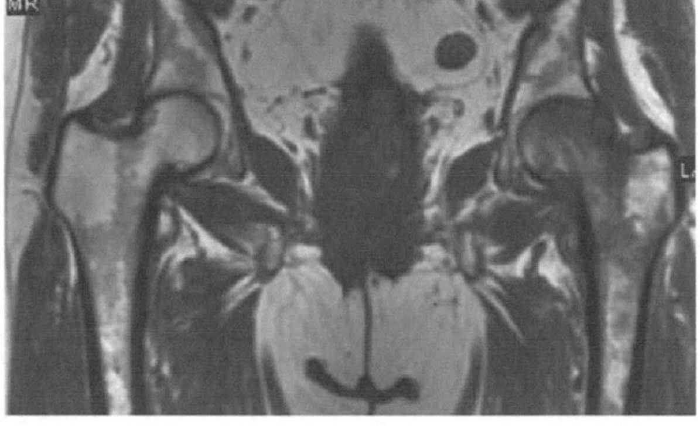

Fig. 4.10.2

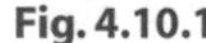

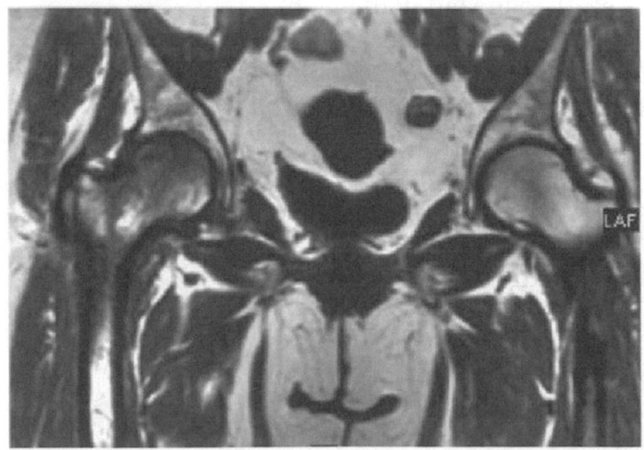

Fig. 4.10.3

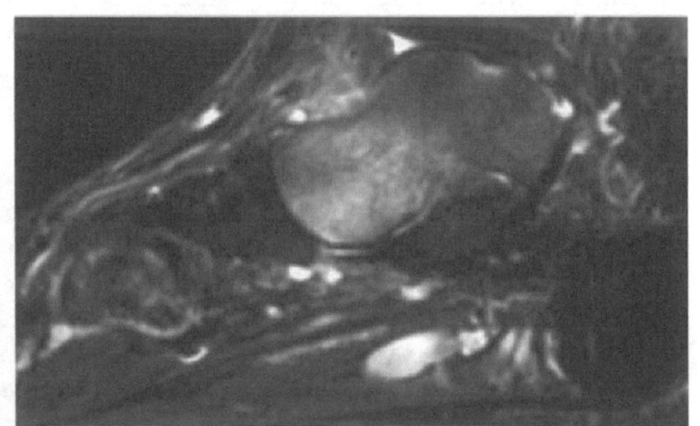

Fig. 4.10.4

Una donna di 49 anni con una storia di meniscectomia laterale al ginocchio sinistro 1 anno prima, si lamenta di un dolore nel compartimento laterale del ginocchio sinistro. Quattro mesi più tardi, aveva dolore al fianco sinistro. Dopo il trattamento conservativo, ha riferito dolore al fianco destro. Sei mesi più tardi, aveva dolore al piede sinistro.

Introduzione

L'osteoporosi migratoria regionale è una caratteristica della sindrome di edema da algodistrofia. Tale sindrome comprende anche diverse condizioni cliniche transitorie, come l'osteoporosi transitoria dell'anca e la distrofia simpatico riflessa. Il meccanismo patogenetico dell'osteoporosi migratoria è sconosciuto. Tipiche sono le caratteristiche RM di soffusa iperintensità nelle sequenze a soppressione del grasso T2-pesate e STIR e le aree di segnale ipointenso nelle sequenze T1-pesate. Il caratteristico modello di edema visto con la RM è un risultato non specifico che è stato descritto in diverse condizioni, rendendo necessaria la distinzione tra lesioni reversibili e irreversibili. L'osteoporosi migratoria è una condizione transitoria che di solito non richiede alcun intervento attivo: l'algodistrofia dell'anca, l'osteoporosi migratoria regionale e la distrofia simpatico riflessa sono auto-limitanti, e non è necessario un trattamento chirurgico.

L'osteoporosi transitoria è una condizione rara caratterizzata da artralgia migrante che coinvolge le articolazioni portanti dell'arto inferiore. Essa può verificarsi in pazienti di entrambi i sessi e a tutte le età a partire dalla tarda adolescenza. Le anche sono le articolazioni più frequentemente colpite all'inizio; il coinvolgimento delle articolazioni secondarie in genere si verifica entro 6 mesi dalla presentazione. Regrediscono spontaneamente, con ripristino della normale funzione e densità ossea dopo un periodo di 6-12 mesi.

L'esame radiografico può inizialmente essere normale, ma successivamente si evidenzia una demineralizzazione del tratto interessato con conservazione dello spazio articolare dopo 3-6 settimane. La scintigrafia ossea evidenzia una captazione aumentata nelle articolazioni colpite; la scintigrafia, inoltre, mostra di solito i risultati anomali prima che le modifiche vengano rilevate sulle radiografie e può anche precedere l'insorgenza di artralgia in altri siti.

La RM dimostra un diffuso edema del midollo osseo che coinvolge l'epifisi delle articolazioni colpite, con alta intensità di segnale in T2 e STIR e bassa intensità di segnale nelle sequenze T1-pesate. Il versamento articolare può essere presente. La risonanza magnetica è positiva entro 48 ore dall'insorgenza dei sintomi e si risolve in 4-11 mesi dopo la prima manifestazione.

Il trattamento conservativo, con limitazione al carico e analgesici sono ritenuti sufficienti ed efficaci.

Reperti radiologici

La RM coronale STIR (Fig. 4.10.1) dimostra una soffusa area di alta intensità di segnale compatibile con edema del midollo osseo del condilo femorale laterale del ginocchio sinistro. Quattro mesi più tardi, la paziente ha sviluppato il dolore nella sua anca sinistra. La RM coronale T1-pesata FSE (Fig. 4.10.2) presenta edema del midollo osseo della testa e del collo femorale di sinistra. Sei mesi più tardi, insorgenza di nuovi sintomi sviluppati nell'anca destra. La RM FSE coronale T1-pesata (Fig. 4.10.3) dimostra la completa risoluzione dell'edema femorale sinistro con bassa intensità di segnale nella testa femorale destra, nel collo, e nella regione intertrocanterica nelle sequenze T1-pesate. Sette mesi più tardi, la paziente lamenta dolore alla caviglia destra. La RM fat-sat sagittale T2-pesata (Fig. 4.10.4) dimostra edema del midollo osseo dell'astragalo.

Letture consigliate

Volumi

Gaucher disease: molecular, genetic and enzymological aspects. Grabowski GA, Horowitz M (1997) In: Gaucher's Disease, Zimran A (ed). Balliere Tindall, London, 635–636

Musculoskeletal MRI. Phoebe K, Clyde H, Mark WA, Robert D, Nancy M (2001) Elsevier, Amsterdam

Myeloproliferative disorders. Resnick: Diagnosis of Bone and Joint Disorders 2ed, vol 4. Resnick D, Haghighi P (1996) WB Saunders, Philadelphia, 633

IRM Ostéo-articulaire et musculaire. Imagerie Médicale Diagnostic Railhac JJ, Sans N. (2004) Masson, Paris

Resonancia Magnética en Enfermedades Hematológicas. Giraldo P, Roca M, Rubio-Felix D (2001) Aula Médica Ediciones, Madrid

Siti web

www.skeletalrad.org. The Society of Skeletal Radiology

www.internationalskeletalsociety.com. International Skeletal Society

www.sfr-radiologie.asso.fr. Societé Francaise de Radiologie

www.mrrc.yale.edu. Magnetic Resonance Research Center

www.em-consulte.com. Elsevier Massom EM/consulte

Articoli

Barceló J, Vilanova JC, Riera E, Balliu E, Pelaez I, Martí J et al. RM de todo el cuerpo con técnica de difusión (PET virtual) para el cribaje de metástasis óseas. Radiología 2007; 49(6):407–415

Charrow J, Andersson HC, Kaplan P et al. The Gaucher registry: demographics and disease characteristics of 1698 patients with Gaucher disease. Arch Intern Med 2000; 160:2835–2843

Cox TM, Schofi eld JP. Gaucher's disease: clinical features and natural history. Baillieres Clin Haematol 1997; 10:657–689

Delgado P, Giraldo P, Roca M, Alvarez R. [Magnetic resonance imaging in the early diagnosis of bone marrow necrosis]. Sangre (Barc) 1999; 44(1):65–69

García Erce JA, Giraldo Castellano MP, Roca Espaiu M. Alteraciones radiológicas en la mastocitosis sistémica. Radiología 1998; 40:424–425

Glockner JF, Sundaram M, Pierron RL. Radiologic case study. Transient migratory osteoporosis of the hip and knee. Orthopedics 1998; 21(5): 600, 594–596

Hermann G, Pastores GM. Abdelwahab IF. Gaucher disease: assessment of skeletal involvement and therapeutic responses to enzyme replacement. Skeletal Radiol 1997; 26:687–696

Jones DN. Multifocal osteonecrosis following chemotherapy and short-term corticosteroid therapy in a patient with small-cell bronchogenic carcinoma. J Nucl Med 1994; 35:1347

Karantanas AH, Nikolakopoulos I, Korompilias AV, Apostolaki E, Skoulikaris N, Eracleous E. Regional migratory osteoporosis in the knee: MRI fi ndings in 22 patients and review of the literature. Eur J Radiol 2008; 67:34–41

Korompilias AV, Karantanas AH, Lykissas MG, Beris AE. Bone marrow edema syndrome. Skeletal Radiol. 2009; 38(5):425–436

LaPorte DM, Mont MA, Mohan V, Jones LC, Hungerford DS. Multifocal osteonecrosis. J Rheumatol 1998; 25:1968–1974

Moon JG, Shetty GM, Biswal S, Shyam AK, Shon WY. Alcohol-induced multifocal osteonecrosis: a case report with 14-year follow-up. Arch Orthop Trauma Surg 2008; 128:1149

Pastores GM, Einhorn TA. Skeletal complications of Gaucher disease: pathophysiology, evaluation, and treatment. Semin Hematol 1995; 32(3 suppl 1):20–27

Patten RM, Shuman WP, Teefey S. Metastases from malignant melanoma to the axial skeleton: A CT study of frequency and appearance. AJR Am J Roentgenol 1990;155:109–112

Roach R, Miller D, Griffi ths D. Multifocal osteonecrosis predominantly affecting the knees secondary to chronic alcohol ingestion: a case report and review. Acta Orthop Belg 2006; 72:234

Roca M, Mota J, Alfonso P, Pocoví M, Giraldo P. S-MRI Store: a simple method for assessing bone marrow involvement in Gaucher disease. Eur J Radiol. 2006;62:132–137

Schmidt GP, Schoenber SO, Schmid R, Stahl R, Tiling R, Becker CR et al. Screening for bone metastases: whole-body MRI using a 32-chanel system versus dual modality PET-CT. Eur Radiol 2007; 17:939–949

Sevinc A, Kalender ME, Pehlivan Y, Sari I, Camci C. Thrombotic thrombocytopenic purpura and bone marrow necrosis as the initial presentation of lung cancer. Clin Appl Thromb Hemost 2007; 13(4):449–452

Sidransky E. Gaucher disease: complexity in a "simple" disorder. Mol Genet Metab 2004; 83:6–15

Tall MA, Thompson AK, Vertinsky T, Palka PS. MR imaging of the spinal bone marrow. Magn Reson Imaging Clin N Am 2007; 15(2):175–198

Tang MY, Jeavons S, Stuckey Smiddleton H, Gill D. MRI features of bone marrow necrosis. Am J Roentgenol 2007; 188(2):509–514

Toms AP, Marshall TJ, Becker E, Donell ST, Lobo-Mueller EM, Bar`ker T. Regional migratory osteoporosis: a review illustrated by fi ve cases. Clin Radiol 2005; 60:425–438

Vilanova JC, Barceló J. Diffusion-weighted whole-body MR screening. Eur J Radiol 2008; 67(3):440–447

Weinreb N, Barranger J, Packman S et al. Imiglucerase (Cerezyme) improves quality of life in patients with skeletal manifestations of Gaucher disease. Clin Genet 2007; 71:576–588

Colonna vertebrale 5

Eva Llopis, Victoria Higueras, Elena Belloch, María Vañó

Caso 5.1
Scoliosi congenita

Un bambino di 5 anni, nato con anomalie congenite multiple vertebrali e sinostosi cranica viene studiato per una deformità della colonna vertebrale. Le radiografie del rachide in toto dimostrano una deformità complessa con doppia curva scoliotica strutturata sinistro-convessa a livello toracico e destro-convessa a livello lombare.

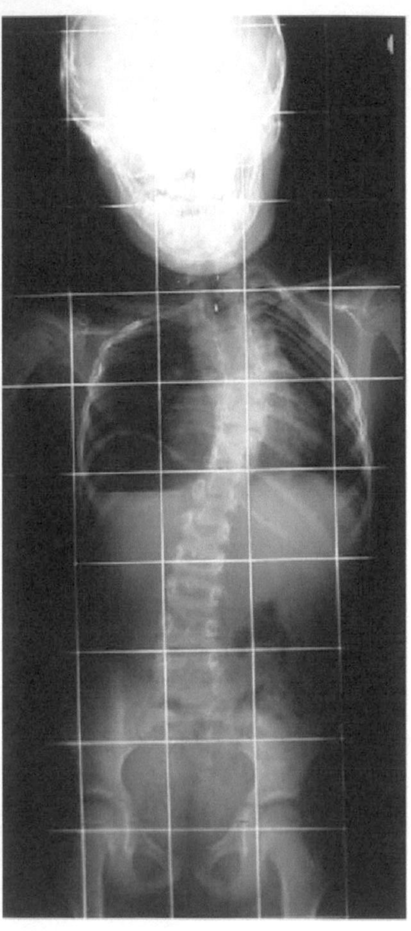

Fig. 5.1.1

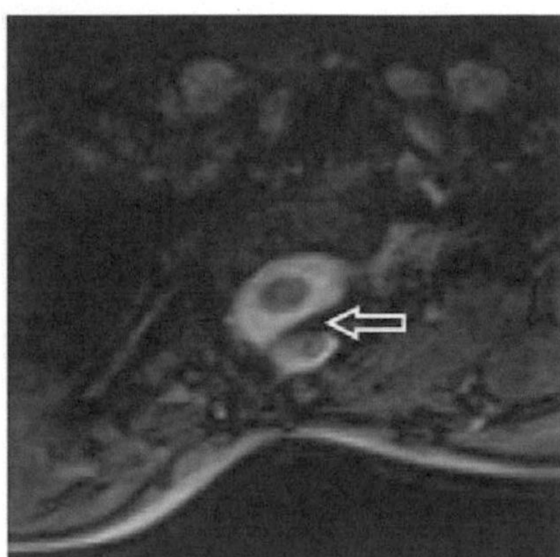

Fig. 5.1.2

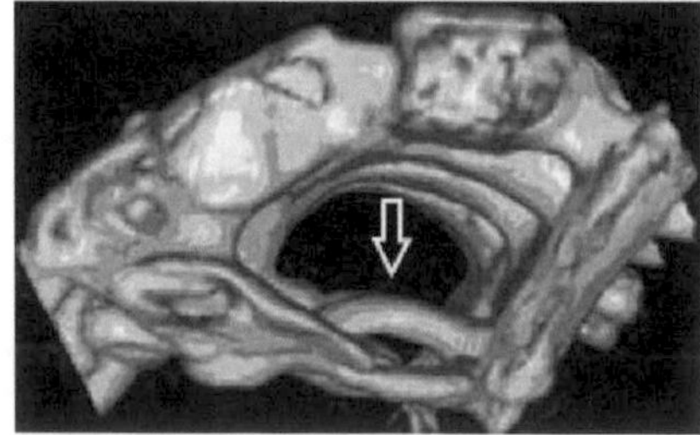

Fig. 5.1.3

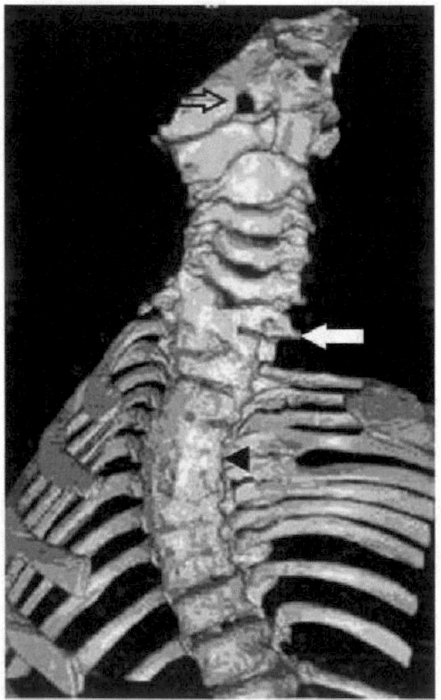

Fig. 5.1.4

È stata effettuata una TC multistrato per valutare le anomalie ossee congenite della colonna vertebrale e una RM di tutta la colonna per escludere anomalie del midollo.

Introduzione

La scoliosi congenita è definita come una deformazione del rachide causata da anomalie ossee della colonna vertebrale presenti alla nascita.

I pazienti con scoliosi congenita devono essere monitorati clinicamente e radiograficamente con esame radiografico in toto della colonna vertebrale.

Lo sviluppo embrionale della vertebra è strettamente legato a quello del midollo spinale; queste due strutture si sviluppano nello stesso tempo, per cui è necessaria anche la RM per escludere lesioni dell'asse neurale. La RM del rachide potrebbe evidenziare anomalie del midollo come la malformazione di Chiari (estensione delle tonsille cerebellari al di sotto del forame magno), la siringomielia (cavità all'interno del midollo spinale che si estende per più di due segmenti vertebrali), la sindrome del midollo ancorato, con o senza associato lipoma (include filum terminale spesso, posizione dorsale e caudale del cono midollare) e la diastematomielia (biforcazione del midollo spinale su una porzione della sua lunghezza). La fenditura che divide la corda in diastematomielia potrebbe essere associata a uno sperone fibroso o osteocartilagineo o a un setto. La fessura si trova sotto T8 nell'85% dei casi e interessa solo la colonna lombare nel 60% dei casi. Solitamente, la corda si riunisce in sede distale a quella fisiologica. Nella diastematomielia, la materia grigia di ogni emicorda forma di solito un corno dorsale e uno ventrale.

La TC multistrato dovrebbe essere usata come tecnica complementare per valutare deformità ossee, in particolare quelle complesse in cui sono presenti un insieme di anomalie difficili da descrivere e comprendere con l'esame RX convenzionale. Le immagini ricostruite forniscono un quadro più completo delle deformità del paziente. Le malformazioni congenite possono essere divise in due gruppi sulla base sullo sviluppo embrionale: difetti di segmentazione e difetti di formazione. I difetti di segmentazione possono essere simmetrici o asimmetrici; i difetti asimmetrici assumono la forma di barre unilaterali, non segmentate, dovute alla fusione ossea di due o più segmenti. Questo difetto è strettamente correlato con una progressiva curvatura della colonna vertebrale. I difetti di formazione secondaria si verificano a seguito di una mancanza di materiale per il normale sviluppo embrionale vertebrale. L'emivertebra, uno dei più comuni difetti di formazione, è definito come la totale incapacità di una vertebra di formare un lato. La gravità della scoliosi risultante è correlata al grado di segmentazione associato.

Reperti radiologici

Figura 5.1.1 Le radiografie della colonna vertebrale in toto evidenziano una deformità complessa con deformità a multipli livelli con conseguente cifoscoliosi strutturata (a sinistra a livello toracico, a destra a livello lombare).

Figura 5.1.2 La RM evidenzia un doppio tubo neurale separato da uno sperone osseo (*freccia aperta*). La cifoscoliosi complessa ha come conseguenza la formazione di uno sperone ruotato che attraversa il canale spinale. Le sinostosi cilindriche della lamina esterna in rotazione creano notevole asimmetria nei due emicanali. L'amigdala cerebellare appare abbassata, diagnostica per malformazione di Chiari, e un basso cono midollare completa lo spettro di condizioni patologiche che interessano il canale neurale.

Figura 5.1.3 La TC assiale multistrato in volume-rendering mostra chiaramente lo sperone osseo laterale che divide il canale spinale in due emicanali (*freccia aperta*).

Figura 5.1.4 La ricostruzione TC in volume-rendering evidenzia le anomalie vertebrali complesse con un difetto di segmentazione dell'arco anteriore della C1 (*freccia aperta*), un complesso difetto di formazione con sinostosi verticali unilaterali a livello della giunzione cervico-dorsale (C6-C7-T1) (*freccia piena*), un'ampia sinostosi cilindrica unilaterale con difetto di segmentazione in T4-T9 e complesse alterazioni costali associate (*punta di freccia*).

Caso 5.2

■

Ernia discale espulsa e migrata, con spontanea remissione

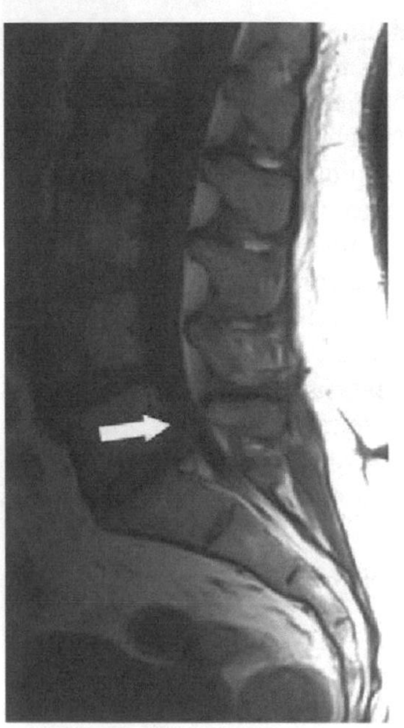

Fig. 5.2.1

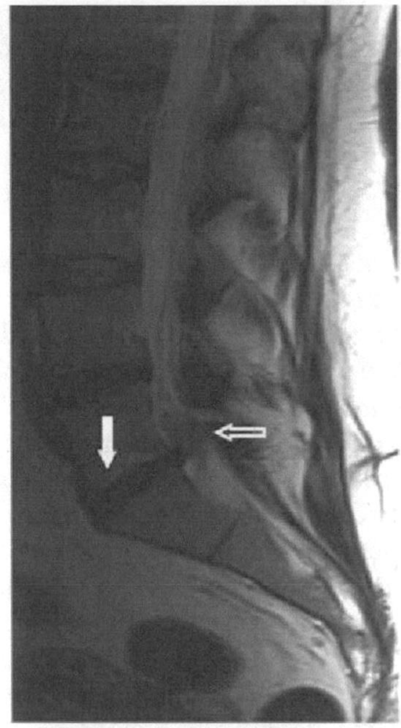

Fig. 5.2.2

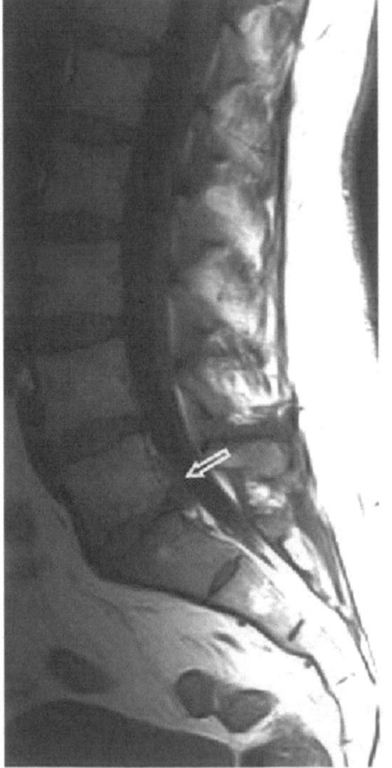

Fig. 5.2.3

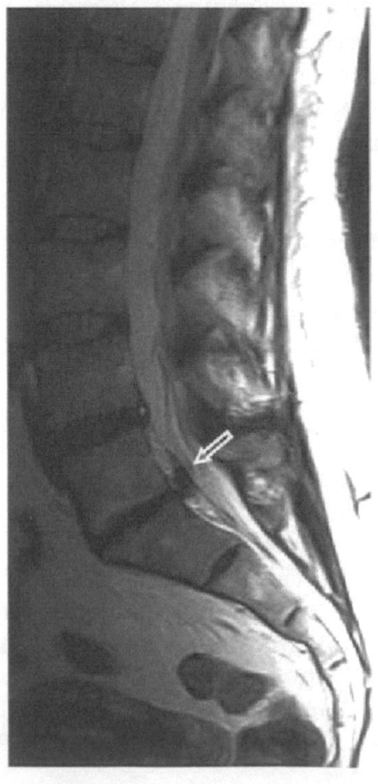

Fig. 5.2.4

Una donna di 25 anni si presenta con acuto dolore sciatalgico. La RM ha evidenziato un'ernia del disco con estrusione craniale. Viene suggerito un trattamento conservativo, e una RM di follow-up 3 mesi più tardi evidenzia una marcata diminuzione delle dimensioni dell'ernia.

Introduzione

L'ernia del disco, una volta espulsa, può migrare o superiormente o inferiormente, ma rimane confinata a sinistra o a destra dello spazio epidurale anteriore da un setto sulla linea mediana adiacente al legamento longitudinale posteriore.

Un sistema standardizzato di nomenclatura e classificazione definisce le ernie del disco come protrusioni, estrusioni e sequestri. L'ernia del disco è classificata come protrusione quando la porzione sporgente comprende la maggior parte del disco, come estrusione quando la porzione sporgente è più ampia del collo che collega il frammento discale alla maggior parte del disco nell'interspazio, e come sequestro quando un frammento del disco viene separato dalla restante porzione del disco rimanente. La differenziazione tra protrusione ed estrusione può essere di significato clinico perché il 52% dei pazienti asintomatici hanno un disco sporgente, il 27% presenta un disco protruso, e solo l'1% ha un disco estruso.

La spontanea riduzione dell'ernia del disco è ben nota clinicamente ed è stata anche dimostrata con TC e RM da Bozzao e colleghi (1992). Circa il 70% delle ernie discali riduce le sue dimensioni spontaneamente nei pazienti trattati in modo conservativo. Il sollievo dal dolore è riferito alla riduzione dell'edema della guaina radicolare e delle alterazioni infiammatorie e fibrotiche di tutto il materiale discale. Sebbene il meccanismo esatto non sia noto, la disidratazione e regressione del materiale discale, probabilmente correlata alla risposta infiammatoria, sono considerati i principali fattori coinvolti. I risultati diagnostici con l'imaging associati all'entità della regressione sono la dimensione dell'ernia e l'incremento di segnale del suo profilo.

L'ernia del disco cervicale e dorsale sono state studiate meno estesamente e il loro tasso di regressione sembra essere minore. Una delle ragioni del minor tasso di regressione dell'ernia toracica è la presenza di calcificazione all'interno del disco.

Reperti radiologici

Figura 5.2.1 La RM FSE sagittale T1-pesata evidenzia un'obliterazione del grasso epidurale normale nel canale lombare di sinistra da parte di una formazione rotondeggiante di tessuto molle collegata con lo spazio discale L5-S1, con migrazione craniale del materiale erniato (*freccia piena*). La lesione è leggermente iperintensa rispetto al fluido e al normale disco intervertebrale (*freccia aperto*) il che indica un processo di natura subacuta.

Figura 5.2.2 La RM FSE sagittale pesata in T2 evidenzia una migrazione di materiale discale (*freccia aperta*) con irregolarità e edema nelle strutture adiacenti (*freccia*).

Le Figure 5.2.3 e 5.2.4 rappresentano il controllo di follow-up a tre mesi: la RM FSE sagittale T1 e in T2 evidenziano una regressione marcata della dimensione dell'ernia (*freccia aperta*).

Caso 5.3

Cisti del legamento giallo

Un uomo di 70 anni si presenta con dolore posteriore dell'arto inferiore destro di carattere evolutivo da 2 mesi, con persistenza e aggravamento circa 2 settimane prima dell'esame RM. La diagnosi è confermata alla chirurgia spinale.

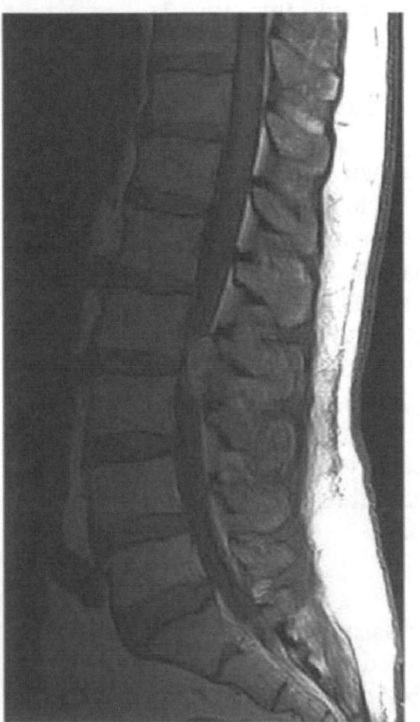

Fig. 5.3.1

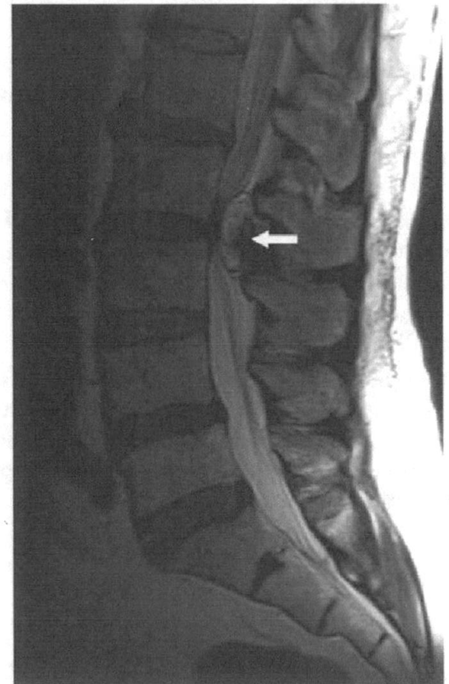

Fig. 5.3.2

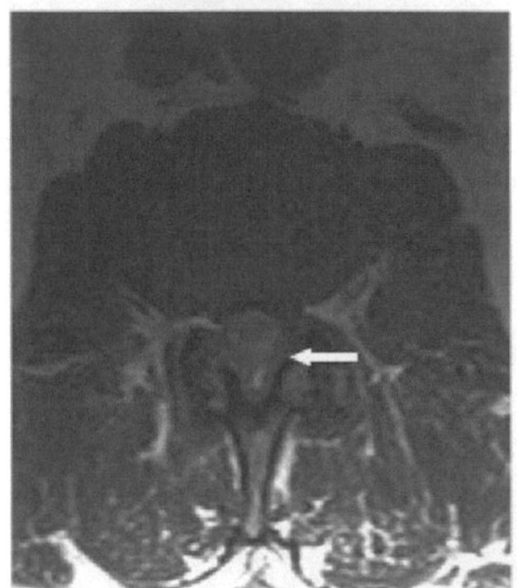

Fig. 5.3.3

Introduzione

Le cisti faccettali e iuxtafaccettali sono lesioni cistiche che originano della faccetta articolare o delle sue strutture circostanti. Le cisti sinoviali e i gangli si distinguono per la presenza o assenza di rivestimento sinoviale, che non possono essere differenziate con la RM. Le cisti sinoviali originate dalla faccetta articolare sono chiamate cisti faccettali e quelle originate del legamento giallo sono chiamate cisti del legamento giallo. Queste cisti di solito si producono nella colonna lombare e L2-L3 è il sito più comune.

Le cisti iuxtafaccettali della colonna lombare sono associate a un aspetto degenerativo del legamento giallo, processo causato dalla patologia degenerativa del disco collegata a una microinstabilità e ipermobilità. Fino al 50-70% si osserva associata spondilolistesi.

Clinicamente, queste lesioni sono una frequente causa di dolore radicolare lombare e claudicatio neurogena. I sintomi sono legati alla compressione acuta o infiammatoria del processo che circonda la cisti.

La diagnosi di una cisti iuxtafaccettale della colonna lombare è relativamente facile con la risonanza magnetica in considerazione della sua elevata risoluzione di contrasto. La diagnosi può essere anche suggerita dalla TC, dove i fenomeni di calcificazione e vacuum degenerativo sono meglio rappresentati.

Alla risonanza magnetica, esse appaiono come lesioni epidurali posteriori con segnale di medio-bassa intensità nelle sequenze pesate in T1. In quelle pesate in T2, la capsula cistica appare come una linea ipointensa, ben demarcata dal segnale ad alta intensità nel contesto della formazione cistica, a rappresentare una capsula fibrosa con depositi di emosiderina o sottile calcificazione. Il contenuto della cisti varia, quindi, e di solito ha intensità di segnale di tipo fluido, anche se può essere eterogenea con bassa intensità di segnale sulle immagini pesate in T2 a causa della presenza di materiale proteico, emorragia (che provoca sintomatologia acuta), calcificazione, e del cosiddetto *vacuum phenomenon*. Dopo iniezione di gadolinio si osserva un incremento di segnale del suo profilo. La posizione della cisti e i suoi rapporti con altre strutture sono la chiave per distinguere tra cisti faccettale e cisti del legamento giallo. Il collegamento tra la lesione e la faccetta o il legamento giallo può essere dimostrato con uno studio mirato. Le lesioni si trovano medialmente (da ore 2 a ore 5 sulla destra e da ore 7 a ore 10 a sinistra), adiacenti al legamento giallo e le modificazioni degenerative sono l'aspetto diagnostico della cisti del legamento giallo, mentre più lateralmente si trovano lesioni con maggiori modificazioni degenerative e fluido all'interno dell'articolazione, con aspetto caratteristico delle cisti faccettali. L'emorragia all'interno della cisti è leggermente più comune nelle cisti del legamento giallo che non nella cisti faccettale.

Questi risultati di imaging, in particolare la posizione anatomica, possono suggerire la diagnosi. La diagnosi differenziale include altri processi che possono influenzare l'aspetto, come ad esempio l'artrite settica (quando i depositi emorragici sono evidenziati con un'alta intensità di segnale in T1), la sinovite pigmentaria villonodulare della faccetta articolare, la migrazione posteriore di un frammento proveniente da un'ernia del disco (anche se questi molto raramente si estendono al legamento giallo), la cisti perineurale (queste sono di solito associate a ispessimento della guaina radicolare nel forame neurale e sono separate dalle faccette articolari), oppure lo schwannoma cistico (di solito intradurale e privo di bordo ipointenso).

Reperti radiologici

Figura 5.3.1 La RM FSE sagittale T1-pesata dimostra una lesione posteriore epidurale iperintensa a metà del canale laterale a livello di L2-L3.

Figura 5.3.2 La RM FSE sagittale pesata in T2 dimostra una lesione iperintensa eterogenea con un bordo ipointenso (*freccia piena*).

Figura 5.3.3 La RM assiale T1 pesata dopo iniezione di gadolinio dimostra la giusta posizione centrale posteriore della lesione epidurale, collegata con il legamento giallo, e il moderato incremento di segnale del suo profilo (*freccia piena*).

Caso 5.4

Linfoma primitivo vertebrale ed epidurale

Una donna di 75 anni si presenta con dolore intermittente e progressivo a livello della colonna vertebrale toracica superiore associata a debolezza e parestesia di entrambe le braccia. Viene sottoposta a TC e RM spinale. La diagnosi è stata confermata dalla biopsia TC-guidata.

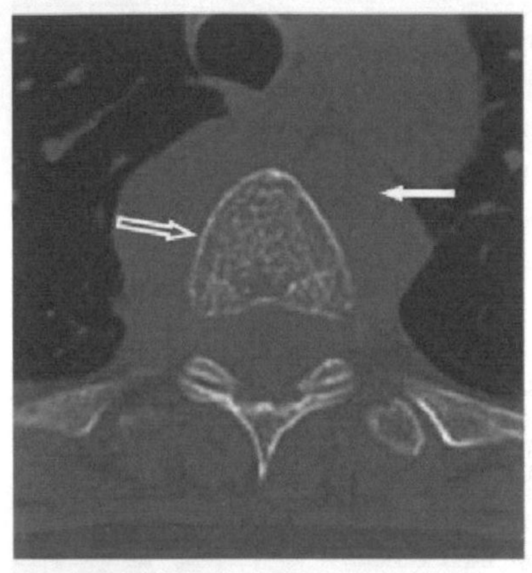

Fig. 5.4.1

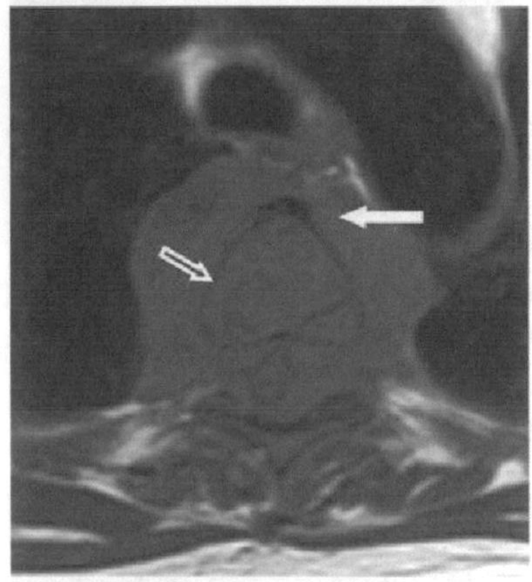

Fig. 5.4.2

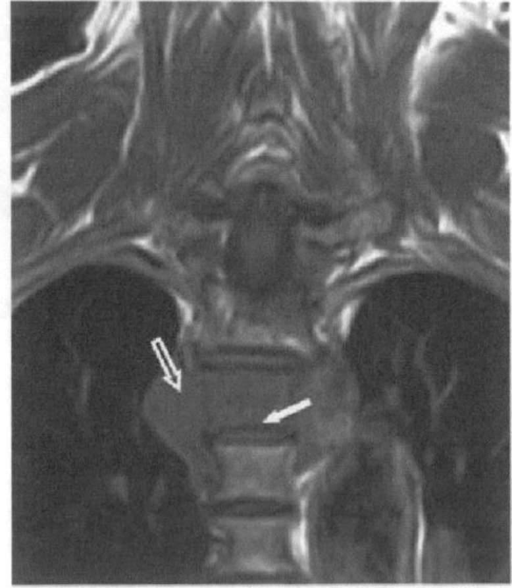

Fig. 5.4.4

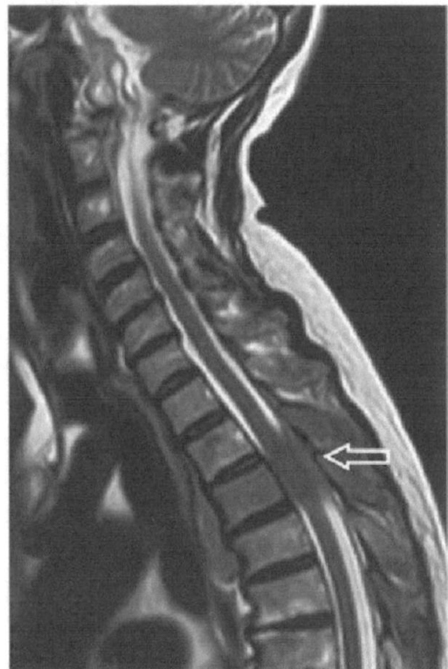

Fig. 5.4.3

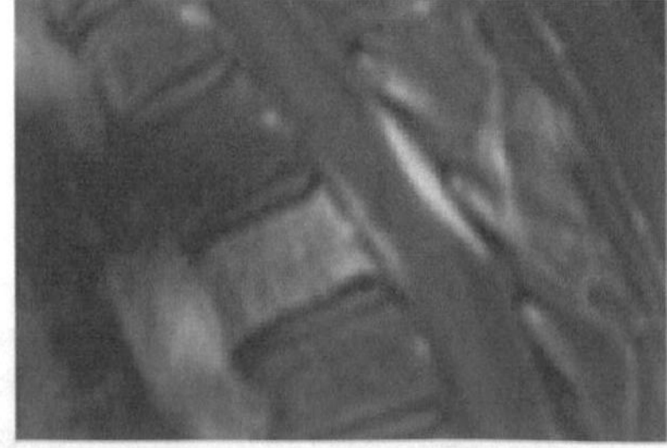

Fig. 5.4.5

Introduzione

Il linfoma primitivo dell'osso è un tumore raro che rappresenta meno del 5% di tutti i tumori ossei primitivi. Il linfoma primitivo è definito come linfoma senza evidenza di malattia sistemica al momento della presentazione. L'aspetto radiologico delle ossa nel linfoma primitivo è variabile e senza caratteristiche affidabili per una diagnosi certa; tuttavia, molte caratteristiche unite fra di loro potrebbero suggerire la diagnosi.

Il linfoma osseo primitivo è stato anche chiamato sarcoma a cellule reticolari, linfoma maligno delle ossa e, più recentemente, osteolinfoma. La stragrande maggioranza dei casi sono di tipo non-Hodgkin.

Ci sono tre tipi principali di linfoma: a cellule B, a cellule T, e il morbo di Hodgkin. La diagnosi differenziale è facilmente risolta mediante analisi immunoistochimica.

Il linfoma osseo primitivo si verifica in una vasta gamma di pazienti ed è più diffuso tra i pazienti dal sesto al settimo decennio.

Il femore è il sito più comune, seguito da bacino, omero e tibia. Il coinvolgimento vertebrale non è inusuale, e il tratto toracico è il sito più comune nella colonna vertebrale.

È importante ottenere una diagnosi specifica per il linfoma delle ossa, perché questo tumore ha una migliore risposta alla terapia e una prognosi migliore rispetto ad altri linfomi.

L'aspetto radiologico è variabile, quello più frequente è una lesione litica aggressiva di distruzione ossea permeativa o, più raramente osteosclerotica, e l'osteolinfoma fa parte della diagnosi differenziale della "vertebra d'avorio". In genere, il linfoma osseo è caratterizzato dalla presenza di osso corticale permeante senza significativa distruzione macroscopica, limitata formazione di osso reattivo periostale, e un'estensione a "massa" nei tessuti molli. Il linfoma non ha una matrice ossea o cartilaginea. I fenomeni espansivi dell'osso in questione sono inusuali. Gli spazi discali sono di solito conservati, ma possono ampliarsi in rari casi. L'estensione nel canale spinale è frequente, come lo sono le masse dei tessuti molli paraspinali, la componente extraossea è spesso omogenea. Nel linfoma spinale, le masse epidurali possono causare più frequentemente una compressione sul midollo spinale piuttosto che un "crollo" vertebrale.

Negli esami radiografici e TC, il linfoma primario della colonna vertebrale può essere litico, sclerotico, o misto con associata compressione vertebrale parziale o completa. La RM non solo permette l'identificazione precoce, ma dimostra anche il grado di coinvolgimento dei tessuti molli e può essere utilizzata per valutare l'esito del trattamento.

Reperti radiologici

Figura 5.4.1 La TC senza mdc evidenzia un tessuto osseo trabecolare con pattern grossolanamente permeante nel corpo di T3, con conservazione periostale (*freccia aperta*) senza significativa distruzione corticale. Una grande massa dei tessuti molli si estende allo spazio prevertebrale e nel canale spinale (*freccia piena*). I risultati della TC del torace erano normali, senza noduli polmonari o adenopatie.

Figura 5.4.2 La RM assiale T1-pesata FSE dimostra una massa a bassa intensità di segnale nel corpo vertebrale T3, con conservazione della corticale ossea periostale (*freccia aperta*) e una grande massa ipointensa nei tessuti molli che si estende negli spazi prevertebrali ed epidurali, nonché nel forame vertebrale, dove coinvolge il midollo spinale (*freccia piena*).

Figura 5.4.3 La RM sagittale T2-pesata FSE evidenzia una massa isointensa negli elementi posteriori del corpo vertebrale di T3; il midollo spinale viene compresso dalla massa dei tessuti molli epidurali anteriore e posteriore (*freccia aperta*). La massa dei tessuti molli è leggermente iperintensa in confronto al midollo spinale e si estende posteriormente.

Figura 5.4.4 La RM FSE coronale T1-pesata evidenzia chiaramente l'estensione della massa nei tessuti molli paravertebrali (*freccia aperta*); l'osso corticale e lo spazio intervertebrale (*freccia piena*) sono conservati.

Figura 5.4.5 La RM FSE sagittale fat-sat T1-pesata dopo iniezione di gadolinio rivela un incremento di segnale molto intenso e omogeneo del corpo vertebrale, degli elementi posteriori, e della massa nei tessuti molli.

Caso 5.5
■
Osteoma osteoide

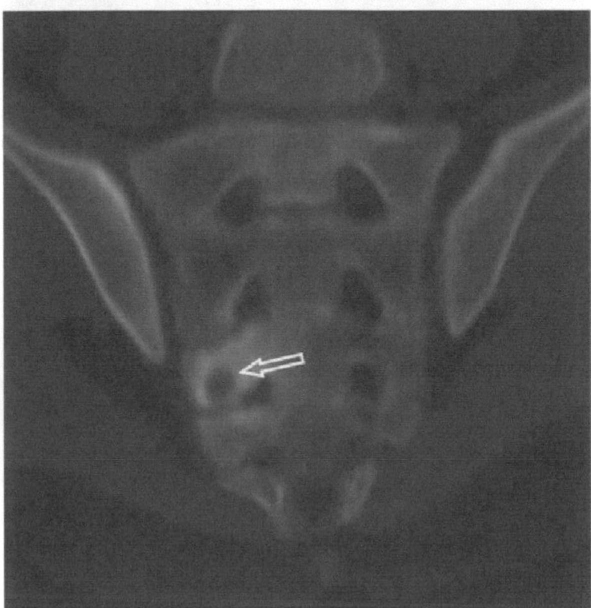

Fig. 5.5.1

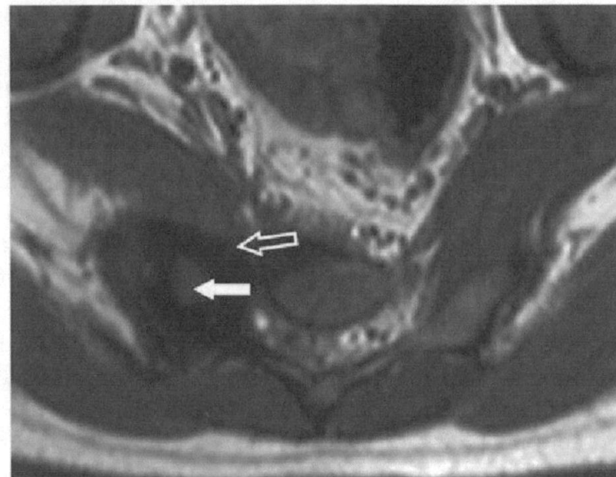

Fig. 5.5.2

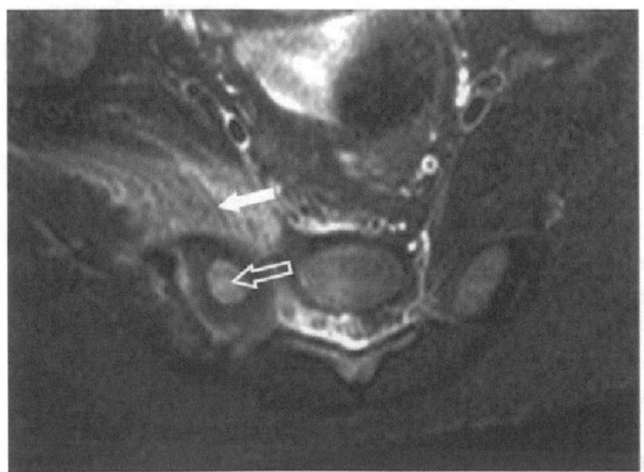

Fig. 5.5.3

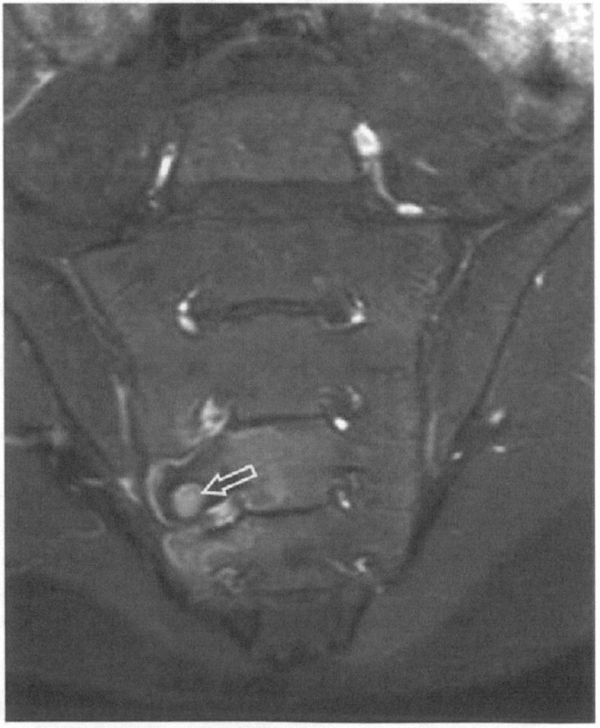

Fig. 5.5.4

Un ragazzo di 13 anni si presenta con dolore alla porzione bassa schiena da circa 2 mesi; il dolore era prevalentemente notturno, accompagnato da dolore radicolare a destra. L'esame radiografico e la risonanza magnetica della colonna lombare hanno dimostrato un'area di sclerosi della regione sacrale con edema del midollo osseo; di conseguenza, è stato eseguito uno studio di dettaglio della regione sacrale.

Introduzione

L'osteoma osteoide della colonna vertebrale rappresenta il 10% di tutte gli osteomi osteoidi, ma solo il 2% si collocano nel sacro.

Gli osteomi osteoidi colpiscono gli uomini due o tre volte più spesso delle donne, di solito tra i 10 e i 20 anni.

Gli osteomi osteoidi nella maggior parte del corpo vertebrale si situano negli elementi posteriori della vertebra (peduncoli, faccette articolari e lamine) e solo il 7% si trovano nel corpo vertebrale. I restanti casi riguardano i processi trasversi e spinosi. La colonna lombare è quella più comunemente colpita, seguita dai segmenti cervicale, toracico e sacrale.

Queste lesioni osteoblastiche benigne contengono un nido centrale, caratterizzato da tessuto osteoide e fibroso riccamente vascolarizzato. Istologicamente, il nidus di un osteoma osteoide è una piccola (<1,5-2,0 cm di diametro) massa rotondeggiante di tessuto da rosa a rosso; il colore della lesione riflette la sua vascolarizzazione. Il nidus è generalmente inferiore a 1 cm ed è circondato da una zona di sclerosi reattiva.

Nelle radiografie si osserva una lesione centrale radiotrasparente di meno di 2 cm di diametro che rappresenta il nidus ed è circondata da marcata sclerosi perifocale. Una calcificazione centrale può essere osservata nel nidus osteolitico. La TC è altamente specifica nella diagnosi.

L'utilità della RM nel rilevare il nidus non è chiara; quando un osteoma viene rilevato, l'intensità del segnale è generalmente bassa con un nidus isointenso centrale nelle immagini pesate in T1 e intensità di segnale da intermedia a alta in T2. L'edema del midollo osseo e dei tessuti molli è visibile in T2 con saturazione del grasso. In alcuni pazienti, il nidus è rilevabile come risultato dell'edema del midollo e dei tessuti molli, o dalla sclerosi circostante.

Il processo trasverso ingrossato con edema dei tessuti molli potrebbe essere responsabile di un dolore radicolare.

La diagnosi differenziale in caso di peduncolo denso comprende osteoblastoma (dimensioni maggiori di 1,5-2 cm), metastasi osteoblastica, enostosi (isola ossea), infezioni inusuali, linfoma, e sclerosi reattiva causata da anomalie delle faccette.

Reperti radiologici

Figura 5.5.1 Le ricostruzioni TC MPR coronali evidenziano un ingrandimento marcatamente sclerotico del processo trasverso di S3, il nidus centrale è chiaramente dimostrato come una piccola lesione centrale radiotrasparente di 7 mm (minore di 2 cm), senza calcificazione centrale (*freccia aperta*).

Figura 5.5.2 La RM FSE assiale T1-pesata evidenzia un'ipointensità della zona sclerotica (*freccia aperta*) e una zona centrale da isointensa a leggermente iperintensa da riferire al nidus (*freccia*).

Figura 5.5.3 La RM assiale STIR dimostra un'iperintensità nella porzione centrale del nidus (*freccia aperta*), una zona leggermente sclerotica ipointensa che lo circonda, e marcato edema dei tessuti molli che si estende al muscolo piriforme a destra (*freccia nera*) e nel forame destro, dove coinvolge la radice neurale di destra.

Figura 5.5.4 La RM FSE fat-sat coronale pesata in T1 dopo iniezione di gadolinio mostra una captazione sorprendentemente elevata nella fase arteriosa nel nidus a causa della sua elevata vascolarizzazione e la valorizzazione del tessuto circostante (*freccia aperta*).

L'ablazione con radiofrequenza di questa lesione raggiunge un buon risultato.

Caso 5.6

■

Meningioma

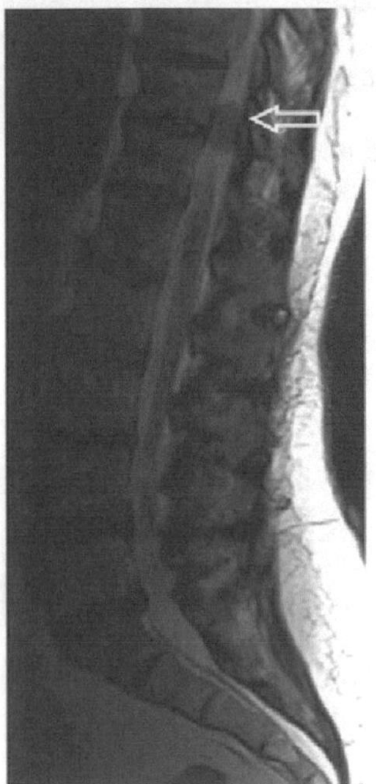

Fig. 5.6.1

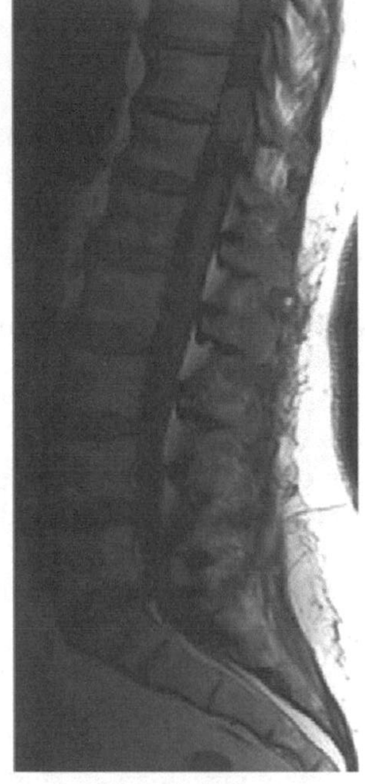

Fig. 5.6.2

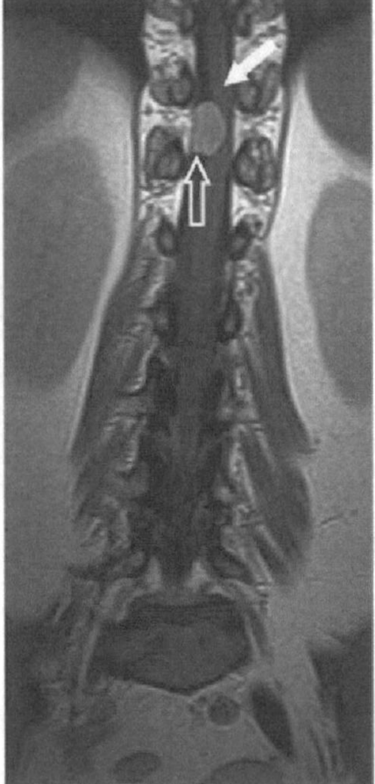

Fig. 5.6.3

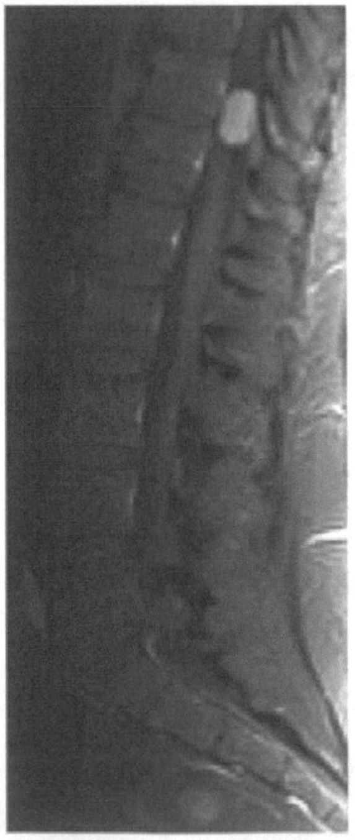

Fig. 5.6.4

Una donna di 67 anni si presenta con una lombalgia, dolore radicolare sinistro, debolezza degli arti inferiori, instabilità e parestesie. La risonanza magnetica eseguita per escludere fenomeni compressivi sulla colonna vertebrale ha suggerito la diagnosi di meningioma, che è stata confermata all'intervento.

Introduzione

Il meningioma è il secondo tumore più frequente della colonna vertebrale, e rappresenta circa il 25% dei tumori del midollo spinale. Si riscontra una forte prevalenza femminile (80%), con picco di età nel quinto e sesto decennio. La sede più comune è la colonna vertebrale toracica, seguita dal rachide cervicale; i meningiomi (lesioni extramidollari) del rachide lombo-sacrale sono rari. La maggior parte dei meningiomi spinali (circa il 90%) sono intradurali, solo il 5% sono extradurali, e un altro 5% combinano le componenti intradurale ed extradurale.

Il quadro clinico tipico è una donna di mezza età con segni di compressione sul midollo spinale o sulla radice nervosa. La diagnosi radiologica è spesso suggerita dalla sua posizione extramidollare intraspinale e dall'associazione con la guaina radicolare nervosa.

La TC può evidenziare calcificazioni, sebbene questo sia un raro riscontro. Alla risonanza magnetica il tumore appare in genere come una lesione ben circoscritta isointensa o lievemente ipointensa rispetto al midollo spinale in T1 e T2 e con omogeneo incremento di segnale dopo gadolinio. Tuttavia, nei meningiomi con una componente extradurale l'incremento di segnale dopo mdc è modesto.

Il segno della "coda durale", che consiste nell'enhancement della dura adiacente al canale durale, può essere rilevato; tuttavia, tale riscontro non è specifico e potrebbe essere presente in alcuni tipi di metastasi, linfoma o sarcoidosi.

La diagnosi differenziale si pone con neurinomi, che sono i tumori intraspinali extramidollari intradurali più comuni. I neurinomi sono di solito più ipointensi nelle immagini pesate in T1 e iperintensi in T2, e sono più propensi ad ampliare il forame neurale rispetto ai meningiomi. Altre entità meno frequenti che rientrano nella diagnosi differenziale sono l'ependimoma del filum terminale, le metastasi a goccia, la sarcoidosi e il linfoma.

L'asportazione chirurgica è il trattamento di scelta nella maggior parte dei casi e le recidive sono rare.

Reperti radiologici

Figura 5.6.1 La RM FSE sagittale pesata in T2 evidenzia una massa solida ben definita a livello di T11-T12, isointensa rispetto al midollo spinale (*freccia aperta*).

Figura 5.6.2 La RM sagittale T1-pesata FSE mostra la lesione extramidollare isointensa rispetto al midollo spinale.

Figura 5.6.3 La RM coronale T1-pesata FSE dopo iniezione di gadolinio mostra un omogeneo aumento di segnale con associato ampliamento della dura (*freccia aperta*) e un forame neurale di dimensioni normali; il midollo spinale è spostato a destra (*freccia nera*).

Figura 5.6.4 La RM fat-sat sagittale T1-pesata dopo iniezione di gadolinio dimostra impregnazione intensa e omogenea.

Caso 5.7 ■ Mieloma

Un paziente di 57 anni si presenta dopo 2 anni di progressivo dolore lombare cronico refrattario al trattamento conservativo e 2 settimane di debolezza degli arti inferiori. L'esame radiografico del rachide lombare rivela multiple lesioni litiche e la diagnosi viene confermata con la RMN, biopsia ossea TC guidata e biopsia del midollo osseo. Il paziente è trattato con radioterapia, chemioterapia e terapia steroidea; la risposta al trattamento è buona (riduzione delle dimensioni della massa dei tessuti molli e delle lesioni litiche). Diciotto mesi più tardi, il paziente sviluppa parestesie progressive e deficit motorio bilaterale. La RM evidenzia una mielopatia e una lesione con enhancement ad anello. Sulla base di questi risultati clinici e sulle analisi di laboratorio, si raggiunge una diagnosi di mielopatia progressiva post-radioterapia.

Introduzione

Il mieloma è il tumore maligno primitivo dell'osso più comune e una delle più ricorrenti neoplasie ematologiche. La diagnosi si basa su test di laboratorio (paraproteina monoclonale nel siero o nelle urine), aspirazione del midollo osseo, biopsia (presenza di plasmacellule atipiche superiore al 10%), e sul tipico aspetto radiologico delle lesioni.

Ci sono diversi sistemi di classificazione, il più diffuso dei quali è quello di Durie-Salmon, che comprende i risultati dell'esame radiografico unitamente alle analisi di laboratorio. Un aggiornamento diagnostico con RM o PET/TC è stato inserito nella classificazione di Durie-Salmon Plus per determinare il numero delle lesioni focali e l'estensione della diffusione infiltrativa:

- stadio IA: esame scheletrico normale o singola lesione;
- stadio IB: meno di cinque lesioni focali o diffusione lieve;
- stadio IIA/B: 5-20 lesioni focali o moderatamente diffuse;
- stadio IIIA/B: più di 20 lesioni focali o grave diffusione;
- sottoclassi A e B: A, normale funzione renale; e B, anormale.

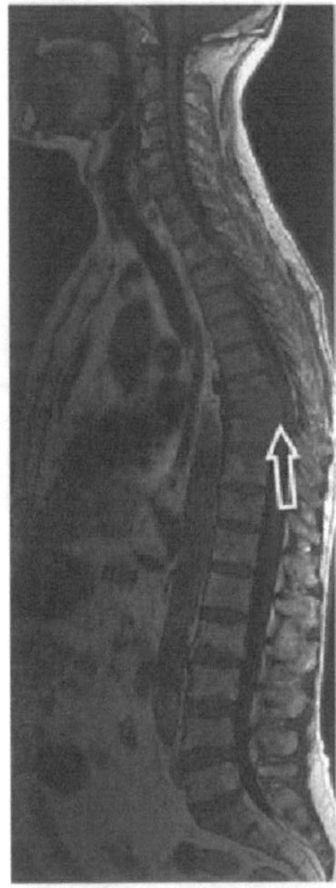
Fig. 5.7.1

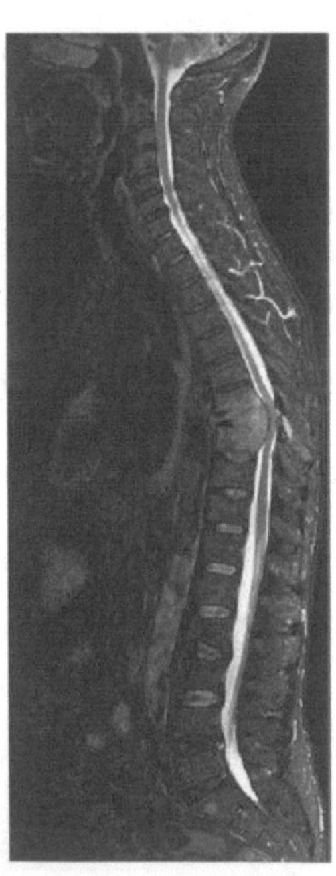
Fig. 5.7.2

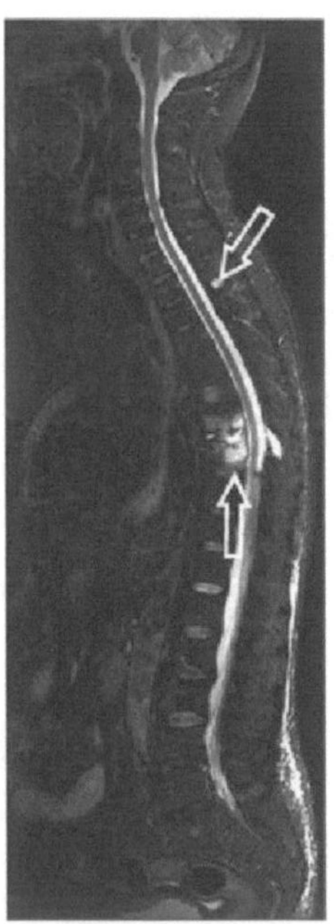
Fig. 5.7.3

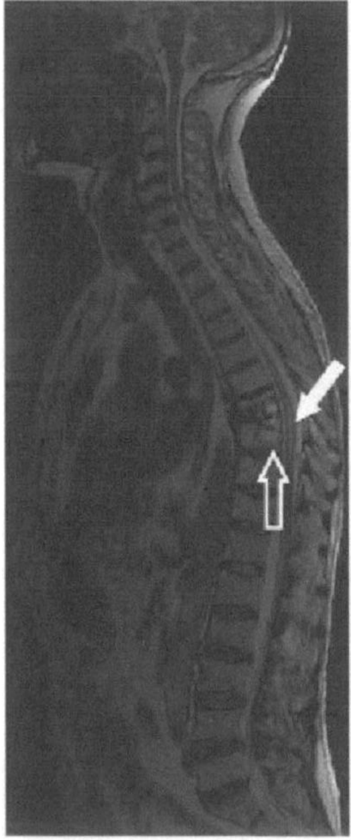
Fig. 5.7.4

Il plasmocitoma solitario è raro e si verifica solo in circa il 5% dei pazienti con mieloma plasmacellulare; per definizione rigorosa, la diagnosi richiede una conferma istologica di cellule plasmatiche monoclonali presenti in una lesione, l'assenza di altre lesioni ossee e la mancanza di plasmocitosi midollare. Spesso il plasmocitoma è presente per un anno o più come una lesione isolata di fronte all'evidenza di manifestazioni di laboratorio tipiche per mieloma multiplo. Il mieloma multiplo si sviluppa nella maggior parte dei pazienti in pochi anni.

L'esame radiografico evidenzia la presenza di lesioni focali e diffuse di tipo osteolitico, osteopenico o disomogeneo. Le lesioni sclerotiche si vedono raramente, anche se sono più frequenti dopo il trattamento. Diversi protocolli di risonanza magnetica sono stati descritti, dal normale segnale del midollo osseo al coinvolgimento focale, alla diffusa infiltrazione del midollo osseo, o il modello combinato focale e diffusa ("sale e pepe"). Gli studi di risonanza magnetica devono combinare sequenze FSE in T1 con fat-sat in T2 o sequenze STIR. Le lesioni litiche focali possono essere grandi e ci può essere una reazione dei tessuti molli con effetto massa e compressione del midollo. Alla RM, la massa nei tessuti molli appare come una lesione espansiva ipointensa in T1 e iperintensa in T2. Recentemente, un pattern ottenuto in RM assiale denominato *mini-brain* è stato riportato come caratteristica del plasmocitoma vertebrale. In questo modello, le strutture curvilinee con bassa intensità di segnale su tutte le sequenze di imaging si estendono parzialmente attraverso il corpo vertebrale; queste strutture curvilinee derivano dall'ipertrofia compensatoria dell'osso trabecolare residuo nella vertebra litica che risponde allo stress ponderale.

La diagnosi differenziale include metastasi, linfomi, malattie mieloproliferative o emangiomi atipici.

Il trattamento comprende bifosfonati per ridurre le fratture, chemioterapia, radioterapia e trapianto. La valutazione della risposta al trattamento deve includere i seguenti parametri: gammopatia monoclonale nel siero o nelle urine, riduzione delle infiltrazioni di cellule del plasma, riduzione della massa dei tessuti molli, e nessun aumento delle dimensioni o del numero di lesioni litiche.

La mielopatia progressiva è una complicazione rara della radioterapia. I seguenti tre criteri devono essere soddisfatti per la diagnosi: 1) inclusione del midollo spinale nella zona irradiata; 2) localizzazione della lesione principale nei segmenti del midollo irradiati; 3) esclusione di altre cause di compressione. La mielopatia da radiazione normalmente diviene evidente da 6 mesi a 2-3 anni dopo la radioterapia. La RM dimostra iperintensità lungo il midollo irradiato nelle sequenze FSE T2-pesate e incremento di segnale variabile dopo iniezione di gadolinio.

Reperti radiologici

Figura 5.7.1 La RM sagittale T1-pesata FSE dimostra una lesione espansiva litica in T8 con un tessuto reattivo con effetto massa (*freccia aperta*) che si estende verso gli elementi posteriori e gli elementi vertebrali superiori e inferiori; la massa dei tessuti molli coinvolge lo spazio epidurale e comprime il midollo spinale, che viene spostato posteriormente. Sono evidenziate altre piccole lesioni litiche.

Figura 5.7.2 La corrispondente sequenza STIR sagittale dimostra un'elevata iperintensità della massa nei tessuti molli con frattura patologica di T8.

Figura 5.7.3 La RM di controllo con sequenza sagittale STIR eseguita 3 mesi dopo dimostra una marcata riduzione delle dimensioni della massa dei tessuti molli della colonna vertebrale (*freccia aperta*) e del resto delle lesioni litiche. Il segnale del midollo osseo è diffusamente inferiore a causa di infiltrazioni di grasso.

Figura 5.7.4 Un anno dopo, la RM sagittale T2-pesata FSE dimostra una progressiva riduzione delle dimensioni della massa litica in T8 (*freccia aperta*) e una non ben definita iperintensità all'interno del midollo spinale, indicativa di mielopatia progressiva (*freccia piena*).

Caso 5.8 ■ Frattura-lussazione

Un paziente di 41 anni si presenta al pronto soccorso dopo una caduta da un'altezza di 4 m. L'esame neurologico rivela paraplegia completa degli arti inferiori. Le radiografie della colonna vertebrale dimostrano una frattura-lussazione in L1-L2 con frattura associata bilaterale delle faccette articolari. Vengono eseguite TC multistrato e RM per studiare i rapporti tra le strutture e il canale vertebrale e per valutare le lesioni al midollo spinale e gli organi del torace e dell'addome.

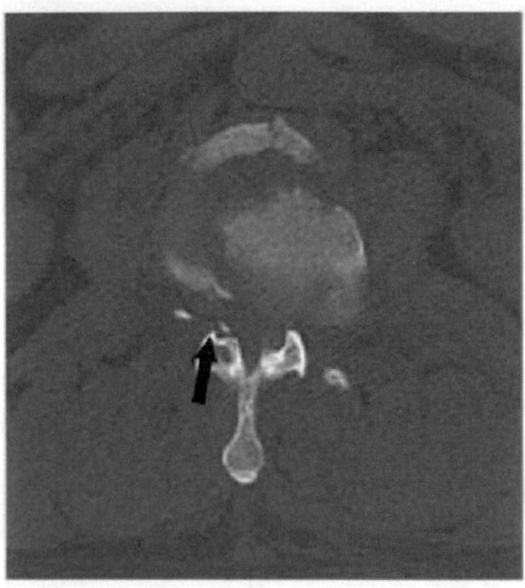

Fig. 5.8.1

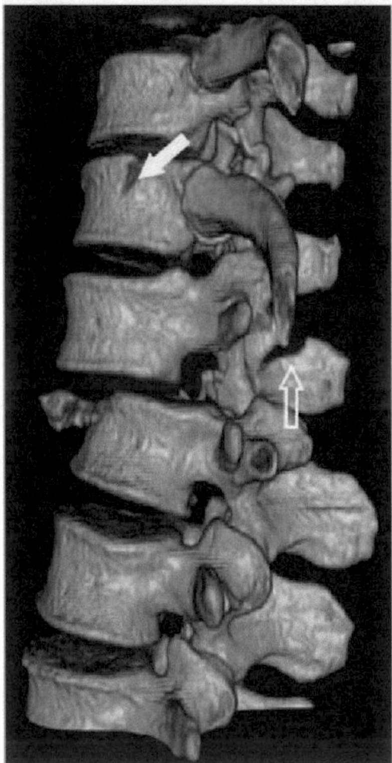

Fig. 5.8.2

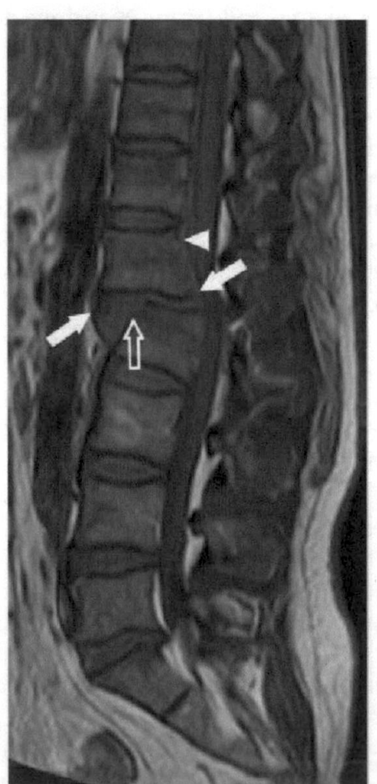

Fig. 5.8.3

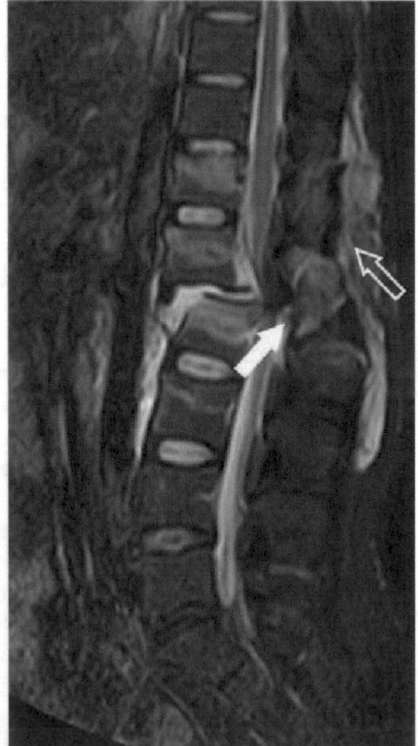

Fig. 5.8.4

Introduzione

I corpi vertebrali sono uniti dal disco intervertebrale e le porzioni posteriori delle vertebre adiacenti sono collegate da un complesso legamentoso (legamenti sopraspinosi e interspinosi, articolazioni interapofisarie e legamenti gialli). Questo complesso legamentoso assicura stabilità spinale ed evita lussazioni. Le fratture a traslazione sagittale sono rare, si verificano in circa il 3% delle fratture vertebrali. Queste fratture complesse sono il risultato di una flessione combinata a forze di rotazione: le rotture dei complessi articolari posteriori e lo scivolamento della vertebra sovrastante sulla sottostante. Nella regione cervicale si verifica la lussazione pura a causa dell'orientamento orizzontale dei suoi processi articolari. Nella regione lombare, i processi articolari sono orientati più verticalmente e, pertanto, sono maggiormente soggetti a frattura e a conseguente dislocazione, piuttosto che a lussazione pura.

Nell'esame radiografico, l'anatomia ossea può essere coperta dalle strutture embricate. Tuttavia, i radiogrammi laterali sono in grado di dimostrare la deformità a cuneo del corpo vertebrale, le traslazioni sagittali e la separazione dei processi spinosi. La proiezione AP può identificare lo spostamento laterale dei processi articolari. Gli indicatori radiografici di instabilità nelle fratture vertebrali includono la presenza di componenti traslazionali, compressione superiore al 50% dell'altezza del corpo vertebrale, frattura degli elementi posteriori e aumento della distanza interpeduncolare. Le fratture con dislocazione sono quindi instabili per definizione.

La TC multistrato, con la sua capacità di effettuare ricostruzioni multiplanari sui piani coronali e sagittali, ha cambiato l'approccio diagnostico alle fratture vertebrali. Essa può descrivere con precisione tutti gli elementi coinvolti nella frattura e lo stato del canale spinale.

La valutazione RM fornisce informazioni sull'integrità dei tessuti molli: legamenti posteriori, dischi e midollo spinale, e la presenza di collezioni ematiche negli spazi extracanalari (ematomi epidurali). Le sequenze in saturazione T2-pesate e quelle STIR possono rivelare anche edema dei tessuti molli e dell'osso, così come eventuali danni al midollo spinale. Le immagini a densità protonica sono le migliori per valutare l'integrità dei legamenti.

Reperti radiologici

Figura 5.8.1 L'esame TC assiale a livello di L2 dimostra una frattura del corpo vertebrale con retropulsione del muro somatico posteriore del corpo vertebrale e restringimento del canale spinale. Si noti la frattura del peduncolo di destra (*freccia*).

Figura 5.8.2 La TC con ricostruzione sagittale in *volume rendering* del rachide toraco-lombare conferma la frattura del piatto vertebrale superiore di L2, con perdita di altezza del corpo vertebrale anteriormente e lussazione anteriore di L1 su L2. Le immagini ricostruite dimostrano l'ampliamento dello spazio interspinoso tra L1 e L2, con associata frattura del processo spinoso di L1 (*freccia aperta*). Si nota una piccola frattura della limitante somatica superiore di T12 (*freccia piena*).

Figura 5.8.3 La RM sagittale T1-pesata della colonna lombare dimostra la lussazione L1-L2 con frattura della limitante somatica antero-superiore di L2 (*freccia aperta*), e una maggiore distanza tra i processi spinosi, con rottura del legamento interspinoso. I legamenti longitudinali anteriore e posteriore (*freccia piena*) sono allungati senza rottura. Vi è una piccola raccolta iperintensa epidurale correlata a ematoma (*freccia*), nonché la compressione del cono midollare e delle radici nervose della cauda equina.

Figura 5.8.4 La RM sagittale STIR evidenzia l'iperintensità di segnale dei tessuti molli (*freccia aperta*) e la rottura anteriore del legamento interspinoso (*freccia piena*). È presente un edema midollare a livello dei corpi vertebrali di T12, L1, L2 da riferirsi a fratture trabecolari.

Caso 5.9

Spondilodiscite

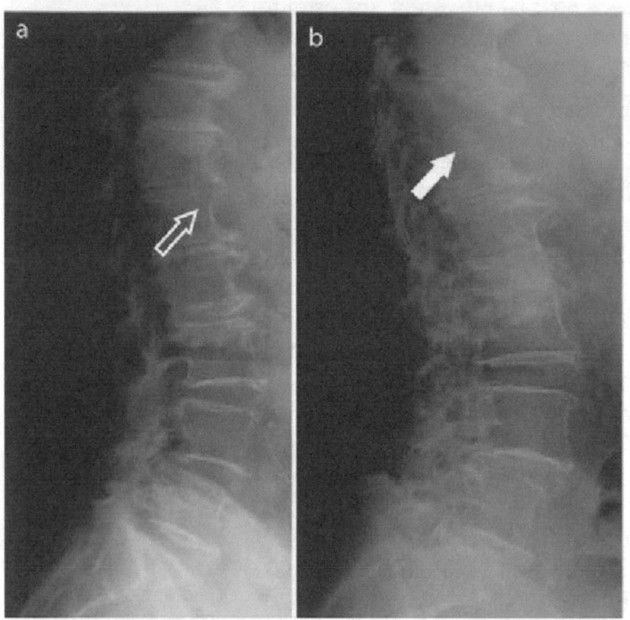

Fig. 5.9.1

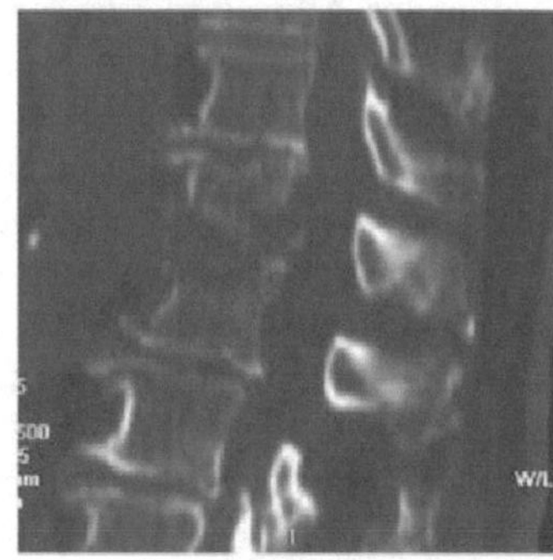

Fig. 5.9.2

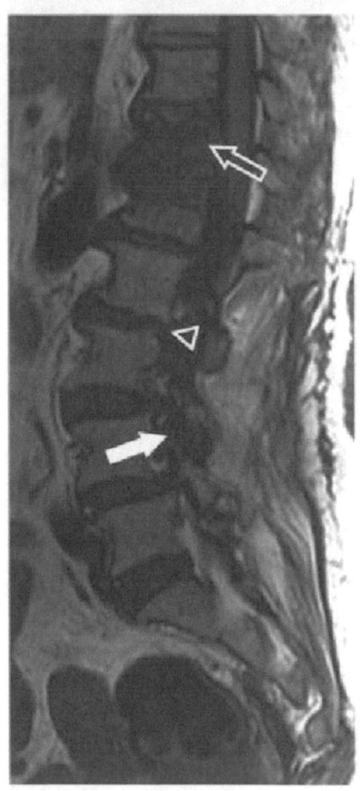

Fig. 5.9.3

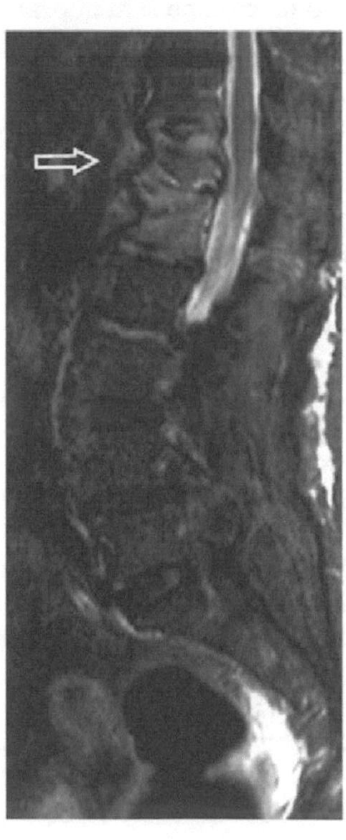

Fig. 5.9.4

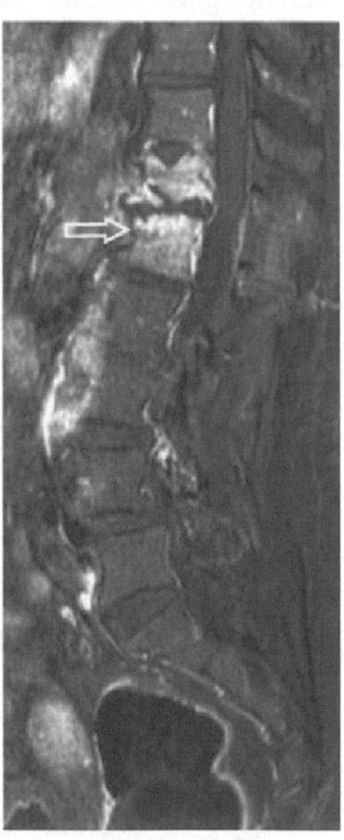

Fig. 5.9.5

Una donna di 76 anni si presenta con una storia di 8 settimane di mal di schiena persistente, nonostante il trattamento analgesico, e sintomatologia costituzionale. Aveva una precedente storia di infezioni ricorrenti del tratto urinario e diabete. All'esame clinico, la sua temperatura era di 37,5° e viene notato un gonfiore a livello del tratto lombare. Gli esami di laboratorio rivelano un aumento della proteina C reattiva senza leucocitosi. Confrontando l'esame radiografico eseguito al pronto soccorso con quello fatto 1 mese prima, il quadro suggerisce, e la RM e la biopsia TC guidata confermano, la diagnosi di spondilodiscite.

Introduzione

La discite infettiva è un processo infiammatorio del disco intervertebrale che di solito coinvolge la giunzione discovertebrale e può estendersi nello spazio epidurale, agli elementi vertebrali posteriori, e nei tessuti molli paraspinali. La spondilodiscite rappresenta il 2-4% di tutte le osteomieliti. Può insorgere spontaneamente, per diffusione ematogena da focolai settici distanti, per inoculazione diretta da un intervento chirurgico spinale o trauma penetrante, o per estensione diretta. L'organismo responsabile più comune è lo *Staphylococcus aureus*. La maggior parte dei pazienti si presentano con dolore alla schiena. Altri sintomi, come febbre, anoressia e perdita di peso possono essere presenti. I test di laboratorio possono rivelare leucocitosi, ma il quadro può essere normale in caso di infezione tubercolare e nei pazienti immunocompromessi o anziani. La proteina C reattiva è il test più affidabile, perché la velocità di sedimentazione eritrocitaria (VES) è variabile, specialmente nel paziente anziano.

Le radiografie della colonna vertebrale sono normali nei primi stadi di infezione e le alterazioni sono raramente visibili prima di 2-4 settimane. La risonanza magnetica è il metodo non invasivo di scelta per la diagnosi nei primi stadi. I reperti più comuni comprendono un'intensità di segnale diminuita del disco intervertebrale e dell'adiacente componente midollare del corpo vertebrale nelle immagini pesate in T1 e alta intensità di segnale in T2. Dopo somministrazione endovenosa di gadolinio, i dischi dimostrano un incremento di segnale omogeneo, a chiazze o periferico. Anche il midollo osseo adiacente presenta enhancement diffuso.

La diagnosi differenziale delle disciti infettive comprende la patologia degenerativa, la spondilite anchilosante, la sindrome SAPHO (combinazione di sinovite, acne, pustolosi, iperostosi e osteite), e le neuropatie della colonna vertebrale.

Reperti radiologici

Figura 5.9.1 Le immagini radiografiche acquisite nel dipartimento di emergenza (**b**) e 1 mese prima (**a**) mostrano la distruzione progressiva del piano vertebrale fra T12-L1, con erosione e cifosi secondaria (*freccia aperta* in **a** e *freccia piena* in **b**). Sono ben evidenti marcate alterazioni degenerative nel resto della colonna vertebrale.

Figura 5.9.2 Le ricostruzioni TCMS multiplanari sagittali mostrano chiaramente le erosioni con modello permeativo dei corpi vertebrali superiori e inferiori adiacenti allo spazio discale T12-L1.

Figura 5.9.3 Si osserva in una RM sagittale pesata in T1 la ridotta intensità di segnale del midollo osseo subcondrale e l'erosione marcata delle limitanti somatiche contrapposte dello spazio discale T12-L1 (*freccia aperta*). Si osserva anche una spondilolistesi degenerativa in L4-L5 (*freccia piena*) e piccola ernia del disco in L3-L4 (*punta di freccia*).

Figura 5.9.4 Nella RM sagittale STIR l'intensità del segnale aumenta con l'erosione dei corpi vertebrali e la presenza di fluido nel disco intervertebrale in T12-L1 (*freccia aperta*).

Figura 5.9.5 La RM dopo contrasto in sagittale fat-sat T1-pesata rivela l'incremento di segnale dei corpi vertebrali senza visibilità di raccolte ascessuali (*freccia aperta*).

Caso 5.10

Cordoma sacrale

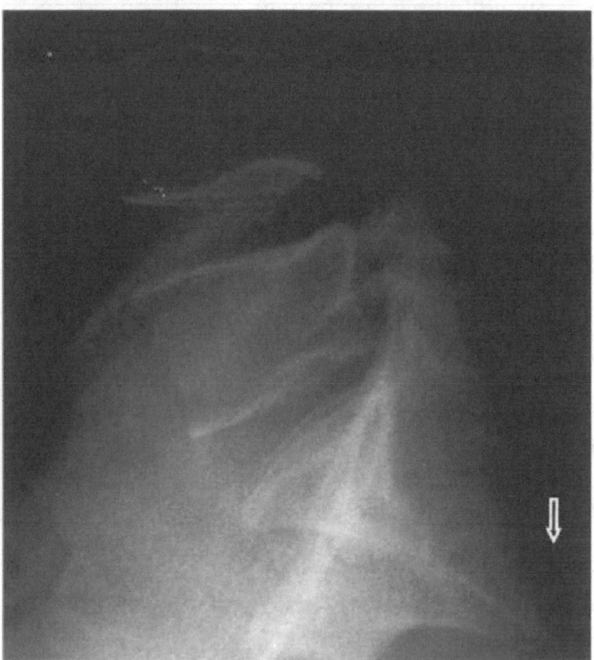

Fig. 5.10.1

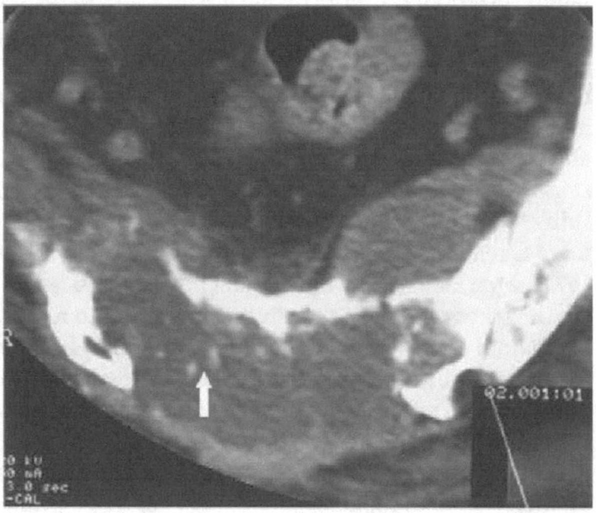

Fig. 5.10.2

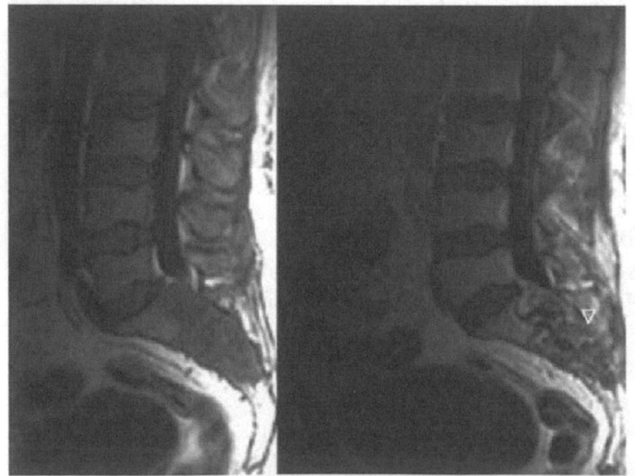

Fig. 5.10.3

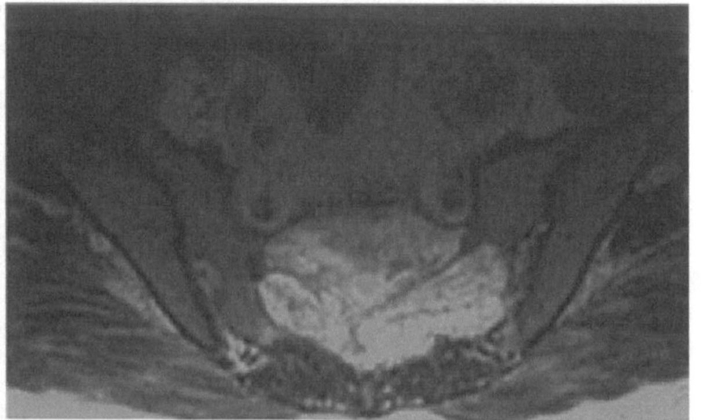

Fig. 5.10.4

Un uomo di 54 anni soffre di grave lombalgia perdurante da diverse settimane che si irradia a entrambe le gambe. La sua storia medica e l'esame clinico risultano poco significativi.

Introduzione

Il cordoma è il tumore primitivo maligno sacrale più comune, che rappresenta il 2-4% delle neoplasie maligne ossee. Il cordoma deriva dalla notocorda, che normalmente è sostituita da tessuto mesodermico entro la settima settimana di sviluppo. Vestigia sparse di notocorda possono essere ritrovate nel nucleo polposo e possono essere presenti a ogni livello dalla base del cranio al coccige. Il 50-60% dei cordomi si sviluppano nella regione sacro-coccigea. Questi tumori sono riscontrati in tutte le fasce di età. L'età media alla diagnosi è la sesta decade. Il cordoma colpisce due volte più spesso i maschi delle femmine.

L'aspetto classico del cordoma è una lesione litica distruttiva, con frequenti calcificazioni nel suo interno (30%). Di solito è presente una notevole tumefazione presacrale dei tessuti molli. Questi tumori sono in grado di estendersi attraverso lo spazio interdiscale adiacente e l'articolazione sacroiliaca.

Il cordoma mostra una bassa intensità di segnale eterogenea in T1 e un'iperintensità altrettanto eterogenea del segnale in T2, che riflette l'elevato contenuto di acqua delle lesioni. L'incremento di segnale dopo contrasto in risonanza magnetica è comune.

La diagnosi differenziale comprende altri tumori primitivi (sarcoma, tumore a cellule giganti e, raramente, ependimoma). Le metastasi sono la neoplasia sacrale più comune.

La resezione chirurgica totale fornisce la migliore speranza per la cura. La RM si è dimostrata estremamente accurata per valutare l'estensione della malattia. La maggior parte dei pazienti soccombe al tumore localmente recidivato, dal momento che il cordoma è relativamente radioresistente, anche se i pazienti con cordoma spesso sopravvivono molti anni dopo l'intervento. La sopravvivenza a 5 anni nei pazienti trattati con radioterapia è del 50%.

Reperti radiologici

Figura 5.10.1 L'esame radiografico del sacro è aspecifico e può rivelare una lesione litica, con interruzione della corticale (*freccia aperta*).

Figura 5.10.2 La TC è utile per rilevare le calcificazioni interne (*freccia*) e la valutazione dell'ampiezza della distruzione da parte della massa dei tessuti molli all'interno del sacro. In questo caso, la massa si estende attraverso il canale sacrale e i forami neuronali anteriori.

Figura 5.10.3 La RM è la migliore tecnica di imaging; è caratterizzata da bassa intensità di segnale nelle immagini sagittali T1-pesate e incremento marcato di segnale con un pattern periferico di tipo settato dopo somministrazione di contrasto (*punta di freccia aperta*).

Figura 5.10.4 La RM T2-pesata mostra una massa disomogenea (dovuta alla presenza di setti) sacrale iperintensa con una componente presacrale e nel tessuto molle all'interno del canale.

Letture consigliate

Volumi

Clinical biomechanics of the spine. White A, Panjabi MM (1990). Lippincott Williams and Wilkins, Philadelphia

Diagnostic Imaging: Spine. Ross JS, Brant-Zawadzki M, Chen MZ, Moore KR (2005). Elsevier, Philadelphia

Imaging of the Musculoskeletal System. Pope TL, Bloem HL, Beltran J, Morrison W, Wilson D (2008). Saunders, Philadelphia

Moe's Textbook of scoliosis and other spinal deformities. Moe JH, Bradford DS (1995). WB Saunders, Philadelphia

MR Imaging of the Spine and Spinal Cord. Uhlenbrock D (2004). Thieme, Stuttgart, NY

Siti web

http://www.srs.org/

http://www.asnr.org/spine_nomenclature/

http://myeloma.org/main.jsp?type = article&id = 889

http://www.essr.org

http://www.serme.org/

Articoli

Baur-Melnyk A, Buhmann S et al. Role of MRI for the diagnosis and prognosis of multiple myeloma. Eur J Radiol 2005;55(1):56–63

Bernstein MP, Mirvis SE et al. Chance-type fractures of the thoracolumbar spine: imaging analysis in 53 patients. AJR Am J Roentgenol 2006; 187(4):859–868

Bozzao A, Gallucci Met al. Lumbar disk herniation: MR imaging assessment of natural history in patients treated without surgery. Radiology 1992; 185(1):135–141

Costello RF, Beall DP. Nomenclature and standard reporting terminology of intervertebral disk herniation. Magn Reson Imaging Clin N Am 2007; 15:167–174, v–vi.

Fardon DF. Nomenclature and classification of lumbar disc pathology. Spine 2001; 26: 461–462

Frymoyer JW. Back pain and sciatica. N Engl J Med 1988; 318:291–300

Gallucci M, Bozzao A et al. Does postcontrast MR enhancement in lumbar disk herniation have prognostic value? J Comput Assist Tomogr 1995; 19(1):34–38

Gallucci M, Limbucci N, Paonessa A, Splendiani A. Degenerative disease of the spine. Neuroimaging Clin N Am 2007; 17:87–103

Hiwatashi A, Danielson B, Moritani T, Bakos RS, Rodenhause TG, Pilcher WH et al. Axial loading during MR imaging can influence treatment decision for symptomatic spinal stenosis. AJNR Am J Neuroradiol 2004; 25:170–174

Imhof H, Fuchsjager M. Traumatic injuries: imaging of spinal injuries. Eur Radiol 2002; 12(6):1262–1272

Jackson RP, Cain JE Jr., Jacobs RR, Cooper BR, McManus GE. The neuroradiographic diagnosis of lumbar herniated nucleus pulposus: II. A comparison of computed tomography (CT), myelography, CT-myelography, and magnetic resonance imaging. Spine 1989; 14:1362–1367

Jarvik JG, Deyo RA. Diagnostic evaluation of low back pain with emphasis on imaging. Ann Intern Med 2002; 137:586–597

Jensen MC, Brant-Zawadzki MN et al. Magnetic resonance imaging of the lumbar spine in people without back pain. N Engl J Med 1994; 331(2):69–73

Keynan O, Smorgick Y et al. Spontaneous ligamentum flavum hematoma in the lumbar spine. Skeletal Radiol 2006; 35(9):687–689

Koeller KK, Rosenblum RS et al. Neoplasms of the spinal cord and fi lum terminale: radiologic-pathologic correlation. Radiographics 2000; 20(6):1721–1749

Krishnan A, Shirkhoda A et al. Primary bone lymphoma: radiographic-MR imaging correlation. Radiographics 2003; 23(6):1371–1383; discussion 1384–1387

Malfair D, Beall DP. Imaging the degenerative diseases of the lumbar spine. Magn Reson Imaging Clin N Am 2007; 15:221–238, vi

Modic MT, Ross JS. Lumbar degenerative disk disease. Radiology 2007; 245:43–61

Mulligan ME. Myeloma update. Semin Musculoskelet Radiol 2007; 11(3):231–239

Scavone JG, Latshaw RF, Weidner WA. Anteroposterior and lateral radiographs: an adequate lumbar spine examination. AJR Am J Roentgenol 1981; 136:715–717

Schwarzer AC, Wang SC, O'Driscoll D, Harrington T, Bogduk N, Laurent R. The ability of computed tomography to identify a painful zygapophysial joint in patients with chronic low back pain. Spine 1995; 20:907–912

van Tulder MW, Assendelft WJ, Koes BW, Bouter LM. Spinal radiographic findings and nonspecific low back pain. A systematic review of observational studies. Spine 1997; 22:427–434

Vilanova JC, Barcelo J. Diffusion-weighted whole-body MR screening. Eur J Radiol 2008; 67:440–447

Wilmink JT. CT morphology of intrathecal lumbosacral nerve root compression. AJNR Am J Neuroradiol 1989; 10:233–248

Spalla 6

Fernando Idoate-Saralegui, Joan C. Vilanova

Caso 6.1
Capsulite adesiva

Una donna di 44 anni, destrorsa, si presenta con dolore e disfunzione alla spalla destra da circa 20 settimane. Il dolore è iniziato insidiosamente a livello del rachide cervicale un anno prima e progredito fino alla spalla destra. Il dolore e la rigidità sono aggravati da tutti i movimenti della spalla, ma risultano più evidenti a riposo. L 'intensità del dolore e la rigidità sono aumentati nel tempo e la paziente si lamenta di non essere in grado di muovere il braccio sinistro, con difficoltà nel vestirsi e nel lavarsi. All'esame obiettivo, entrambi i movimenti articolari attivi e passivi della spalla sono risultati fortemente limitati. La donna non aveva una storia di trauma acuto, di lussazione, di un precedente intervento chirurgico alla spalla o di artrosi. Alla risonanza magnetica cervicale eseguita 2 mesi prima non sono stati evidenziati reperti patologici. La precedente terapia fisica e con farmaci antinfiammatori non è riuscita a migliorare la sintomatologia. Abbiamo eseguito un'artro-RM della spalla.

Introduzione

La capsulite adesiva è un'entità scarsamente definita. Nel 1934, Codman coniò il termine "spalla congelata" per descrivere un'entità caratterizzata da lenta insorgenza di dolore alla spalla, incapacità di dormire sul braccio colpito, limitazione all'elevazione sia attiva che passiva e alla rotazione esterna della spalla. Nel 1945, Neviaser descrisse le modificazioni caratteristiche a livello sinoviale dell'articolazione gleno-omerale in pazienti affetti da spalla congelata e suggerì il termine di "capsulite adesiva".

La prevalenza stimata della capsulite adesiva è del 2-6%, e colpisce frequentemente le donne di età compresa tra 40 e 70 anni. La patogenesi della capsulite adesiva è

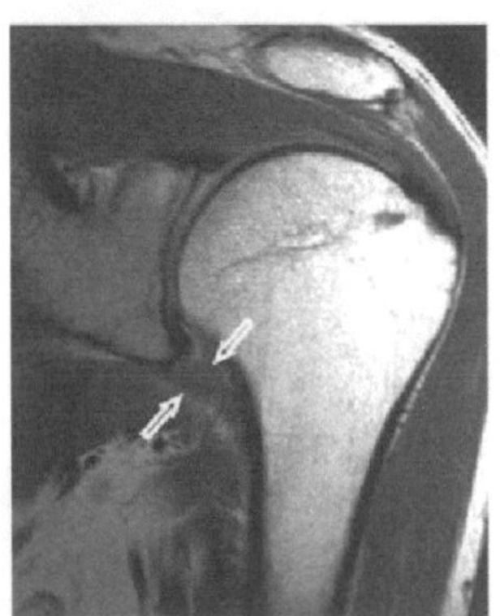
Fig. 6.1.1

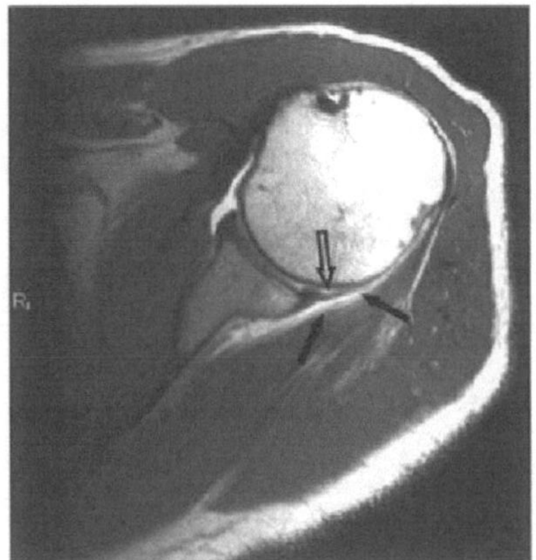
Fig. 6.1.2

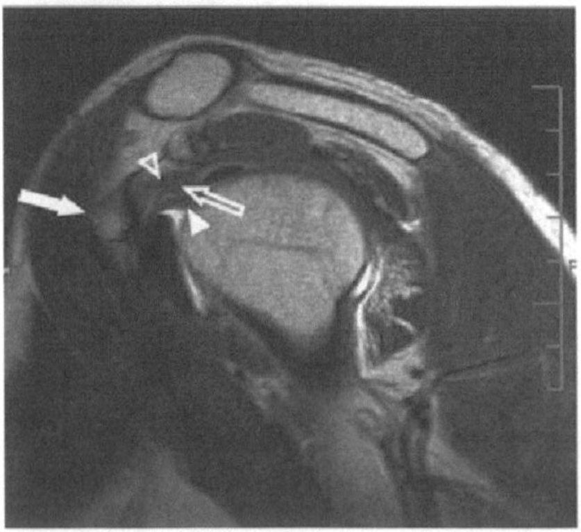
Fig. 6.1.3

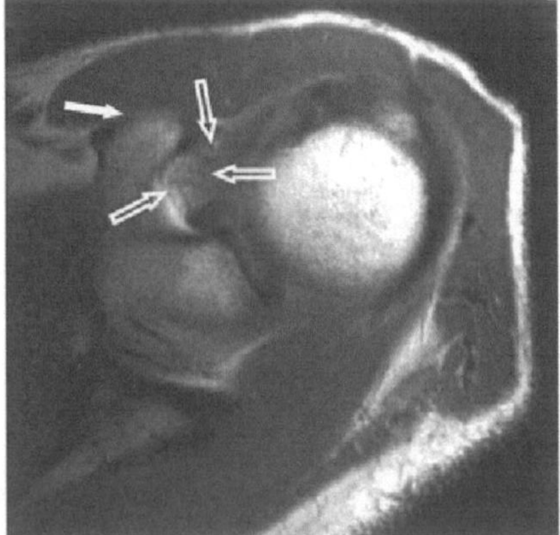
Fig. 6.1.4

tuttora sconosciuta. Può essere idiopatica, verificarsi dopo un trauma o in associazione con il diabete mellito o in condizioni come il morbo di Dupuytren, o ancora in seguito a intervento cardiochirurgico. La sindrome da spalla congelata idiopatica è considerata benigna. La maggior parte degli autori sostengono che i sintomi si risolvono da 6 settimane a 10 anni dalla presentazione. Il coinvolgimento della spalla controlaterale si verifica nel 20-30% circa dei pazienti.

Nevasier ha descritto le tre fasi artroscopiche della capsulite adesiva, supportando l'ipotesi che il cambiamento patologico di base è l'infiammazione sinoviale con conseguente fibrosi capsulare reattiva.

I criteri diagnostici più comuni sono di tipo clinico e includono dolore e rigidità della spalla da almeno 4 settimane, dolore alla spalla acuto che interferire con le attività quotidiane o con l'attività lavorativa, dolore notturno e limitazione dolorosa dell'elevazione sia attiva che passiva (inferiore al 100%),e della rotazione esterna (inferioreal 50%). Altre cause devono comunque essere escluse.

Il quadro radiografico è di solito nella norma, fatta eccezione per una riduzione della densità minerale ossea in corso di capsulite adesiva acuta e secondaria.

L'artrografia ha rappresentato per anni l'esame di scelta, ed è stata anche proposta come alternativa terapeutica. La diminuzione della capacità articolare, l'obliterazione del recesso ascellare e la variabile fuga di mdc nella guaina del tendine del bicipite sono considerati essenziali per la diagnosi corretta.

La RM convenzionale è stata proposta come metodo non invasivo di valutazione. Essa può evidenziare un segnale anomalo e un aumentato spessore della membrana sinoviale dell'articolazione della spalla. Tuttavia, l'artro-RM è più affidabile nella visualizzazione dello spessore capsulare e nella localizzazione della regione anatomica di infiammazione associata a spalla congelata, cioè, l'intervallo tra la cuffia dei rotatori e il legamento coraco-omerale. Nel 2004, Mengiardi e colleghi hanno descritto l'ispessimento del legamento coraco-omerale e della capsula a livello dell'intervallo della cuffia dei rotatori e la completa obliterazione del triangolo adiposo situato al di sotto del processo coracoideo (segno del triangolo sotto-coracoideo) come caratteristica artro-RM della spalla congelata. La RM e l'artro-RM consentono inoltre di escludere altre cause di dolore alla spalla.

Le opzioni terapeutiche includono la terapia fisica, la mobilizzazione e lo stretching, l'iniezione intra-articolare di corticosteroidi, la mobilizzazione antalgica e la capsulotomia.

Reperti radiologici

Abbiamo eseguito l'artro-RM di spalla, interrompendo l'iniezione quando la paziente ha riportato un dolore acuto ed è stata avvertita una forte resistenza attraverso la siringa; sono stati iniettati 10 ml di 1 mmol/Ldiluito di gadopentato dimeglumina (Magnevist, Schering, Berlino, Germania).

La sequenza obliqua coronale T1-pesata (Fig. 6.1.1) evidenzia un notevole ispessimento della capsula articolare e della sinovia nel recesso ascellare (*frecce aperte*); si nota l'aspetto normale del tendine del sovraspinato. La sequenza assialeT1-pesata (Fig. 6.1.2) mostra una marcata diminuzione dei volumi della cavità ascellare e posteriormente della cavità articolare (*freccia aperta*). Le immagini evidenziano una retrazione capsulare. Una parziale fuoriuscita di contrasto è evidenziata al di fuori della capsula (*frecce piene*); la fuga di contrasto extracapsulare può essere secondaria alla rottura e sovradistensione capsulare.

La sequenza sagittale (Fig. 6.1.3) e assiale (Fig. 6.1.4) T1-pesate mostrano una sinovite, con caratteristiche di intensità di segnale intermedia (*frecce aperte*) che si trova in corrispondenza del triangolo adiposo sottocoracoideo, in soppressione del grasso. I limiti del triangolo sono definiti antero-superiormente dal processo coracoideo (*freccia*), superiormente dal legamento coraco-omerale (*punta di freccia aperta*), e postero-inferiormente dalla capsula articolare (*punta di freccia*). Questa obliterazione del grasso sotto-coracoideo è un segno caratteristico di capsulite adesiva.

Caso 6.2

Sindrome di Parsonage-Turner

Una donna di 30 anni si lamenta per l'improvvisa comparsa di dolore e debolezza progressiva che colpiscono la spalla destra e la parte superiore del braccio. L'esame clinico ha rivelato un'alterazione all'abduzione di spalla. S i sono evidenziate delle alterazioni sensoriali lungo il suo braccio omolaterale. Si è sospettata la rottura acuta di un tendine della cuffia dei rotatori. La radiografia non ha evidenziato alcuna calcificazione subacromiale. L'ecografia della spalla ha escluso una lacerazione della cuffia dei rotatori e una borsite subacromiale. I risultati della risonanza magnetica dedicata della spalla erano indicative per un coinvolgimento isolato del nervo soprascapolare senza compressione delle strutture del recesso so-

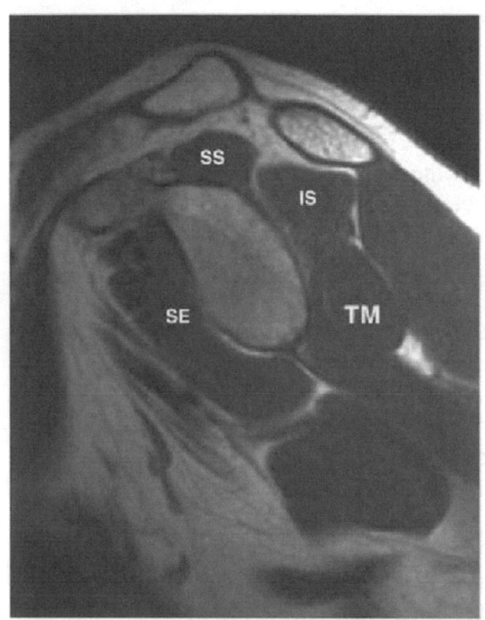

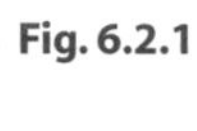
Fig. 6.2.1

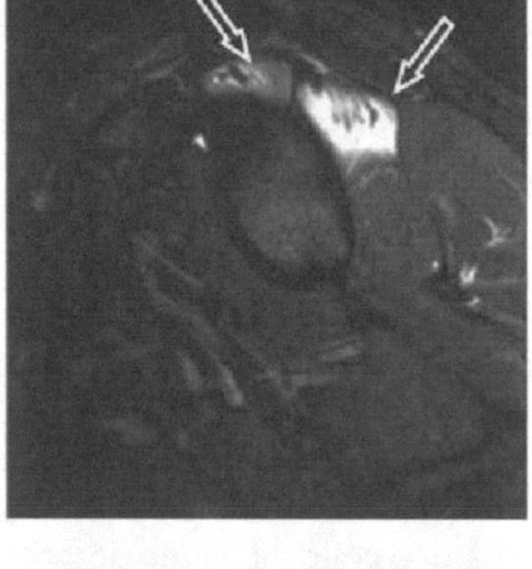
Fig. 6.2.3

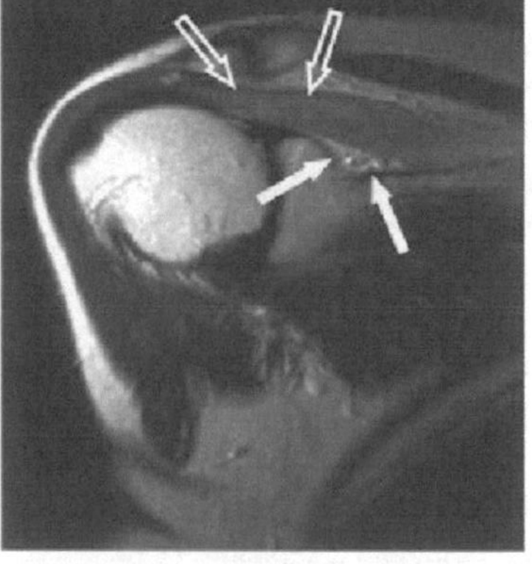
Fig. 6.2.4

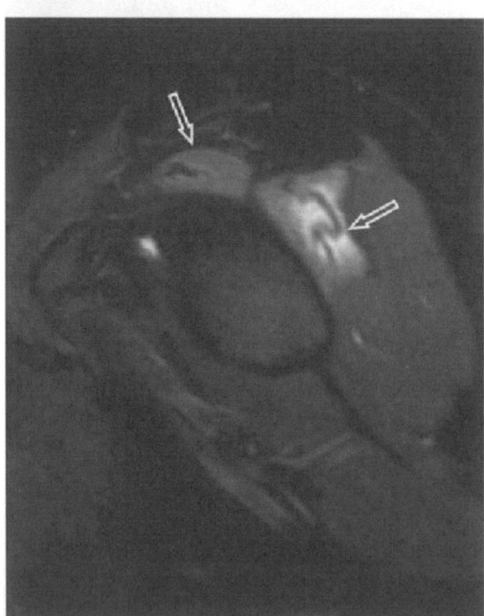
Fig. 6.2.2

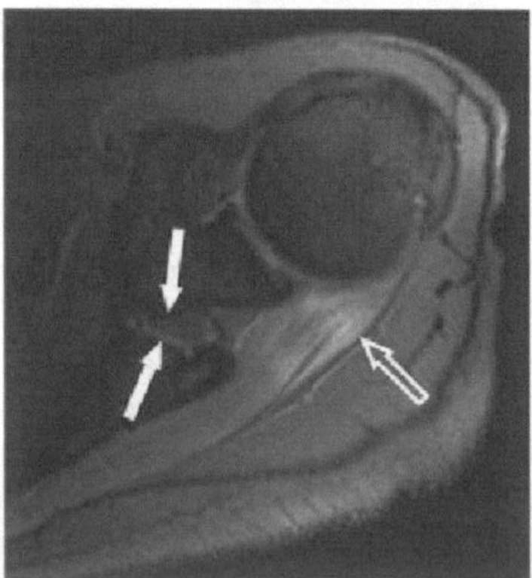
Fig. 6.2.5

prascapolare, in opposizione a quelle della fossa sopraglenoidea. L 'elettromiografia ha evidenziato una neuropatia assonale selettiva.

Introduzione

La sindrome di Parsonage-Turner (PTS), nota anche come neurite brachiale acuta e nevralgia amiotrofica, è un quadro clinico raro consistente in una neuropatia idiopatica autolimitante che coinvolge il plesso brachiale e che provoca intenso dolore acuto e progressiva debolezza neuromuscolare. L'esatta causa del PTS è sconosciuta. Molti fattori sono stati suggeriti per giustificare la neurite, che comprendono traumi, infezioni, malattie virali, esercizio pesante, chirurgia recente, immunizzazione e malattie autoimmuni.

La PTS è relativamente rara, con un'incidenza di 1,64 casi su 100.000. Sembra interessare più spesso i maschi rispetto alle femmine, con un piccodi incidenza nei pazienti tra la III e VII decade. Non sembra che esista alcuna relazione con l'arto dominante. Il coinvolgimento bilaterale si verifica nel 30% dei pazienti. La presentazione clinica può essere fonte di confusione, e non vi è una considerevole sovrapposizione dei segni e sintomi tipici, con una vasta gamma di diagnosi alternative quali spondilosi cervicale, rottura della cuffia dei rotatori, sindrome da impingement della spalla, e acuta tendinite calcifica.

La presentazione clinica classica è descritta come improvvisa comparsa di forte dolore alla spalla seguito da debolezza profonda senza causa nota. Il dolore scompare in poche settimane, ma aumenta la debolezza. Nessun test diagnostico specifico è stato stabilito, ma una caratteristica modificazione di segnale dei muscoli è stata descritta alla risonanza magnetica.

Si ritiene che i risultati della risonanza magnetica nella PTS siano dovuti alla lesione denervativa, prevalentemente rappresentata da diffusa alta intensità di segnale che coinvolge uno o più muscoli innervati dal plesso brachiale nelle sequenze T2-pesate. Le immagini pesate in T1 possono anche mostrare l'atrofia del muscolo o muscoli interessati.

Il modello di coinvolgimento muscolare dovrebbe corrispondere alla distribuzione di uno o più nervi periferici provenienti dal plesso brachiale. I muscoli innervati dal nervo soprascapolare (sovraspinato, SS e sottospinoso, IS) sono più comunemente colpiti, anche se altri muscoli intorno alla spalla possono essere coinvolti.

Questi quadri sono aspecifici e possono essere osservati in altre miopatie o neuropatie da compressione. La RM consente di evidenziare la presenza di cisti gangliari, di masse o altre strutture compressive a livello del solco sopraglenoideo che devono essere escluse. Queste distinzioni sono importanti, dal momento che il trattamento della PTS è conservativo, laddove la compressione del nervo soprascapolare causata da un ganglio situato nel tunnel osteofibroso impone un'esplorazione chirurgica.

La diagnosi deve essere confermata con l'elettromiografia che mostra la denervazione che colpisce i muscoli innervati dal plesso brachiale. Il recupero generalmente si verifica nel corso di pochi mesi, ma può richiedere diversi anni.

Reperti radiologici

La RM sagittale T1-pesata mostra l'anatomia della spalla (Fig. 6.2.1). Le immagini STIR sagittali (Figg. 6.2.2 e 6.2.3) dimostrano intensità di segnale difusamente aumentata (*frecce*) che interessano i muscoli SS e IS; notare la normale intensità di segnale del sottoscapolare (SE) e del muscolo piccolo rotondo (TM). Né atrofia muscolare, né degenerazione adiposa vengono evidenziati nella sequenza T1-pesata.

La RM coronale obliqua pesata in T2 fast spin-echo (Fig. 6.2.4) dimostra una dif fusa elevata intensità di segnale in tutto il muscolo SS. La RM assialeT2-pesata GRE (Fig. 6.2.5) dimostra una diffusa alta intensità di segnale nel muscolo IS (*frecce*). Si noti l'assenza di strutture compressive a livello del solco soprascapolare (*frecce piene* nella Fig. 6.2.4) e del solco sopraglenoideo (*frecce piene* nella Fig. 6.2.5). I tendini della cuffia dei rotatori non dimostrano anomalie e non ci sono segni di impingement subacromiale. Questi risultati della risonanza magnetica rivelano quello che è probabilmente l'edema neurogeno.

Caso 6.3
■
Lesione di Bankart

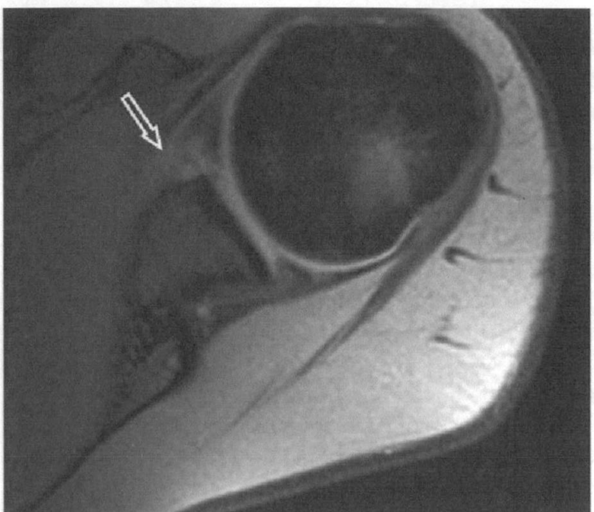

Fig. 6.3.1

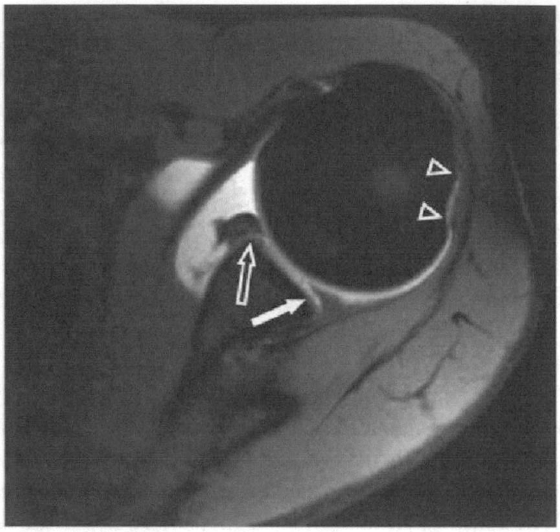

Fig. 6.3.2

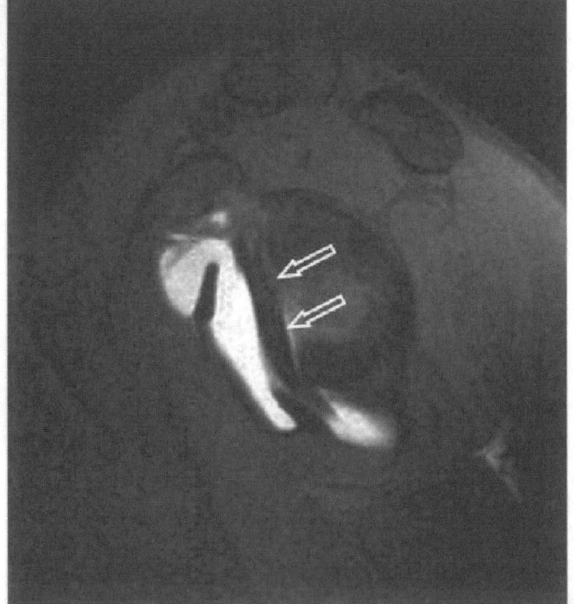

Fig. 6.3.3

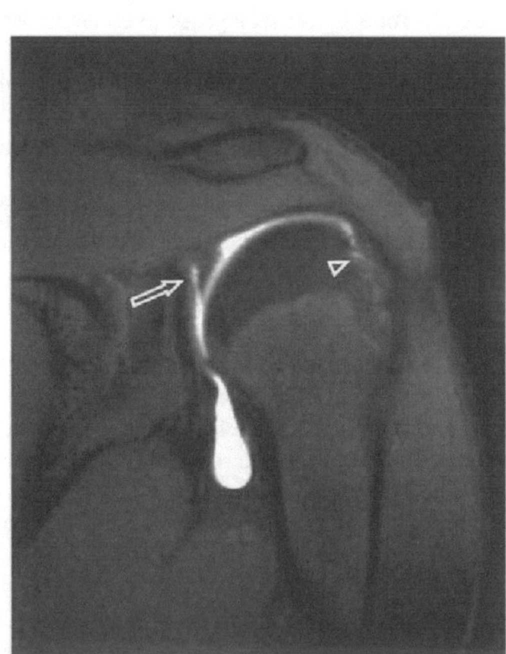

Fig. 6.3.4

Un giovane giocatore di calcio di 27 anni mancino si presenta 7 giorni dopo un episodio di lussazione traumatica anteriore della spalla sinistra ridotta con successo dal medico del team sul campo. È stato effettuato un trattamento con terapia fisica e FANS; tre mesi più tardi, riferisce un dolore ricorrente alla spalla sinistra e una sensazione di scatto doloroso.All'esame obiettivo, tutti i movimenti sono normali, ma effettuati con grande apprensione, soprattutto l'abduzione e la rotazione esterna. Riferisce altri due episodi precedenti 4 anni prima e fornisce una RM di spalla fatta 2 anni prima. L'artro-RM è effettuata per valutare il cercine glenoideo, la capsula gleno-omerale e la cuffia dei rotatori. L'artroscopia evidenzia un distacco ampio del labbro glenoideo anteriore, superiore e posteriore, riparato in artroscopia.

Introduzione

La lesione labrale classica descritta da Bankart è un completo distacco del labbro antero-inferiore dalla glenoide associata a rottura del periostio glenoideo, senza lacerazione del fascio anteriore del legamento gleno-omerale. La lesione di Bankart rappresenta la forma più comune di lesione labrolegamentosa in pazienti con lussazioni traumatiche primitive della spalla. A causa della perdita di contatto con il periostio, la lesione non mostra alcuna tendenza a guarire, e comunemente una lesione di Bankart porterà alla ricorrente sublussazione, lussazione o instabilità multidirezionale. Il trattamento chirurgico (riparazione di Bankart) consiste nel riattaccare il complesso labrolegamentoso glenoideo, sia in artroscopia che con procedura a cielo aperto. Sebbene la RM possa descrivere anomalie labrali, la sua precisione è bassa. L'artro-RM dimostra in genere un labbro alterato antero-inferiormente, completamente separato dalla glenoide e, quindi, "fluttuante" nel recesso capsulare anteriore aderente alla banda anteriore del legamento gleno-omerale inferiore. In molti casi, il periostio strappato può essere visualizzato sulle immagini artro-RM assiali.

La lesione di Hill-Sachs è un difetto a semiluna posteriore e superolaterale della testa omerale creato da una lesione da impatto della testa omerale posteriore contro il margine antero-inferiore della glena che si instaura durante l'episodio di dislocazione anteriore. L'incidenza di questa lesione in artroscopia varia considerevolmente (da 47 a 100%) tra le diverse serie di pazienti con lussazioni traumatiche primitive. Il difetto iniziale può diventare più grande, con ripetuti episodi di sublussazioni o lussazioni. La lesione di Hill-Sachs è ben visibile in tutte le immagini di esami routinari ed è raffigurata con precisione alla RM. Nelle sequenze assiali, è visibile nelle prime tre o quattro sezioni, a livello pari o superiore al processo coracoideo. Sotto questo, vi è un normale aspetto della parte posteriore della testa omerale.

Reperti radiologici

La RM assiale fat-sat T1-pesata GRE (Fig. 6.3.1) praticata 2 anni prima dell'attuale infortunio mostra un'irregolare struttura ad alta intensità di segnale del labbro anteriore (*freccia aperta*), interpretata come una probabile frattura labrale. Tuttavia, non è stato possibile valutare il grado di inserzione del labbro alla glena.

L'artro-RM ha rivelato una grave distacco del cercine. La sequenza assiale SE T1-pesata (Fig. 6.3.2) dimostra la presenza di mezzo di contrasto tra il bordo glenoideo e il labbro diastasato (*freccia aperta*) in linea con un quadro di completo distacco del cercine antero-inferiore (lesione di Bankart) e lacerazione labrale posteriore (*freccia piena*); la sequenza sagittale obliqua fat-sat T1-pesata (Fig. 6.3.3) mostra l'entità della lesione labrale antero-inferiore (*frecce aperte*). La sequenza artro-RM coronale fat-sat T1 (Fig. 6.3.4) dimostra una frattura longitudinale posteriore alla inserzione del capo lungo del tendine del bicipite (SLAP) (*freccia aperta*). Si apprezza inoltre una lieve incisura tipo Hill-Sachs della testa omerale (*punte di freccia aperte* in Figg. 6.3.2 e 6.3.4).

Caso 6.4

■

Lesione di Perthes

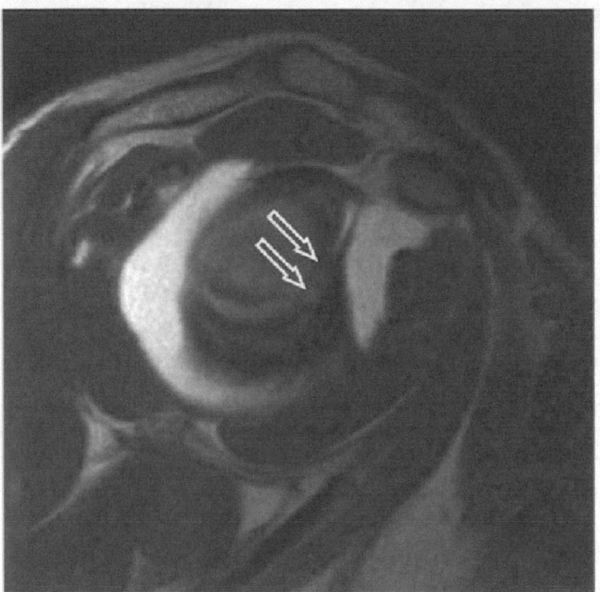

Fig. 6.4.1

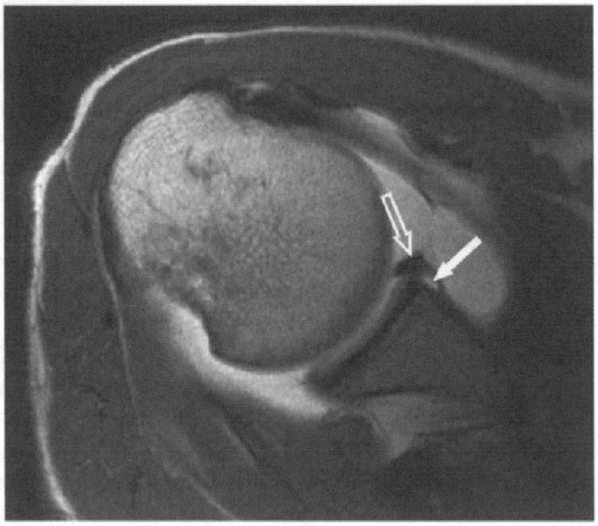

Fig. 6.4.2

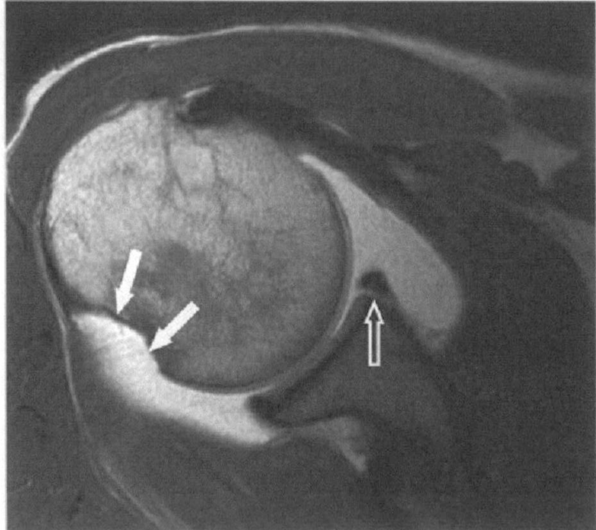

Fig. 6.4.3

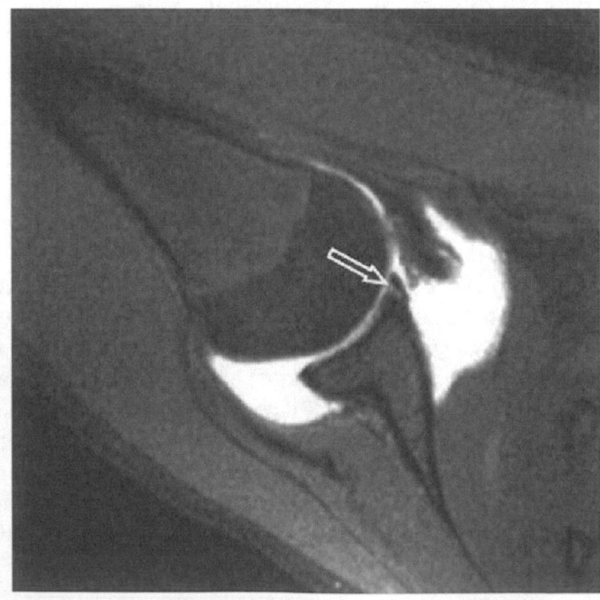

Fig. 6.4.4

Una giocatrice professionista di pallanuoto di 25 anni, mancina, presenta un dolore alla spalla destra successivamente a una lesione traumatica di 3 anni prima in un incidente in bicicletta, con due episodi successivi di lussazioni antero-inferiori della spalla ridotti spontaneamente. Presenta tutta la gamma attiva e passiva dei movimenti e forza normale. All'esame clinico, il chirurgo ortopedico ha osservato dolore durante la prova dell'apprensione e risposta positiva al test di Jobe e O'Driscoll. È stata effettuata un'artro-RM per valutare le anomalie strutturali associate all'instabilità.

Introduzione

La lesione di Perthes è una variante di quella di Bankart, che si verifica anche a causa di una lussazione gleno-omerale antero-inferiore, ed è associata a instabilità anteriore. Nella lesione di Perthes, in primo luogo descritta dal chirurgo tedesco Perthes nel 1905, il complesso labro-legamentoso è staccato dalla glenoide, ma a differenza della lesione di Bankart, il periostio glenoideo rimane intatto sebbene sfogliato medialmente, conseguentemente all'avulsione incompleta del labbro dal margine glenoideo. Pertanto, pur essendo il labbro incompletamente attaccato, può restare in una posizione anatomica normale. L'integrità del periostio permette la parziale guarigione del labbro, che potrebbe anche subire una risinovializzazione ed apparire, così, indistinguibile da un labbro normale al controllo artroscopico.

Alla RM convenzionale, la lesione di Perthes può apparire normale e può rendere impossibile la differenziazione da un labbro normale. L'artro-RM può evidenziare la presenza di mezzo di contrasto fra glenoide e base del labbro antero-inferiore, indicando un labbro allentato e conseguente perdita della funzione di stabilizzazione. La lesione composta di Perthes può anche essere difficile da rilevare all'artro-RM, dal momento che il tessuto cicatriziale può impedire che il materiale di contrasto si infiltri nella lesione da strappo labrale. Un'ulteriore sequenza con il braccio in abduzione e rotazione esterna (posizione ABER) può a volte aiutare a visualizzare la lesione composta di Perthes separando la base del labbro antero-inferiore dalla glenoide e consentendo al mezzo di contrasto di infiltrarsi. Nel caso presentato, anche se lo strappo è delimitato dal mezzo di contrasto nella posizione ABER, è più evidente nella sezione assiale convenzionale.

Pertanto, il chirurgo deve essere a conoscenza del fatto che la RM può anche non individuare l'eventuale presenza di una lesione di Perthes, poiché questo può alterare la pianificazione del trattamento.

Reperti radiologici

La sequenza artro-RM sagittale obliqua T1-pesata (Fig. 6.4.1) dimostra una frattura labrale che coinvolge il labbro anteriore (*frecce aperte*). La sequenza artro-RM assiale con soppressione del grasso T1-pesata (Fig. 6.4.2) dimostra il distacco e la parziale diastasi del cercine anteriore glenoideo (*freccia aperta*); il labbro rimane attaccato al periostio glenoideo integro (*freccia*). Queste constatazioni sono coerenti con una lesione di Perthes. L'immagine artro-RM spin-echo assiale T1-pesata in sede inferiore alla precedente immagine (Fig. 6.4.3) mostra una sottile linea di segnale a maggiore intensità (*freccia aperta*) sotto l'inserzione del cercine glenoideo anteriore all'osso, con aspetto di una frattura labrale composta. Si noti la presenza di lesione di Hill-Sachs (*frecce*). L'artro-RM spin-echo fat-sat T1-pesata eseguita in posizione ABER (Fig. 6.4.4) dimostra un distacco parziale del cercine glenoideo anteriore. Si noti l'iperintensità (*freccia aperta*) in sede di inserzione labrale sulla glenoide.

Caso 6.5

■

ALPSA + lesione di Hill-Sachs

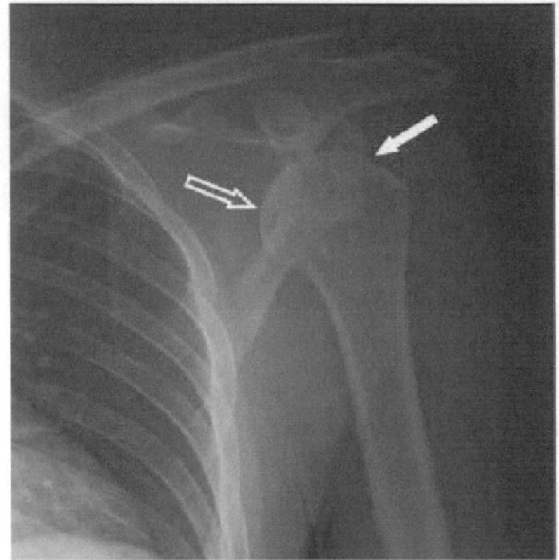

Fig. 6.5.1

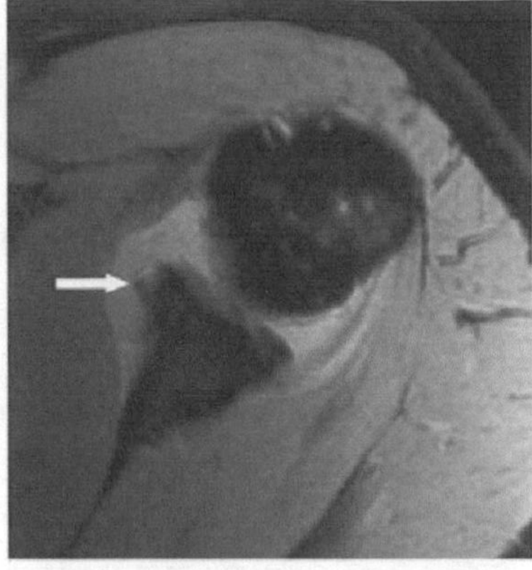

Fig. 6.5.2

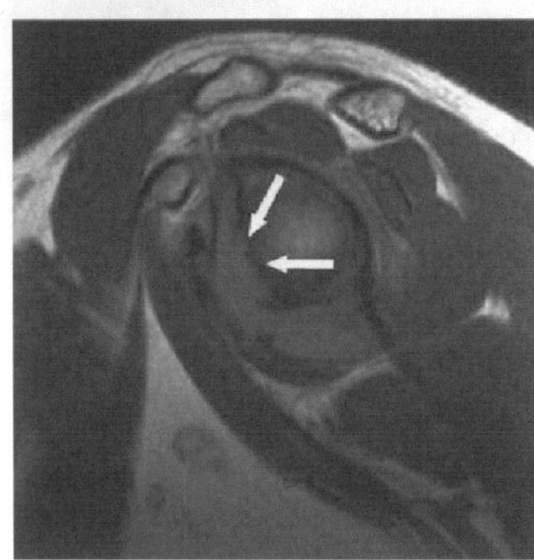

Fig. 6.5.3

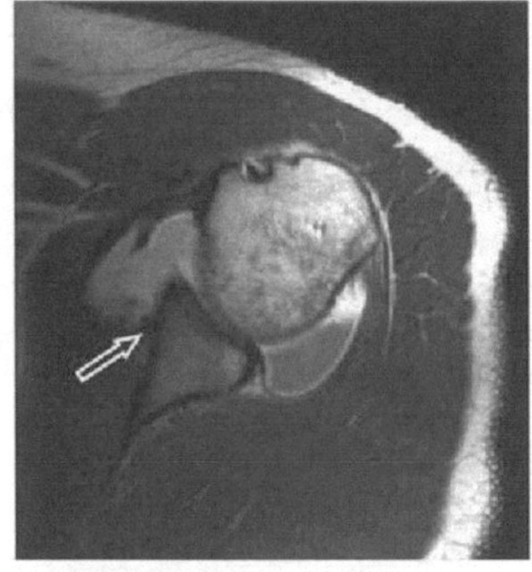

Fig. 6.5.4

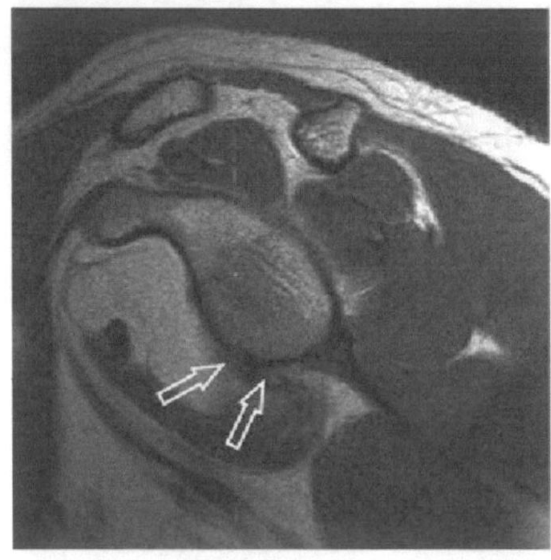

Fig. 6.5.5

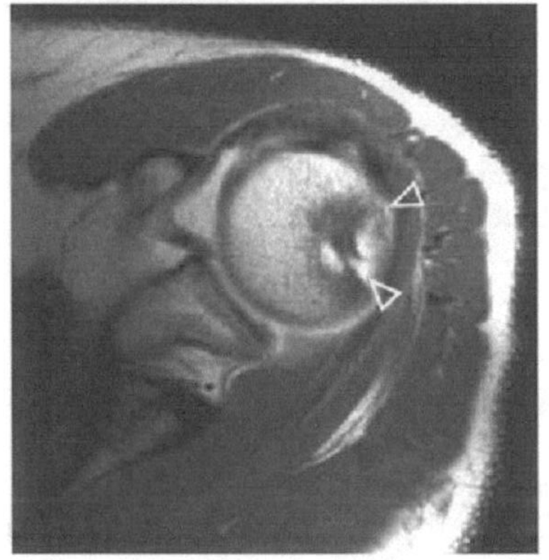

Fig. 6.5.6

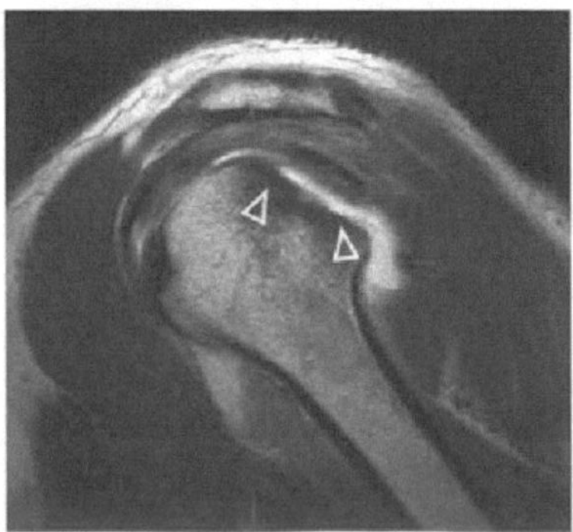

Fig. 6.5.7

Un maschio di 27 anni, mancino, giocatore amatoriale di pallamano,subisce una lussazione della spalla sinistra per trazione traumatica verso il basso. Poiché la riduzione sul campo non ha successo, viene eseguito esame radiografico e successivamente la lussazione viene ridotta sotto sedazione cosciente. Sette giorni dopo, la risonanza magnetica eseguita per valutare il complesso capsulo-labrale dimostra la presenza di versamento ematico e una frattura labrale antero-inferiore. Il paziente rifiuta di sottoporsi a intervento chirurgico e opta per una terapia conservativa. Sei mesi più tardi, subisce una nuova lussazione antero-inferiore della spalla. Viene effettuata un'artro-RM per rivalutare il labbro.

Introduzione

La lesione ALPSA (avulsione anteriore labrolegamentosa con distacco periostale) è un'avulsione del cercine antero-inferiore del labbro glenoideo con distacco periosteale, che porta allo spostamento mediale e rotazione inferiore del complesso labrolegamentoso insieme al periostio intatto con aspetto di scollamento, provocando lassità del legamento gleno-omerale inferiore e instabilità anteriore. Come risultato, il labbro viene spostato medialmente vicino al collo scapolare. La lesioneALPSA è stata descritta da Neviaser come una variante della lesione di Bankart. Nella lesione di ALPSA cronica, la lesione può guarire e risinovializzarsi in questa posizione anomala ricoperta da formazione di tessuto fibroso e adiacente proliferazione sinoviale. Questo può produrre un labbro anteriore pseudonormale, che può essere misconosciuto in artroscopia.

La lesione ALPSA è più comune nei pazienti con lussazioni traumatiche ricorrenti della spalla che nelle lussazioni primitive.

L'artro-RM dimostra lo spostamento mediale e inferiore del complesso labrolegamentoso deformato; tale alterazione si vede meglio nelle immagini assiali e coronali oblique. Il bordo glenoideo in genere è privo di un labbro normale; il mezzo di contrasto delinea spesso una piega o una fessura tra la glenoide e la struttura nodulare formata da tessuto fibroso e situata medialmente a livello del collo glenoideo.

La trasformazione della lesione tipo ALPSA in una tipo Bankart mediante dissezione del complesso glenoideo seguita da riposizionamento anatomico (riparazione di Bankart) è il trattamento di scelta. La lesione tipoALPSA è spesso associata a difetto di Hill-Sachs.

Reperti radiologici

L'esame radiologico iniziale (Fig. 6.5.1) dimostra una lussazione antero-inferiore della testa omerale; la testa omerale (*freccia aperta*) non è nella fossa glenoidea (*freccia piena*).

Le immagini RM assiale T2-pesata (Fig. 6.5.2) e sagittale GE T1-pesata (Fig. 6.5.3) dimostrano una distensione emorragica articolare (notare il segnale isointenso del liquido articolare nell'immagine T1-pesata). L'immagine sagittale mostra l'assenza del labbro glenoideo anteriore (*freccia* in Fig. 6.5.3). Il labbro anteriore è mediale (*freccia* in Fig. 6.5.2). Questi risultati sono coerenti con una rottura del labbro e una possibile lesione tipo ALPSA.

L'artrografia con risonanza magnetica è stata eseguita dopo il rilassamento della spalla. L'artro-RM assiale T1-pesata (Fig. 6.5.4) evidenzia un'avulsione della parte antero-inferiore del labbro dalla glenoide, che risulta dislocato medialmente alla glena*frecce aperte*), ma rimane attaccato a un periostio scapolare integro. L'artro-RM coronale obliqua (Fig. 6.5.5) dimostra la dislocazione inferiore del complesso labrolegamentoso (*freccia aperta*). Si evidenzia una frattura di Hill-Sachs con sclerosi dell'osso sottostante e edema midollare della testa omerale postero-laterale (*punte di freccia aperte* nelle Figg. 6.5.6 e 6.5.7).

Caso 6.6

■

Lesione tipo GLAD e corpo libero calcifico

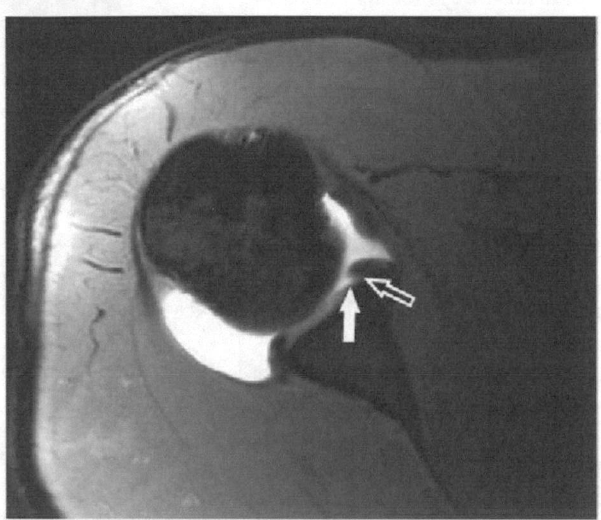

Fig. 6.6.1

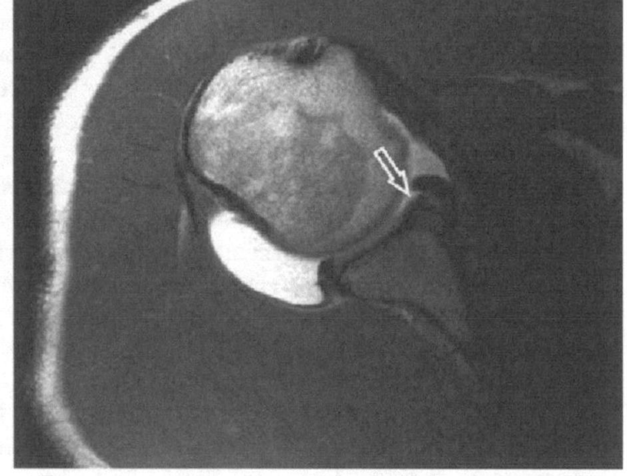

Fig. 6.6.2

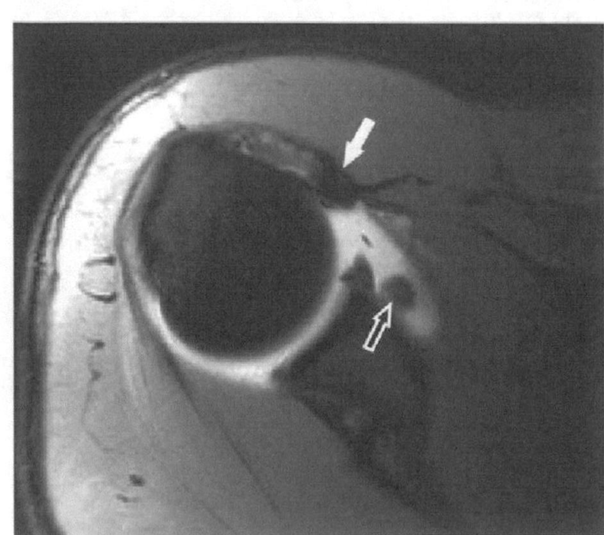

Fig. 6.6.3

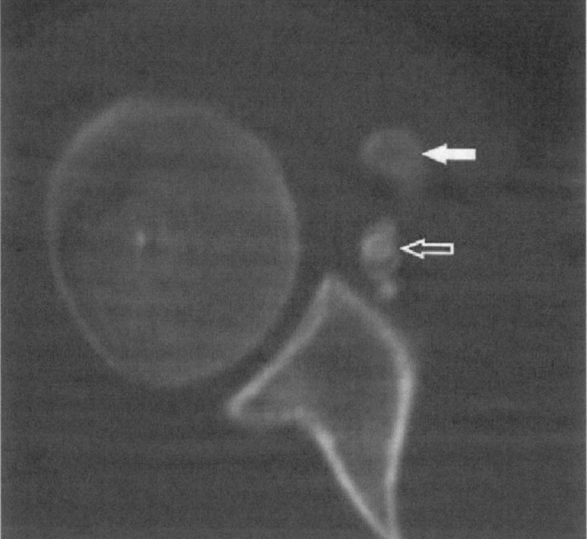

Fig. 6.6.4

Un maschio giocatore d'elite di rugby con una precedente storia di infortuni alla spalla (due sublussazioni clinicamente diagnosticate antero-inferiormente) e lussazione incompleta della spalla ha registrato un ri-sublussazione (caduto sul suo out con braccio allungato con palla sotto l'avambraccio e un giocatore atterrato sulla sua spalla). L'atleta descrive un dolore globale e persistente alla spalla, senza sollievo dei sintomi dopo la fisioterapia. L'esame fisico ha mostrato una marcata riduzione nella gamma di movimento della spalla colpita, principalmente a causa del dolore, e alcune limitazioni funzionali ma nessuna instabilità di spalla. È stata sospettata una rottura del labbro superiore antero-posteriore (SLAP) e l'artro-RM ha evidenziato una frattura contenuta del cercine antero-inferiore adiacente a una zona di erosione della cartilagine articolare. Dopo l'artro-RM, è stata eseguita unaTC della spalla.

Introduzione

La lesione tipo GLAD (distacco articolare gleno-labrale) come descritta da Neviaser è una lacerazione superficiale del cercine antero-inferiore, che viene tenuto in posizione da un periostio intatto, in combinazione con una lesione della cartilagine articolare (fibrillazione e erosione) nel quadrante antero-inferiore della glena. La lesione è ritenuta il risultato di un impatto della testa omerale sulla glena causata da lesione in adduzione forzata della spalla con il braccio in abduzione e rotazione esterna.

La componente labrale dell'anormalità in genere è rappresenta da una frattura a lembo della parte inferiore del cercine senza evidenza di stiramento capsulo-periosteale; è importante notare che le strutture anteriori labrolegamentose e il periostio restano intatti, senza scomposizione del cercine e, di solito, senza instabilità anteriore.

Il grado di danneggiamento della cartilagine articolare è variabile e va dal rammollimento e fibrillazione a profondi difetti della superficie cartilaginea. Quando una lesione tipo GLAD viene evidenziata con la risonanza magnetica, dovrebbero essere sospettati dei corpi liberi e non dovrebbero essere erroneamente interpretati come bolle d'aria (che appaiono in luoghi non collegabili con aree di lesione).

L'artro-RM consente di evidenziare la frattura a lembo grazie alla distensione della capsula articolare e al riempimento da parte del mezzo di contrasto. Il difetto condrale permette anche di confermare l'integrità del periostio paralabrale e del legamento gleno-omerale inferiore.

In un paziente con una lesione tipica e senza segni di instabilità, la lesione tipo GLAD dovrebbe essere considerata la causa del dolore persistente.

L'identificazione della lesione facilita il trattamento del caso, di solito con debridement artroscopico della lesione labrale e della cartilagine adiacente.

Reperti radiologici

L'artro-RM GE fat-sat T1-pesata (Fig. 6.6.1) rivela una frattura composta del labbro; il gadolinio ad alto segnale si infiltra nel labbro (*freccia aperta*) dimostrando un difetto a tutto spessore della cartilagine glenoidea adiacente (*freccia piena*). L'artro-RM assiale SE T1-pesata (Fig. 6.6.2) leggermente caudale alla Fig. 6.6.1 dimostra un difetto a tutto spessore della cartilagine glenoidea anteriore associata a sclerosi subcondrale *freccia aperta*). Questi risultati corrispondono a una lesione tipo GLAD.

L'artro-RM GE fat-sat T1-pesata (Fig. 6.6.3) dimostra una struttura arrotondata intrarticolare a bassa intensità di segnale che si situa in corrispondenza dello spazio articolare anteriore vicino all'inserimento glenoideo della capsula, compatibile con un corpo libero (*freccia aperta*). Inavvertitamente una bolla d'aria iniettata è visualizzata in un'area non riconducibile alla lesione (*freccia piena*); si nota la morfologia a bolla, caratteristica dell'aria nelle immagini GE. La TC della spalla corrispondente (Fig. 6.6.4) conferma la presenza di corpo libero calcifico (*freccia aperta*) adiacente al processo coracoideo (*freccia piena*).

Caso 6.7

■

Lesione tipo SLAP

Un ragazzo di 21 anni, portiere di calcio professionista, si presenta con un dolore di spalla non specifico che si esacerba elevando il braccio sopra la testa. Inoltre, lamenta una sensazione di scatto, con un rumore tipo click, debolezza, e dolore al lancio. Il paziente riferisce una caduta con braccio teso e spalla in abduzione durante una partita. Era stato sottoposto a fisioterapia senza miglioramento.

All'esame clinico, presenta una gamma completa di movimenti attivi e passivi, ma con dolore in massima abduzione. Le manovre per la cuffia sono normali. Il palm-up test è positivo, ma senza dolore alla palpazione del capo lungo del bicipite. I risultati dell'esame clinico dell'articolazione acromion-claveare sono normali. Viene eseguito un esame artro-RM.

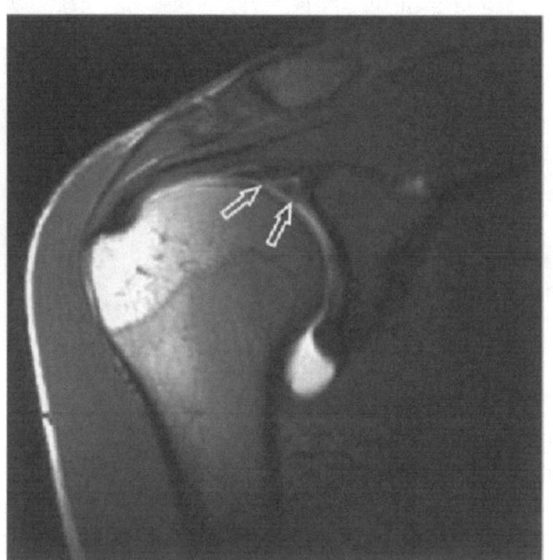

Fig. 6.7.1

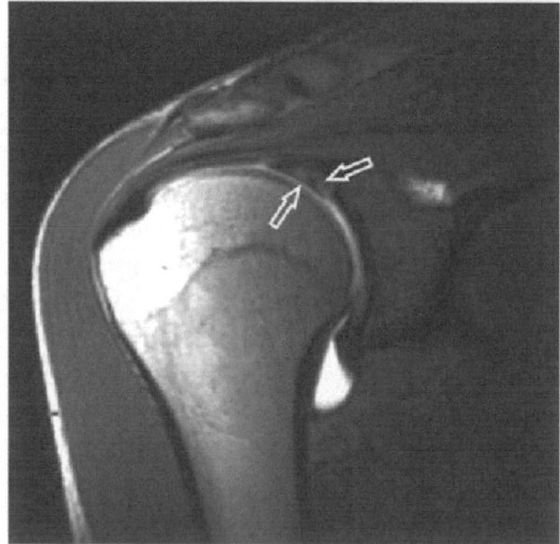

Fig. 6.7.2

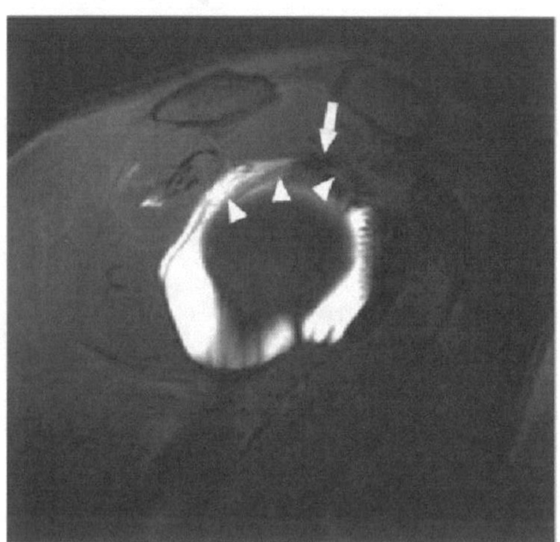

Fig. 6.7.3

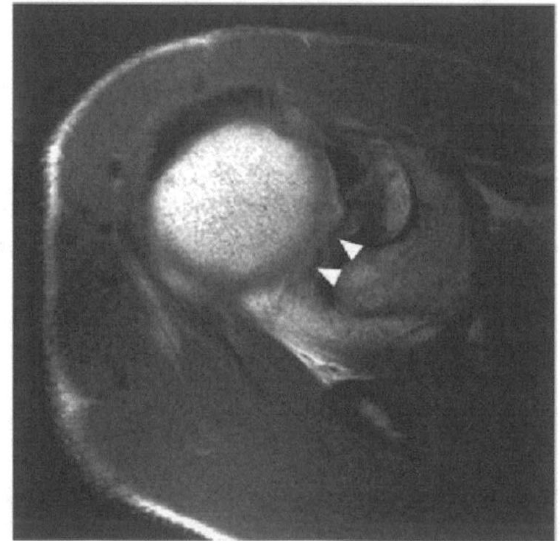

Fig. 6.7.4

Introduzione

La lesione tipo SLAP, descritta per la prima nel 1990 da Snyder, è un'alterazione del labbro superiore, di solito incentrata sul corrispondente punto inserzionale del capo lungo del tendine del bicipite. La lesione tipo SLAPsi verifica nel labbro glenoideo superiore posteriormente all'inserimento del capo lungo del bicipite sulla glena e di solito colpisce gli atleti. I movimenti ripetitivi in abduzione o una caduta a braccio teso sono i meccanismi più frequenti in questa lesione. Recentemente, uno studio su cadaveri ha confermato la teoria dello scollamento posteriore delle lesioni tipo SLAP; in abduzione e extrarotazione della spalla, il tendine del bicipite assume un orientamento verticale e diretto posteriormente, che provoca una trazione sul labbro superiore, provocando il distacco glenoideo.

La diagnosi clinica di una lesione SLAP è difficile. Un dolore alla spalla non specifico, particolarmente con abduzione o movimento incrociato rispetto al corpo, rappresenta la presentazione clinica più comune. Diverse manovre cliniche possono essere eseguite, incluso lo slide-test anteriore, il test di O'Brien, il Crank test e lo Speed test, anche se la loro accuratezza è limitata. La lesione tipo SLAP può portare a una spalla instabile o essere conseguenza di questa.

L'imaging svolge un ruolo fondamentale nella diagnosi. L'artro-RM si è dimostrata superiore alla RM convenzionale nell'identificare la lesione tipo SLAP, essendo affidabile nella valutazione della stabilità del bicipite e anche nel rilevamento di eventuali lesioni associate. La distensione della capsula articolare delinea le superfici intrarticolari e sinoviali e l'infiltrazione del contrasto attraverso le fratture labrali, rendendo la patologia più evidente, rappresentando il labbro superiore e il suo rapporto con il capo lungo del bicipite all'inserzione glenoidea.

Quattro diversi tipi di lesioni SLAP sono stati descritti nella classificazione originaria di Snyder: il tipo I è lo sfilacciamento degenerativo del labbro superiore, senza instabilità del tendine; il tipo II è l'avulsione del labbro superiore e dell'ancoraggio bicipitale dalla glena, provocando un'ancoraggio instabile; il tipo III è una rottura a manico di secchio del labbro superiore con ancoraggio bicipitale conservato, e il tipo IV è simile al tipo III con estensione della lesione al capo lungo del tendine del bicipite.

Molti altri tipi di lesioni sono stati descritti, i quali rappresentano principalmente combinazioni delle forme più comuni: la lesione SLAPtipo II con altre lesioni del labbro e mediale del legamento gleno-omerale, o della cuffia dei rotatori. In termini pratici, una descrizione dell'entità della lesione è sufficiente e la classificazione originaria di Snyder è ampiamente accettata.

Una delle sfide principali dell'artro-RM è la differenziazione delle lesioni SLAP dalle varianti anatomiche capsulo-labrali come l'incavo sottolabrale e il forame sottolabrale.

Numerose patologie concomitanti possono essere individuate in associazione con la lesione tipo SLAP; queste includono le rotture dei legamenti gleno-omerali, le rotture parziali della cuffia dei rotatori, i difetti ossei tipo Hill-Sachs, le lesioni condrali tipo Bankart, i corpi liberi e cisti paralabrali.

Reperti radiologici

L'artro-RM coronale obliqua T1-pesata (Figg. 6.7.1 e 6.7.2) dimostra una linea iperintensa che si infiltra nel labbro superiore, e si estende sia anteriormente che posteriormente a causa di una frattura (*frecce aperte*). La frattura ha orientamento verticale e si osserva un'interfaccia aggiuntiva di contrasto orizzontale, che separa la porzione di labbro superiore avulso con aspetto triangolare del frammento dal tendine bicipite intatto; questo aspetto è compatibile con una frattura SLAP di tipo III (rottura a manico di secchio). La maggior parte delle lesioni tipo SLAP sono meglio raffigurate dalle immagini artro-RM orientate sul piano obliquo coronale. Le sequenze sagittale obliqua (Fig. 6.7.3) e assiale (Fig. 6.7.4) dimostrano un'ampia alterazione del labbro superiore, che si estende anteriormente e posteriormente (*punte di freccia*) sino all'ancoraggio del bicipite (*freccia piena*).

Caso 6.8

■

Frattura del labbro posteriore con cisti labrale paraglenoidea

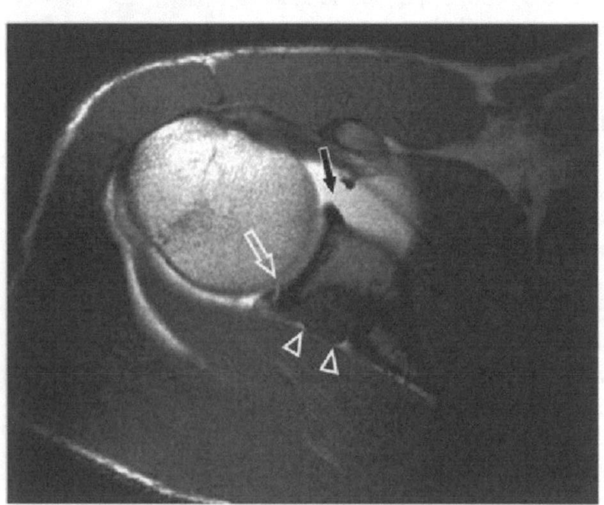

Fig. 6.8.1

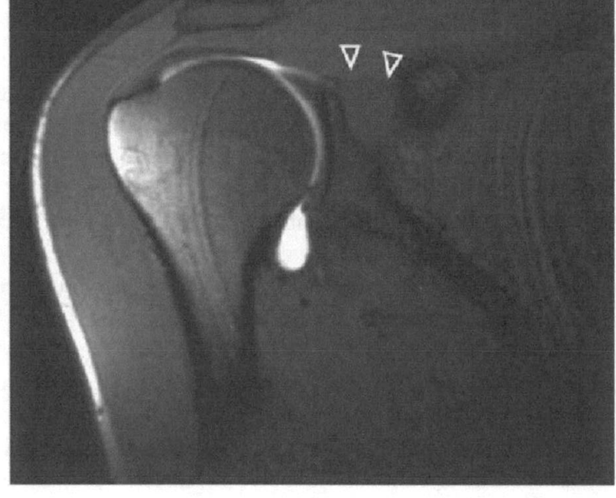

Fig. 6.8.2

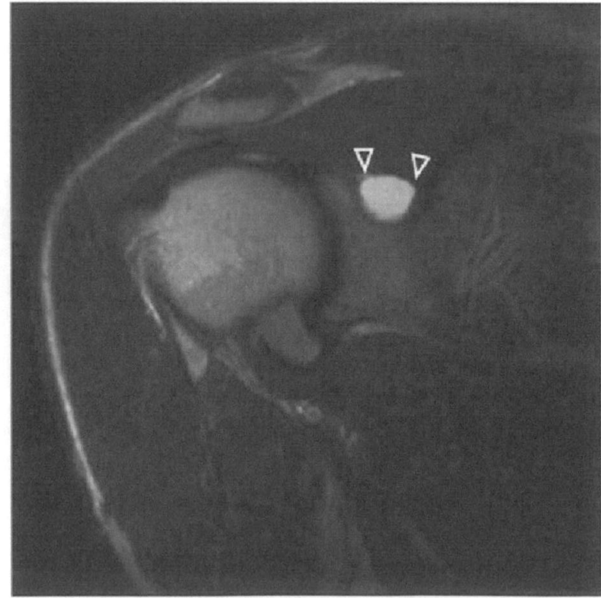

Fig. 6.8.3

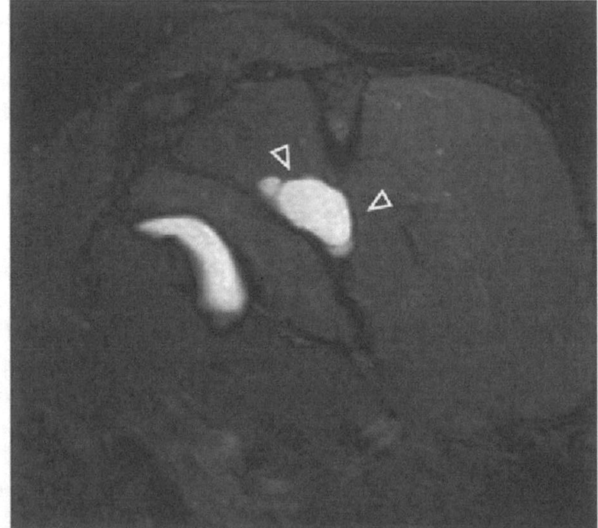

Fig. 6.8.4

Un uomo di 35 anni, giocatore di tennis amatoriale, lamenta un dolore localizzato nella parte posteriore della spalla destra da circa 3 anni. Il paziente riferisce anche sensazione di stanchezza alla spalla con comparsa di scatto ai movimenti, con esacerbazione dei sintomi nel corso dell'ultimo anno. Non viene riferito nessun episodio di lussazione traumatica di spalla. All'esame obiettivo, la rotazione esterna del braccio è significativamente limitata, mentre la flessione e rotazione interna sono assolutamente normali. Dolore e sensazione di instabilità sono suscitati con il braccio in posizione di flessione anteriore, adduzione e rotazione interna. Il test del "cassetto" ha dimostrato una traslazione posteriore della testa omerale rispetto alla rima articolare glenoidea (scatto articolaresenza blocco). L'esame radiografico è normale. Viene eseguito esame artro-RM.

Introduzione

L'instabilità posteriore è meno frequente di quella anteriore, e rappresenta solo il 2-5% di tutti i casi di instabilità della spalla. L'eziologia è generalmente triplice, costituita da una grave lesione unica, microtraumi ripetuti o da un processo praticamente atraumatico. Le cause più comuni di instabilità posteriore includono la lussazione posteriore traumatica (di solito durante una violenta contrazione muscolare derivante da crisi epilettiche o scosse elettriche), una capsula posteriore ridondante, e microinstabilità associata con gli sport che coinvolgono il braccio in movimenti di abduzione, flessione e rotazione interna (sollevamento pesi, lanciatori di baseball, atleti che usano la racchetta, calciatori e nuotatori). Le lesioni associate all'instabilità posteriore possono essere individuate nel dettaglio con la RM, in particolare artro-RM, permettendo una corretta pianificazione del trattamento.

I risultati di un'artro-RM includono una glena eccessivamente retroversa o ipoplasica, una capsula posteriormente scollata, una frattura del labbro posteriore, e una lesione tipo Hill-Sachs reverse. Simili alle lesioni labrali anteriori, quelle posteriori appaiono all'artro-RM come presenza di fluido che si infiltra nella sostanza del labbro.

Le cisti paralabrali sono associate alla frattura del labbro; una cisti paralabrale viene diagnosticata quando la risonanza magnetica mostra una raccolta fluida focale ben definita a meno di 1 cm dal cercine glenoideo. Il meccanismo coinvolto nella formazione della cisti paralabrale è simile a quello della formazione di una cisti meniscale, con estrusione del liquido articolare attraverso la frattura labro-capsulare nei tessuti adiacenti. L'estensione extra-articolare di una cisti labrale nell'incisura spino-glenoidea soprascapolare è in grado di produrre un intrappolamento del nervo soprascapolare, ed è causa del dolore alla spalla, che può essere valutato con la risonanza magnetica. La cisti paralabrale può essere difficile da identificare all'artro-RM a meno che venga eseguita una sequenza T2-pesata. L'aspirazione della cisti può causare un temporaneo sollievo dei sintomi, ma una frattura labrale non trattata deve essere sospettata se la cisti si ripete.

Reperti radiologici

L'artro-RM assiale T1-pesata (Fig. 6.8.1) dimostra una lesione labrale posteriore (*freccia aperta*); si nota la forma normale e l'intensità di segnale del cercine anteriore (*freccia piena*). Una struttura nodulare di intensità di segnale intermedia è visibile nell'incisura spinoglenoidea (*punte di freccia*) adiacente al labbro posteriore; questa formazione è anche visualizzata nella sequenza artro-RM coronale fat-sat T1-pesata (*frecce* in Fig. 6.8.2); il gadolinio non opacizza tale formazione.

Dopo le abituali sequenze artro-RMT1-pesate, vengono eseguite le sequenze STIRT2-pesata coronale (Fig. 6.8.3) e sagittale (Fig. 6.8.4) per valutare la formazione posteriore paralabrale e dimostrare le caratteristiche della natura cistica (alta intensità di segnale del suo contenuto) che permettono la diagnosi di cisti paralabrale. La cisti si trova tra le incisure soprascapolare e spinoglenoidea, prossima alla posizione 9 dell'orologio e del labbro posteriore (*frecce*), ma non vi sono segni indiretti di compressione neurale (normale intensità di segnale dei muscoli della cuffia dei rotatori e del deltoide sulle immagini STIR).

Caso 6.9

AMBRII e frattura bilaterale del labbro glenoideo

Una ragazza di 15 anni, atleta di kayak a livello competitivo, si presenta con dolore recidivante alla spalla bilateralmente, più intenso alla spalla destra, da cui una dolorosa sensazione di scatti articolari. La paziente non aveva una storia di traumi acuti o di lussazione ma ha osservato un'esacerbazione dei sintomi (soprattutto dolore), compiendo i movimenti tipici del kayak. La fisioterapia non era riuscita a migliorare i suoi sintomi. Il dolore scompare quando smette di remare, ma riappare alla ripresa del movimento. L'esame obiettivo della spalla destra non evidenzia atrofia o dolorabilità alla palpazione. È presente una marcata lassità di entrambe le spalle con segno positivo del solcobilateralmente. La paziente ha un completo range di movimenti attivi e passivi. L'esame per la cuffia dei rotatori è normale. I segni per il bicipite sono negativi. I risultati di esame per l'articolazione

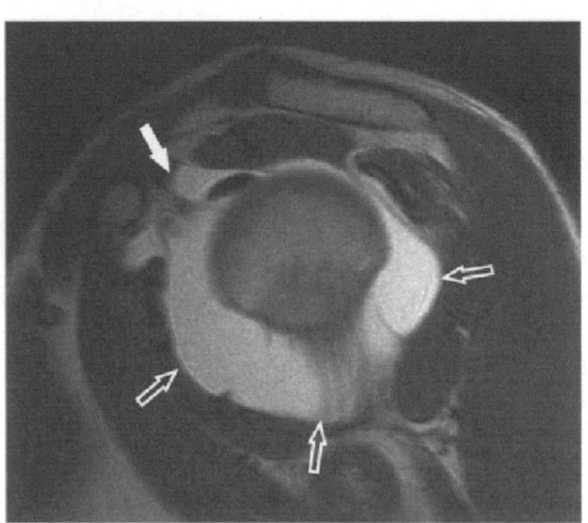

Fig. 6.9.1

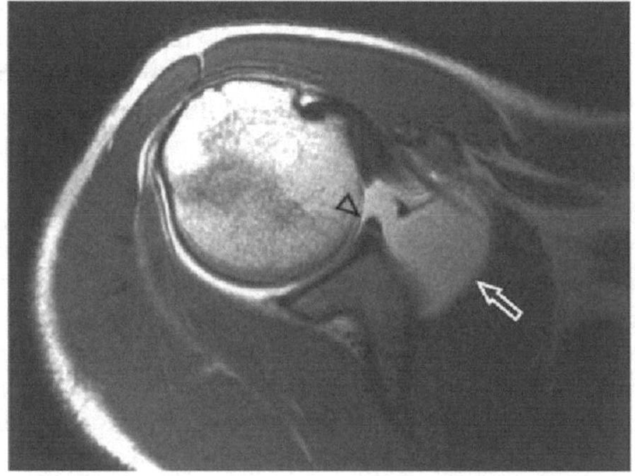

Fig. 6.9.2

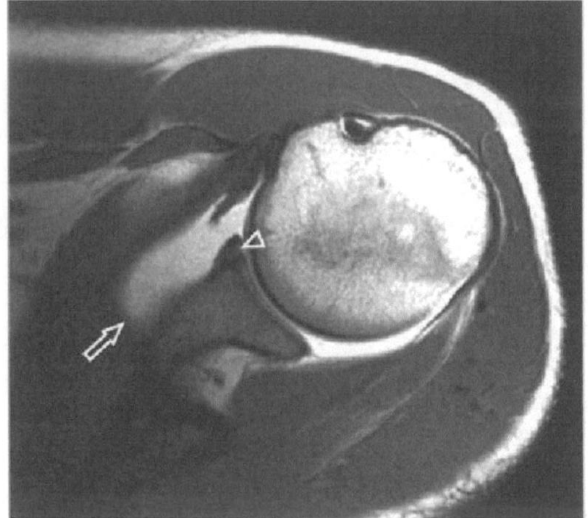

Fig. 6.9.3

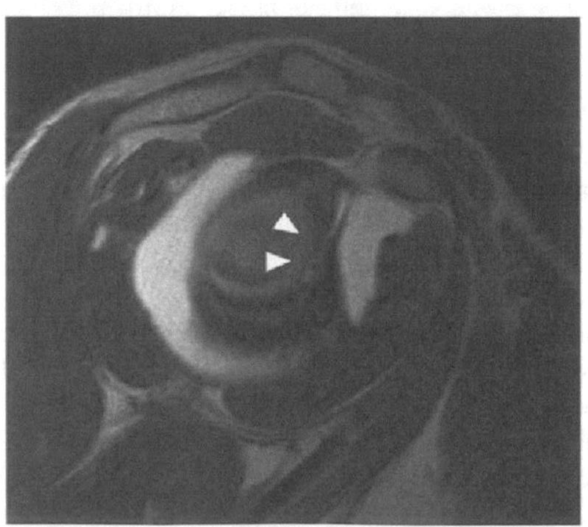

Fig. 6.9.4

acromion-claveare sono normali. Il test di apprensione si è dimostrato positivo. L'artro-RM dimostra una frattura labrale anteriore labiale e una capsula gleno-omerale voluminosa. Un anno dopo, l'artro-RM della spalla sinistra per un'esacerbazione del dolore durante l'allenamento dimostra risultati equivalenti alle due spalle.

Introduzione

Il termine "instabilità" costituisce uno spettro di disturbi, che comprende iperlassità, sublussazione e lussazione. L'instabilità della spalla è definita come un movimento anormale o sintomatico, solitamente con traslocazione della testa omerale rispetto alla glenoide. La lassità, tuttavia, descrive le caratteristiche del movimento passivo dell'articolazione. L'instabilità della spalla può essere suddivisa in instabilità gleno-omerale traumatica (TUBS: traumatica, unidirezionale, Bankart, chirurgica), atraumatica (AMBRII: multidirezionale, atraumatica, bilaterale, riabilitazione, scivolamento capsulare inferiore, sutura della tasca capsulare), e microtraumatica. Iperlassità congenita o acquisita, microinstabilità e instabilità traumatica possono sovrapporsi, in particolare negli atleti impegnati in attività sportiva di elite. L'instabilità gleno-omerale atraumatica è tipicamente multidirezionale e di solito è evidente nei soggetti con sindrome da ipermobilità congenita. Questa instabilità consente movimenti anomali in due o tre piani, in generale, anteriore-inferiore e posteriore-inferiore. L'incidenza di instabilità multidirezionali è prevalente nella seconda e terza decade di vita, e la maggior parte dei pazienti ha meno di 35 anni. All'esame clinico, questi atleti presentano segni di lassità bilaterali e simmetrici della spalla in associazione con iperlassità generalizzata dei legamenti e delle articolazioni. Il livello di aumentata lassità può essere vantaggioso per diversi tipi di sport, ma nasconde anche un alto rischio di lesioni a lungo termine, con danni alle strutture intra- e peri-articolari.

Le due lesioni anatomiche associate a instabilità multidirezionali sono un deficit dell'intervallo dei rotatori e un ridondante recesso capsulare inferiore. Una voluminosa tasca capsulare inferiore può portare a instabilità in tutte e tre le direzioni. La capacità dell'artro-RM di distendere l'articolazione gleno-omerale e la sua migliore valutazione contrastografica delle strutture articolari la rende la procedura di scelta per valutare il volume capsulare, il complesso labrolegamentoso e la superficie articolare della cuffia dei rotatori.

Nella maggior parte dei pazienti non sportivi con alterazione tipo AMBRII, l'artro-RM dimostra un aumento del volume capsulare, mentre negli atleti sintomatici la lassità della capsula è frequentemente associata a danni secondari al labbro (che può essere ipoplasico o strappato, ma può anche apparire tumefatto e mostra un aumento dell'intensità del segnale a causa del più o meno esteso mutamento degenerativo), alla cuffia dei rotatori e alla porzione del labbro in sede di ancoraggio bicipitale.

L'artro-RM può aiutare nelle decisioni terapeutiche attraverso l'individuazione o esclusione di significativa patologia intra-articolare che potrebbe rappresentare un'indicazione per la riparazione chirurgica in associazione alla riduzione capsulare. Se il trattamento conservativo fallisce, l'instabilità multidirezionale è solitamente trattata chirurgicamente con capsulotomia inferiore e plastica riduttiva dell'intervallo dei rotatori.

Reperti radiologici

L'artro-RM sagittale (Fig. 6.9.1) e assiale (Fig. 6.9.2) T1-pesata evidenziano una lassità capsulare della spalla destra. Si osserva una capsula articolare beante in sede anteriore, inferiore e posteriore distesa dal contrasto intrarticolare (*frecce aperte*); notare una estrusione capsulare a livello dell'intervallo dei rotatori (*freccia piena*). Una piccola frattura labrale viene evidenziata (*punta di freccia aperta*).

L'artro-RM della spalla sinistra dopo 1 anno mostra una voluminosa sacca capsulare anteriore, posteriore e inferiore all'inserzione capsulare mediale (*frecce* in Fig. 6.9.3). Le immagini RM assiale (Fig. 6.9.3) e sagittale (Fig. 6.9.4) dimostrano una frattura labrale anteriore che si estende da ore 2 a ore 4 (*punte di freccia*). Questi risultati sono coerenti con un'instabilità atraumatica gleno-omerale associata a lesione labrale bilaterale.

Caso 6.10

■

Impingement postero-superiore (spalla del lanciatore + GIRD)

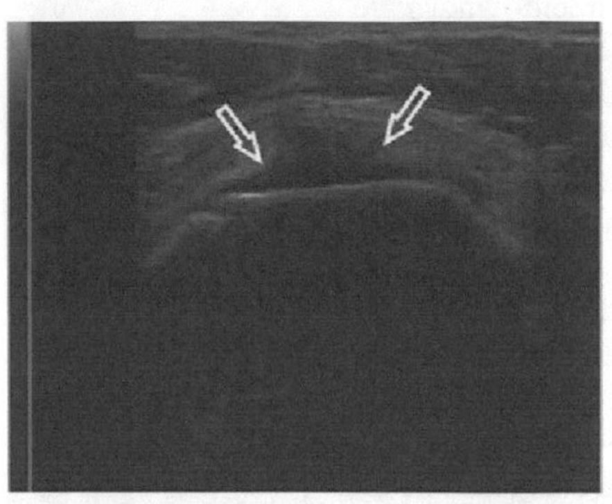

Fig. 6.10.1

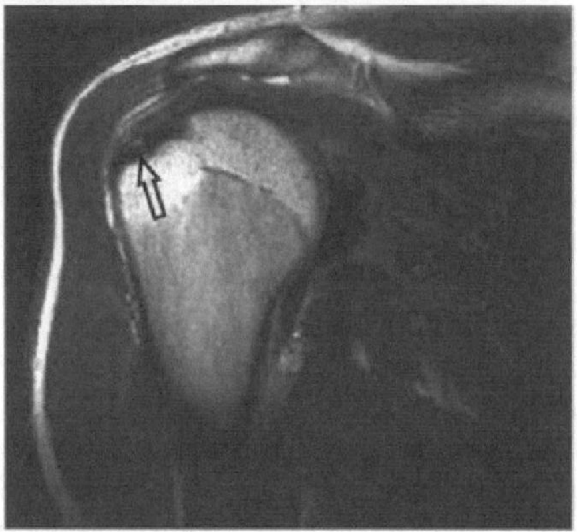

Fig. 6.10.2

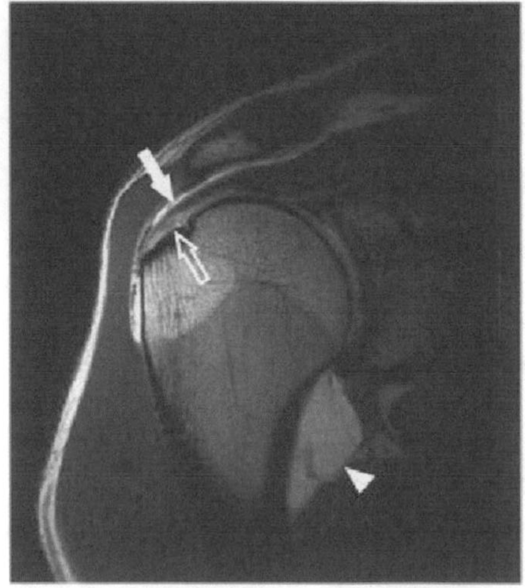

Fig. 6.10.3

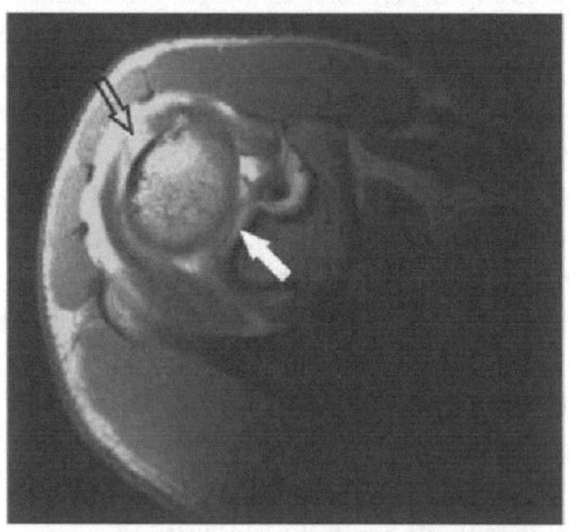

Fig. 6.10.4

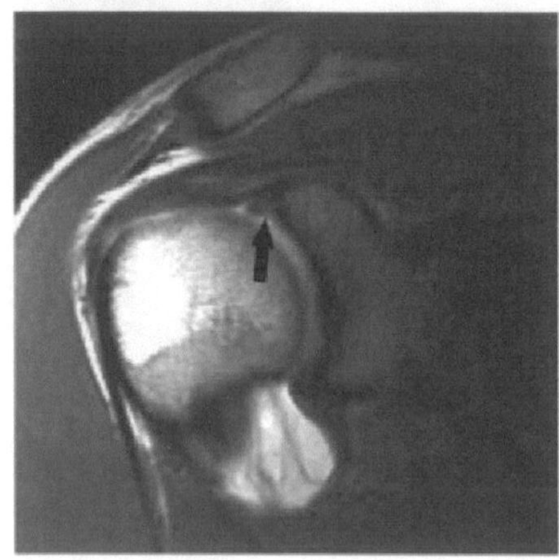

Fig. 6.10.5

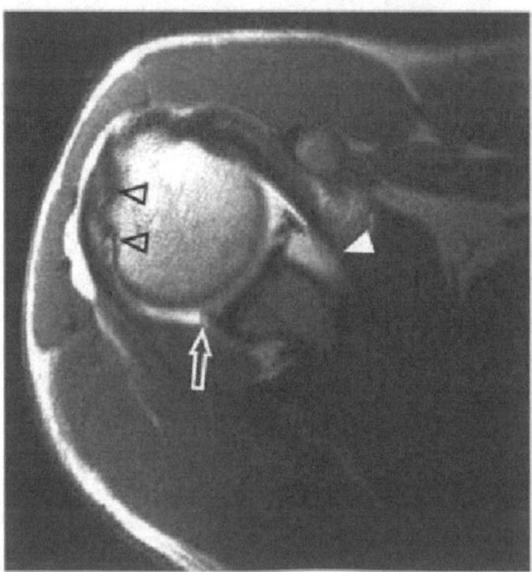

Fig. 6.10.6

Un giocatore di pallamano professionista di 24 anni destrimane riferisce un dolore alla spalla destra. Dopo che la sua spalla è stata bloccata verso il basso da un difensore, ha avuto un acuto dolore durante il lancio.

Ha fatto riferimento a un lieve dolore cronico della spalla prima dell'episodio, durante il lancio (soprattutto nella fase finale di caricamento pre-lancio) e una progressiva diminuzione della velocità negli ultimi 4 mesi.All'esame clinico, presenta una gamma quasi completa di articolarità attiva e passiva, con dolore a 160° di flessione e abduzione. Il test di Jobe è positivo. Il palm-up test è positivo. Si individua una traslazione posteriore positiva. Il segno di "Napoleone" e il "lift-off" test sono negativi. L'acromion-claveare era normale.

Sono stati eseguiti esame ecografico, risonanza magnetica, e artro-RM alla spalla in oggetto.

Introduzione

La sindrome da impingement interno della spalla consiste in un conflitto dei tessuti molli della cuffia dei rotatori e della capsula articolare tra la glenoide e l'omero. Il conflitto glenoideo postero-superiore (PSI) è stato descritto nel 1993 daWalch e colleghi nelle spalle normali in posizione di ABER (abduzione e rotazione esterna) quando la cuffia dei rotatori postero-superiore entra in contatto con il labbro glenoideo postero-superiore. Questo intrappolamento della spalla può diventare patologico in lanciatori e atleti con movimenti di lancio, come giocatori di baseball, tennisti, nuotatori, lanciatori di giavellotto e giocatori di pallamano, nei quali di solito colpisce la spalla dominante. L'impingement postero-superiore può essere acuto o cronico, con dolore alla spalla posteriormente. Si pensa sia che il risultato di microtraumi dovuti a ripetuti movimenti durante il caricamento in ritardo e nelle fasi di accelerazione del lancio. Uno schema tipico di sviluppo della lesione (la cosiddetta *kissing lesion*), comprende le lesioni corrispondenti alla superficie inferiore della cuffia dei rotatori, il labbro posteriore, la grande tuberosità, e la glenoide superiore ossea. Due teorie eziologiche sono state postulate per spiegare questa sindrome. Jobe e colleghi hanno suggerito che microtraumatismi cronici della capsula anteriore (ripetitivo stretching) possano provocare una microinstabilità anteriore, che causa la sublussazione anteriore della testa omerale in abduzione e rotazione esterna durante i movimenti aerei provocando, quindi, un contatto eccessivo tra la cufia dei rotatori e la parte posteriore della glena. Burkhart e Morgan hanno sviluppato un modello di primitiva contrattura capsulare postero-inferiore, che cambia il punto di contatto gleno-omerale in posizione di armamento in ritardo e porta al progressivo stiramento della capsula anteriore. Questi cambiamenti intensificano ciò che altrimenti sarebbe un delicato pinzamento del cercine, della capsula articolare e della cufia tra la grande tuberosità e il bordo glenoideo, provocando così una torsione da stress della cuffia posteriore e una frattura del labbro glenoideo. La prova di questa seconda teoria è che molti atleti con conflitto interno patologico hanno un deficit gleno-omerale alla rotazione interna (GIRD) clinicamente significativo rispetto alla spalla controlaterale, presumibilmente a causa di una capsula postero-inferiore di piccole dimensioni.

Anche se l'ecografia può descrivere lesioni della cuffia dei rotatori, la risonanza magnetica, e soprattutto l'artro-RM sono le tecniche di elezione per descrivere le lesioni intrarticolari e per guidare le decisioni terapeutiche. I risultati della risonanza magnetica nell'impingement posteriore della spalla riflettono le anomalie strutturali dopo l'instabilità gleno-omerale microtraumatica; questi cambiamenti sono meglio rappresentati dall'artro-RM e comprendono irregolarità corticali, sclerosi e formazione di cisti subcondrali nella testa omerale posteriore, lassità della capsula anteriore, lesioni labrali che vanno dalla degenerazione e sfilacciamento alla lacerazione e distacco, lesioni tipo SLAP(*superior labral anterior to posterior*), e discontinuità della superficie articolare della cuffia dei rotatori. Diversamente, in pazienti con impingement subacromiale la lesione del sovraspinato di solito interessa la parte posteriore del tendine.

Il trattamento conservativo è di solito suggerito in atleti con anormalità strutturali minori, mentre il debridement chirurgico e la riparazione (eventualmente in combinazione con la riduzione capsulare) sono indicati in presenza lesioni della cuffia dei rotatori e del labbro glenoideo.

Reperti radiologici

L'esame ecografico coronale (Fig. 6.10.1) del sovraspinato presenta un focus intrasostanza ipoecogeno (difetto fibrillare) in accordo con quadro di parziale rottura (*frecce aperte*) che interessa il terzo medio sul profilo articolare del tendine. La RM coronale T2-pesata (Fig. 6.10.2) dimostra un ispessimento fluido della borsa sotto acromion deltoidea; le fibre del tendine sovraspinato in sede prerinserzionale posteriore dimostrano un'iperintensitàlineare sul lato articolare del tendine, e ciò suggerisce una lesione parziale (rottura*rim rent*) (*freccia aperta*).

L'artro-RM coronale obliqua T1-pesata (Fig. 6.10.3) dimostra una lesione sulla superficie articolare, evidenziata dal mezzo di contrasto che si infiltra nella superficie inferiore della struttura tendinea (*freccia aperta*); l'artrogramma dimostra il passaggio del mezzo di contrasto intrarticolare nella borsa sotto acromion-deltoidea, per quadro di rottura completa; la proiezione assiale dimostra un piccolo gap coerente con una lesione a tutto spessore del tendine sopraspinoso (*freccia aperta* nella Figura 6.10.4). È anche evidenziata una lesione tipo SLAP con il coinvolgimento del labbro anteriore (*frecce piene* nelle Figure 6.10.4 e 6.10.5). Ci sono irregolarità corticali sulla superficie posteriore della testa omerale (*punte di freccia aperte* nella Fig. 6.10.6). Da notare la prominenza del recesso ascellare e anteriore della capsula gleno-omerale (*frecce piene*) in contrasto con la capsula posteriore ispessita alla giunzione capsulo-labrale (*freccia aperta* nella Fig. 6.10.6), che sono associati con la lesione GIRD.

Letture consigliate

Volumi

Imaging of the Shoulder; Techniques and Applications. 1 ed. Baert AL (2006). Springer, Berlin

Internal Derangements of Joint. 2 ed. Resnick D (2007). Saunders, Philadelphia

Magnetic Resonance Imaging in Orthopedics and Sports Medicine. 3 ed. Stoller DW (2007). Lippincott Williams & Wilkinson, Philadelphia

Magnetic Resonance Imaging in Orthopedic Sports Medicine. 1 ed. Pedowitz R, Chung CB, Resnick D (2008). Springer, Berlin

The shoulder. 4 ed. Rockwood C (2009). Saunders, Philadelphia

Siti web

http://www.wheelessonline.com/
http://www.radiolopolis.com/
http://chorus.rad.mcw.edu/
http://www.secec.org/
http://www.jshoulderelbow.org/

Articoli

Armfi eld DR, Stickle RL, Robertson DD, Towers JD, Debski RE. Biomechanical basis of common shoulder problems. Semin Musculoskelet Radiol 2003; 7(1):5–18

Carroll KW, Helms CA. Magnetic resonance imaging of the shoulder: a review of potential sources of diagnostic errors. Skeletal Radiol 2002; 31(7):373–383

Chang D, Mohana-Borges A, Borso M, Chung CB. SLAP lesions: anatomy, clinical presentation, MR imaging diagnosis and characterization. Eur J Radiol 2008; 68(1):72–87

Chung CB, Corrente L, Resnick D. MR arthrography of the shoulder. Magn Reson Imaging Clin N Am. 2004; 12(1):25–38

Connell D, Padmanabhan R, Buchbinder R. Adhesive capsulitis: role of MR imaging in differential diagnosis. Eur Radiol 2002; 12(8):2100–2106

De Maeseneer M, Van Roy P, Shahabpour M. Normal MR imaging anatomy of the rotator cuff tendons, glenoid fossa, labrum, and ligaments of the shoulder. Magn Reson Imaging Clin N Am 2004; 12(1):1–10

Elsayes KM, Shariff A, Staveteig PT, Mukundan G, Khosla A, Rubin DA. Value of magnetic resonance imaging for muscle denervation syndromes of the shoulder girdle. J Comput Assist Tomogr 2005; 29(3):326–329

Gaskin CM, Helms CA. Parsonage-Turner syndrome: MR imaging findings and clinical information of 27 patients. Radiology 2006; 240(2):501–507

Grainger AJ. Internal impingement syndromes of the shoulder. Semin Musculoskelet Radiol 2008; 12(2):127–135

Harish S, Nagar A, Moro J, Pugh D, Rebello R, O'Neill J. Imaging fi ndings in posterior instability of the shoulder. Skeletal Radiol 2008; 37(8):693–707

Hodler J. Technical errors in MR arthrography. Skeletal Radiol 2008; 37(1):9–18

Jost B, Gerber C. What the shoulder surgeon would like to know from MR imaging. Magn Reson Imaging Clin N Am. 2004; 12(1):161–168

Mengiardi B, Pfi rrmann CW, Gerber C, Hodler J, Zanetti M. Frozen shoulder: MR arthrographic findings. Radiology 2004; 233(2):486–492

Moosikasuwan JB, Miller TT, Burke B. Rotator cuff tears: clinical, radiographic, and US findings. Radiographics 2005; 25(6):1591–1607

Moosikasuwan JB, Miller TT, Dines DM. Imaging of the painful shoulder in throwing athletes. Clin Sports Med 2006; 25(3):433–443

Ouellette H, Kassarjian A, Tétreault P, Palmer W. Imaging of the overhead throwing athlete. Semin Musculoskelet Radiol 2005; 9(4):316–333

Robinson G, Ho Y, Finlay K, Friedman L, Harish S. Normal anatomy and common labral lesions at MR arthrography of the shoulder. Clin Radiol 2006; 61(10):805–821

Rudez J, Zanetti M. Normal anatomy, variants and pitfalls on shoulder MRI. Eur J Radiol 2008; 68(1):25–35

Sahin G, Demirtaş M. An overview of MR arthrography with emphasis on the current technique and applicational hints and tips. Eur J Radiol 2006; 58(3):416–430

Sanders TG, Tirman PF, Linares R, Feller JF, Richardson R. The glenolabral articular disruption lesion: MR arthrography with arthroscopic correlation. AJR Am J Roentgenol 1999; 172(1):171–175

Tuite MJ, Petersen BD, Wise SM, Fine JP, Kaplan LD, Orwin JF. Shoulder MR arthrography of the posterior labrocapsular complex in overhead throwers with pathologic internal impingement and internal rotation defi cit. Skeletal Radiol 2007;36(6):495–502

Vanderbeck J, Fenlin J. Shoulder: what the orthopaedic doctor needs to know. Semin Musculoskelet Radiol 2007; 11(1):57–65

Waldt S, Burkart A, Imhoff AB, Bruegel M, Rummeny EJ, Woertler K. Anterior shoulder instability: accuracy of MR arthrography in the classifi cation of anteroinferior labroligamentous injuries. Radiology 2005; 237(2):578–583

Wischer TK, Bredella MA, Genant HK, Stoller DW, Bost FW, Tirman PF. Perthes lesion (a variant of the Bankart lesion): MR imaging and MR arthrographic fi ndings with surgical correlation. AJR Am J Roentgenol 2002; 178(1):233–237

Woertler K, Waldt S. MR imaging in sports-related glenohumeral instability. Eur Radiol 2006; 16(12):2622–2636

Gomito, polso e mano 7

Juan de Dios Berná, Ana Canga, Luis Cerezal

Caso 7.1

Lesione tipo SLAC (collasso cronico scafo-lunato) di polso

Un uomo di 34 anni, bracciante, si presenta con dolore cronico al polso che si è incrementato negli ultimi 6 mesi. Presenta in anamnesi una caduta sulla mano aperta più di 10 anni fa. Una risonanza magnetica eseguita senza previo studio radiografico ha dimostrato una completa rottura del legamento interosseo scafo-lunato, un'instabilità del polso intercalata semilunare dorsale (DISI), un'estesa erosione condrale radio-scafoidea e un marcato rimodellamento osseo del radio distale. Inoltre, sono stati individuati un osso semilunare di tipo 2 di Viegas (presenza di una faccetta articolare comune tra uncinato e semilunare), con condromalacia avanzata del polo prossimale dell'osso uncinato, e una piccola rottura centrale della fibrocartilagine triangolare (lesione di Palmer 1A). La resezione dello scafoide carpale e successiva artrodesi carpale hanno portato a riduzione completa del dolore e a un buon risultato funzionale.

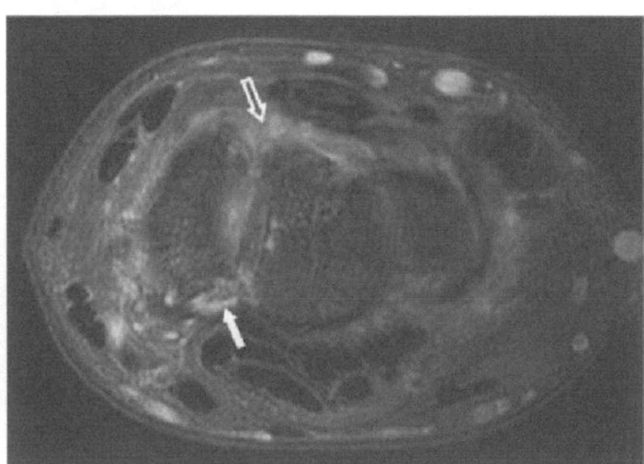

Fig. 7.1.1

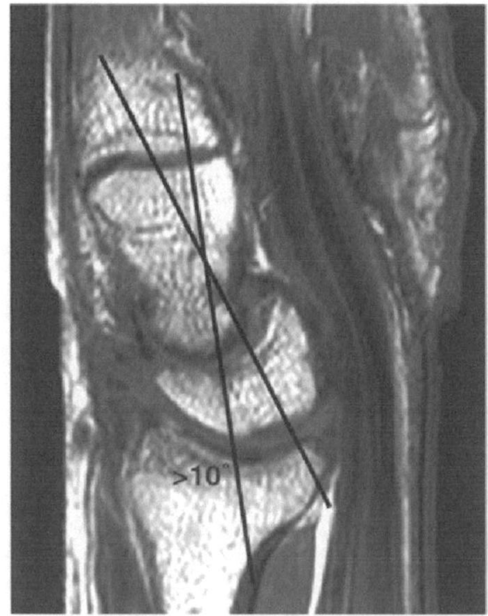

Fig. 7.1.2

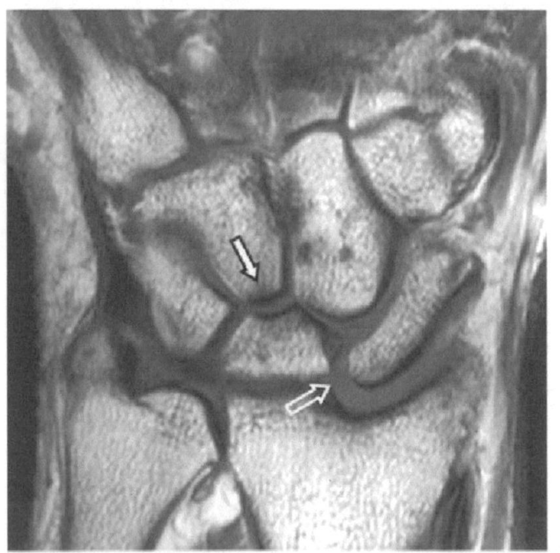

Fig. 7.1.3

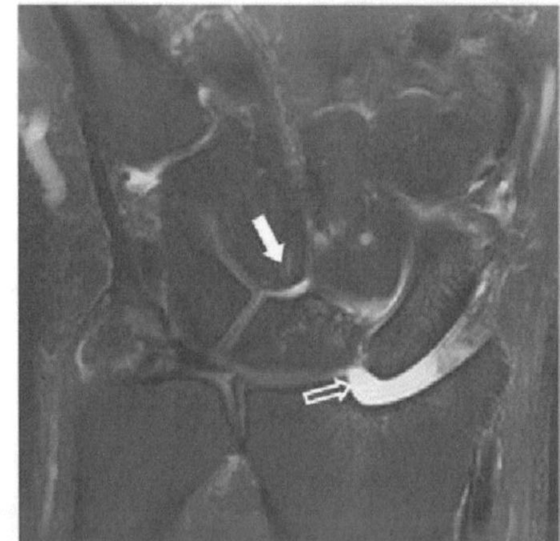

Fig. 7.1.4

Introduzione

Il collasso scafo-lunato avanzato (SLAC) del polso si riferisce a un tipo specifico di osteoartrite con sublussazione secondaria a lesione dello scafoide o del legamento scafo-lunato con collasso sul versante radiale del polso. La lesione tipo SLAC del polso è il modello più comune di artrite degenerativa del polso. È più comune negli uomini che nelle donne e colpisce in genere i lavoratori manuali nel polso dominante.

Il modello di lesione del polso tipo SLAC è il risultato di molte tipologie patologiche del versante radiale del polso. La causa più frequente di SLAC è una dissociazione scafolunato cronica non trattata. Il collasso di alto grado nella pseudoartrosi dello scafoide (SNAC) è un'altra causa comune. Altre eziologie comprendono il morbo di Preiser (necrosi idiopatica avascolare dello scafoide), instabilità medio-carpica, fratture intra-articolari che coinvolgono le articolazioni radio-scafoidea o semiluno-capitata, malattia di Kienböck, degenerazione luno-capitata, artrite infiammatoria, evidenti nelle malattie da deposizione di cristalli di origine gottosa e nella malattia da depositi di pirofosfato diidrato di calcio (CPPD).

La patologia degenerativa della lesione tipo SLAC segue un modello specifico, a partire dalla riduzione dell'interlinea articolare radio-scafoidea sul versante dello stiloide radiale (stadio 1A), che nelle radiografie appare come un forte allungamento dello stiloide stesso. Col progredire della malattia, l'intera fossa scafoidea è coinvolta (stadio 1B). Il completo collasso dell'articolazione radio-scafoidea modifica la normale capacità portante dell'articolazione medio carpica luno-capitata. Lo stress da attrito erode la cartilagine a livello della giunzione luno-capitata e produce un restringimento articolare con reazione sclerotica (stadio 2). Tipicamente, l'articolazione radio-lunata è conservata in tutte le fasi della lesione di polso tipo SLAC.

Una lesione di polso tipo SLAC di lunga durata e non trattata può portare a un dolore cronico al polso, deterioramento della gamma di movimento e diminuita forza prensile. La palpazione diretta dell'articolazione scafo-lunata o radio-carpale suscita in genere dolore. È comune un dolore alla controresistenza attiva all'estensione delle dita, mentre il polso viene tenuto in flessione passiva. Anche il test di spostamento scafoideo provoca dolore.

La diagnosi differenziale clinica di artrite del polso di tipo SLAC comprende essenzialmente qualsiasi condizione che provochi dolore dorsale del polso radiale, comprese le fratture dello scafoide, la tenosinovite di De Quervain, la dissociazione scafolunata, la malattia di Kienböck, la frattura distale di radio, la malattia di Preiser, e l'artrosi dell'articolazione scafo-trapezio-trapezoide.

Spesso, la SLAC asintomatica o lievemente sintomatica può essere gestita con un trattamento conservativo. Quando la condizione diventa più sintomatica, la chirurgia è raccomandata. Nella fase 1 di SLAC, in cui è risparmiato il giunto luno-capitato, la resezione chirurgica della filiera prossimale conserva parzialmente il movimento del polso. Nella SLAC in fase 2, l'artrodesi totale del polso è spesso più efficace per alleviare il dolore al polso.

Reperti radiologici

L'esame RM assiale con soppressione del grasso pesata in T2 (Fig. 7.1.1) dimostra una rottura completa del legamento scafo-lunato, coinvolgendo sia la componente dorsale (*freccia aperta*) che volare (*freccia piena*).

La RM sagittale T1 pesata (Fig. 7.1.2) dimostra un aumento dell'angolo luno-capitato con dorsiflessione del semilunare (instabilità dorsale intercalata del semilunare: deformità tipo DISI). La RM coronale T1 con soppressione del grasso e T2 (Figg. 7.1.3 e 7.1.4) rivelano la rottura cronica del legamento scafolunato (*freccia aperta*) con disallineamento osseo e diffuse alterazioni degenerative delle articolazioni radio-scafoidea comune e luno-capitata (SLAC fase 2), con erosione condrale, sclerosi subcondrale, e marcato rimodellamento focale della fossa scafoidea distale del radio. Si nota la presenza di un semilunare di tipo 2 di Viegas e alterazioni degenerative dell'articolazione luno-capitata (sindrome di impatto luno-capitato, *freccia piena*).

Caso 7.2

Necrosi avascolare dello scafoide

Un uomo di 32 anni con una storia di caduta sul polso destro mentre giocava a calcio 5 anni prima, con diagnosi di "distorsione del polso" senza radiografie, si presenta con dolore e gonfiore nella tabacchiera anatomica e riduzione della mobilità con dolore dopo un recente trauma minore, mentre praticava karate. Le radiografie hanno evidenziato una pseudoartrosi dello scafoide con un frammento sclerotico

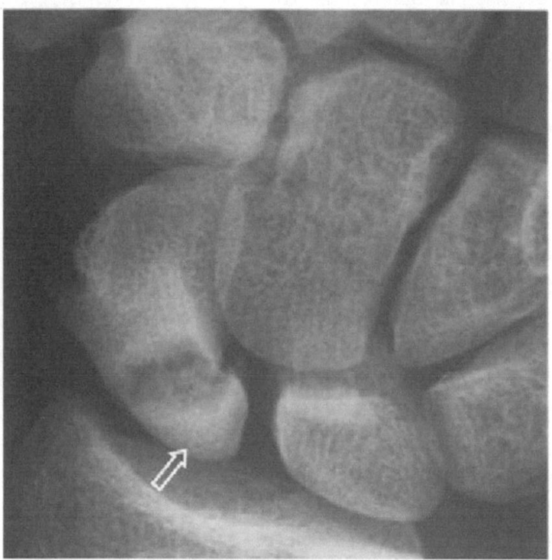

Fig. 7.2.1

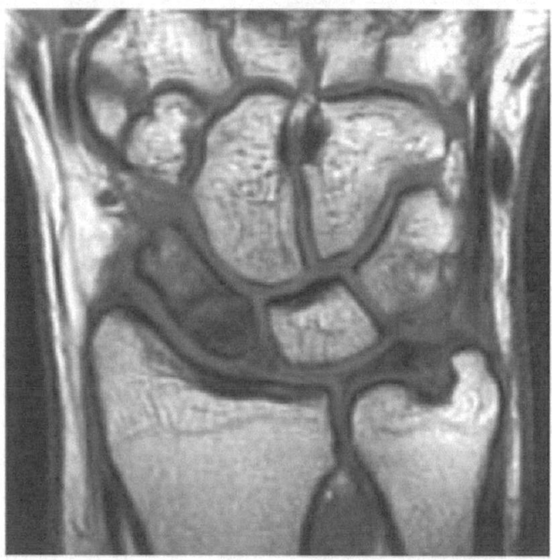

Fig. 7.2.2

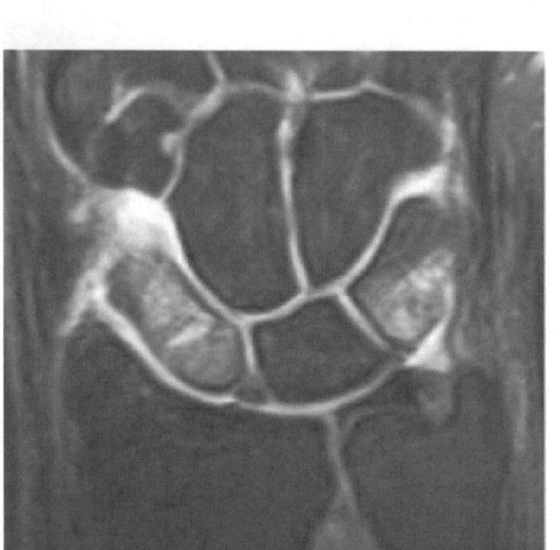

Fig. 7.2.3

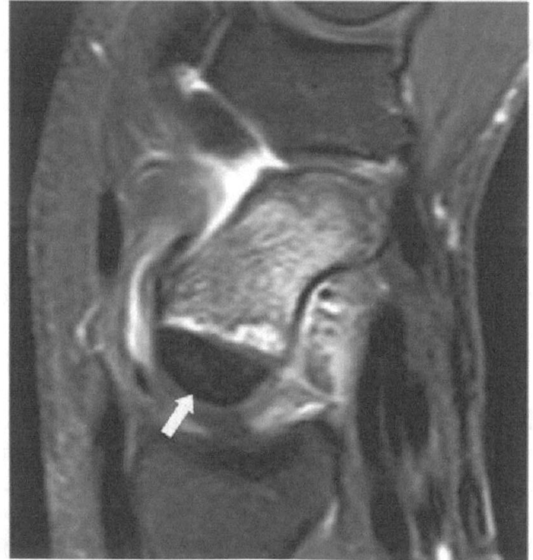

Fig. 7.2.4

prossimale; la RM con gadolinio ha dimostrato un non-enhancement del polo prossimale da riferire alla necrosi del frammento prossimale. In chirurgia, la completa assenza di punti sanguinanti ha confermato la necrosi del frammento prossimale, pertanto è stato eseguito un innesto osseo vascolarizzato. Due anni dopo l'intervento, il paziente è privo di dolore e ha riconquistato la gamma completa di movimento del suo polso.

Introduzione

Lo scafoide è l'osso più comunemente fratturato del carpo. La frattura dello scafoide solitamente è il risultato di una caduta sulla mano in dorsiflessione in giovani soggetti attivi. La riduzione funzionale del polso è un problema relativamente comune dopo le fratture dello scafoide a causa della frequenza di complicanze come l'unione ritardata, la pseudoartrosi, la necrosi avascolare, la deformità o instabilità carpale e l'osteoartrosi secondaria. Il numero significativo di complicanze della frattura dello scafoide può essere attribuito all'anatomia vascolare peculiare di quest'osso, con un precario afflusso di sangue, in particolare al polo prossimale, che lo rende vulnerabile a ischemia post-traumatica e necrosi avascolare. Lo scafoide è principalmente vascolarizzato dall'arteria radiale, con i rami dorsali e volare che entrano attraverso la porzione distale dell'osso.

La presenza di necrosi avascolare del frammento prossimale è il principale fattore prognostico per l'esito dopo il trattamento chirurgico delle pseudoartrosi dello scafoide. Sfortunatamente, la necrosi avascolare è difficile da diagnosticare con precisione. L'esame obiettivo rivela la tumefazione della tabacchiera anatomica, un diminuito range di movimento, gonfiore e dolore alla dorsiflessione. L'addensamento sclerotico del frammento prossimale nelle radiografie convenzionali e nella TC poco si correlano con la condizione vascolare. La scintigrafia ossea è sensibile e può rivelare precocemente una necrosi avascolare, ma ha una bassa specificità perché le aree di danno minore o sinovite possono dare un risultato positivo; inoltre, la risoluzione spaziale degli scintigrammi ossei è bassa.

L'ispezione macroscopica della superficie ossea durante l'intervento e la presenza di immagini puntiformi di sanguinamento sono di solito i test più importanti per valutare lo stato chirurgico dello stato vascolare del polo prossimale della pseudoartrosi dello scafoide. L'intensità del segnale in RM convenzionale è spesso irregolare e variabile nelle sequenze T1- e T2-pesate sia nel tessuto osseo necrotico che in quello vitale. La RM senza mezzo di contrasto non permette di valutare il grado di ischemia o vitalità del frammento prossimale in modo determinante per essere attendibile. Le modificazioni indotte dal gadolinio in risonanza magnetica sono utili per valutare accuratamente lo stato vascolare del polo prossimale nella pseudoartrosi dello scafoide: la presenza di valorizzazione rappresenta l'osso vitale, mentre la sua assenza è indicativa di necrosi.

Il trattamento della pseudoartrosi dello scafoide con un polo prossimale vascolarizzato consiste nell'innesto osseo e nella fissazione interna. L'innesto osseo vascolarizzato è l'opzione terapeutica raccomandata nei casi di pseudoartrosi dello scafoide con necrosi avascolare, in assenza di modificazioni artrosiche periscafoidee o consolidato collasso carpale. Nella pseudoartrosi dello scafoide di lunga data con avanzate alterazioni degenerative del polso, sono indicate le procedure di salvataggio, quali la carpectomia, di solito prossimale, o l'artrodesi totale del polso.

Reperti radiologici

La radiografia antero-posteriore del polso (Fig. 7.2.1) dimostra una pseudoartrosi del terzo prossimale dello scafoide con frammento sclerotico prossimale (*freccia aperta*). La RM coronale con soppressione del grasso T1- e T2-pesata (Figg. 7.2.2 e 7.2.3) mostrano un frammento prossimale ipointenso nell'immagine pesata in T1 e iperintenso in quella T2-pesata. La sequenza sagittale obliqua con soppressione del grasso T1-pesata (asse lungo dello scafoide) dopo somministrazione intravenosa di gadolinio (Fig. 7.2.4) evidenzia la mancanza di impregnazione del frammento prossimale (*freccia piena*), indicando una necrosi completa.

Caso 7.3

Ganglio interosseo del semilunare (malattia "pseudo-Kienböck")

Una donna di 35 anni si presenta con una storia di dolore al polso destro da 18 mesi e un'immagine di lesione radiotrasparente del semilunare all'esame radiologico. All'esame clinico viene rilevata una succulenza dei tessuti molli sul lato dorsale del semilunare con dolore nei gradi estremi di movimento ma senza gonfiore focale. Un precedente studio RM aveva rilevato un'errata diagnosi di malattia di Kienböck. Un nuovo studio RM ha evidenziato un ganglio intraosseo del semilunare con discontinuità corticale, estensione all'articolazione scafo-lunata e diffuso edema del semilunare. La lesione è stata trattata chirurgicamente con successo, con curettage e innesto osseo. Tre anni dopo l'intervento, la paziente è asintomatica e l'aspetto radiografico del semilunare è tornato alla normalità.

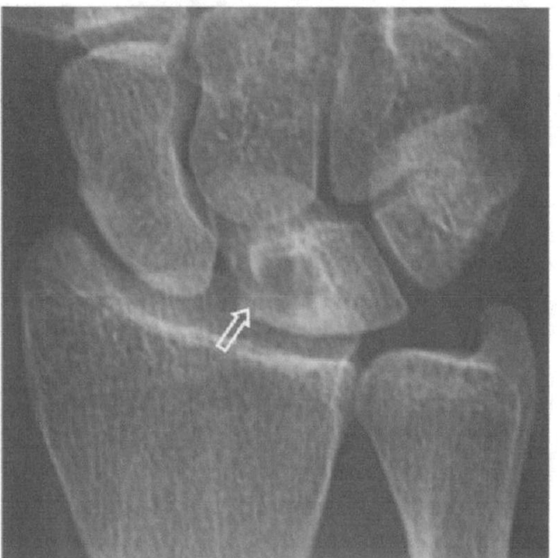

Fig. 7.3.1

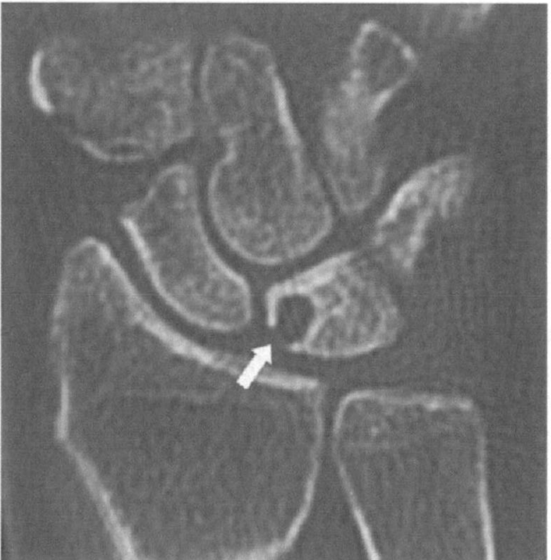

Fig. 7.3.2

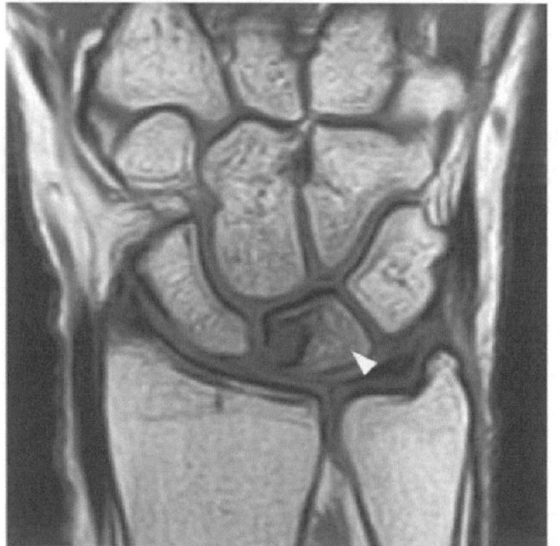

Fig. 7.3.3

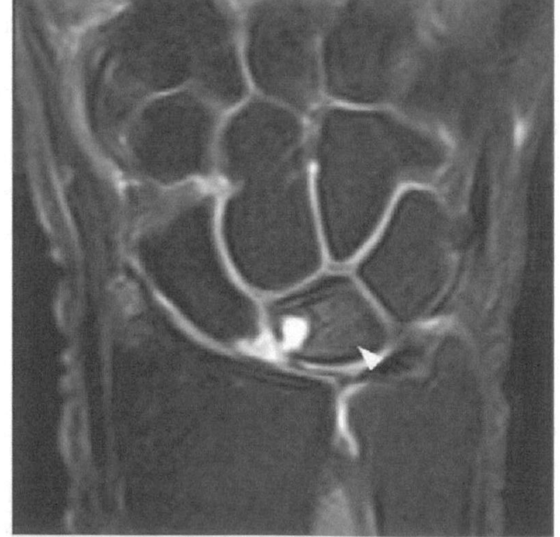

Fig. 7.3.4

Introduzione

Le lesioni simil-cistiche delle ossa carpali sono generalmente asintomatiche e spesso sono rilevate incidentalmente a un esame radiografico dopo un trauma al polso e alla mano. I gangli intraossei sono lesioni cistiche benigne indovate nell'osso subcondrale adiacente al piano articolare. Si tratta spesso di lesioni multiloculate ripiene di tessuto fibroso che possono mostrare alterazioni mucoidi. Lo scafoide e il semilunare sono le sedi più comunemente coinvolte. La natura dei gangli intraossei rimane poco chiara. Generalmente si ritiene che vi siano due tipi di lesione: la lesione intraossea primaria o idiopatica e la lesione secondaria causata dalla penetrazione corticale di un ganglio dei tessuti molli precedentemente presente. Il tipo primitivo è il più frequente. Nella maggior parte dei casi, all'intervento chirurgico si osserva un difetto corticale.

Clinicamente, il ganglio intraosseo si presenta sempre con un dolore al polso. All'esame radiografico, appare come una lesione osteolitica ben definita con un orletto sclerotico. La scintigrafia ossea può differenziare la cisti con un aumento dell'attività osteoblastica dalla cisti inattiva e immutabile, che deve essere seguita radiograficamente. La TC è estremamente utile nel localizzare il difetto corticale della cisti. Nella maggior parte dei casi di erosioni corticali del semilunare, il difetto si situa sulla superficie articolare laterale (scafo-lunata) dell'osso. La RM aiuta a delineare i tessuti che circondano la lesione ossea.

La diagnosi differenziale delle lesioni dolorose litiche del semilunare include l'encondroma, il condroblastoma, l'osteoblastoma, la displasia fibrosa, il tumore a cellule giganti, l'osteoma osteoide, il fibroma condromixoide, la cisti ossea solitaria, la malattia di Kienböck, l'artrite reumatoide, l'osteoartrosi e il ganglio intraosseo.

Il cambiamento di segnale dell'osso semilunare è spesso mal diagnosticato come malattia di Kienböck. Ciò si verifica con particolare frequenza nella sindrome ulnare da impatto e nel ganglio intraosseo del semilunare. Nella sindrome da impatto ulnare si osserva condromalacia, sclerosi, cisti subcondrale e edema sul lato radiale del semilunare. La distribuzione delle alterazioni radiografiche all'interno dell'osso semilunare è la chiave per distinguere queste condizioni dalla malattia di Kienböck. Il ganglio intraosseo appare nelle radiografie come un'area di iperdiafania, spesso situata sul versante radiale in comunicazione con lo spazio articolare scafolunato. Il ganglio intraosseo ha una bassa intensità di segnale nella RM T1-pesata e alta intensità di segnale nelle sequenze T2-pesate, simile all'intensità di segnale dell'acqua. La presenza di margini netti nelle radiografie e l'assenza di cambiamenti d'intensità del segnale RM nell'osso piramidale o nel capo distale articolare dell'ulna facilita la diagnosi. L'intensità del segnale riscontrata nella malattia di Kienböck potrebbe mimare la sindrome da impatto ulnare; tuttavia, le lesioni della malattia di Kienböck sono più diffuse o possono coinvolgere il lato radiale dell'osso semilunare rispetto al coinvolgimento del solo aspetto ulnare nella sindrome da impatto ulnare. Inoltre, l'osso piramidale e la testa dell'ulna non sono interessati nella malattia di Kienböck.

L'indicazione al trattamento chirurgico del ganglio intraosseo si pone in presenza di progressione della cisti e di dolore persistente. La maggior parte dei gangli intraossei sintomatici può essere trattata con successo con curettage e innesto osseo. Casi di recidiva sono stati segnalati, sebbene in rare occasioni.

Reperti radiologici

La radiografia antero-posteriore del polso destro (Fig. 7.3.1) dimostra una lesione cistica ben definita del lato radiale dell'osso semilunare con orletto sclerotico periferico (*freccia aperta*).

La TC (Fig. 7.3.2) dimostra la lesione cistica del semilunare e la discontinuità della corticale radiale del semilunare (*freccia piena*).

La RM con soppressione del grasso T1- e T2-pesata (Figg. 7.3.3 e 7.3.4) dimostra una lesione cistica ben definita con rottura corticale e edema diffuso dell'osso semilunare (*punte di freccia*).

Caso 7.4

■

Tumore glomico del pollice

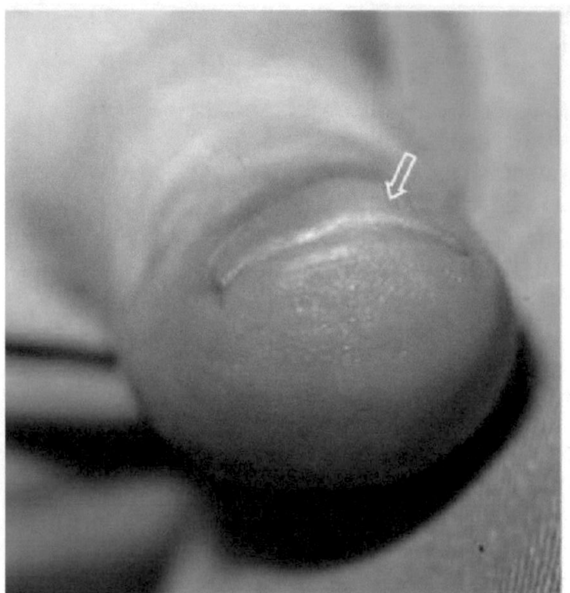

Fig. 7.4.1

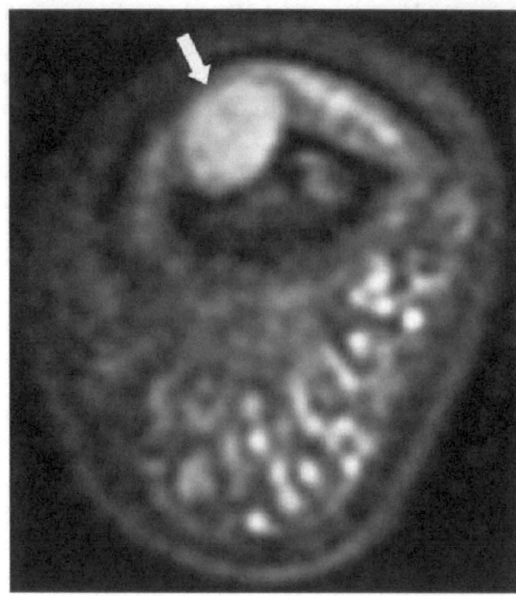

Fig. 7.4.2

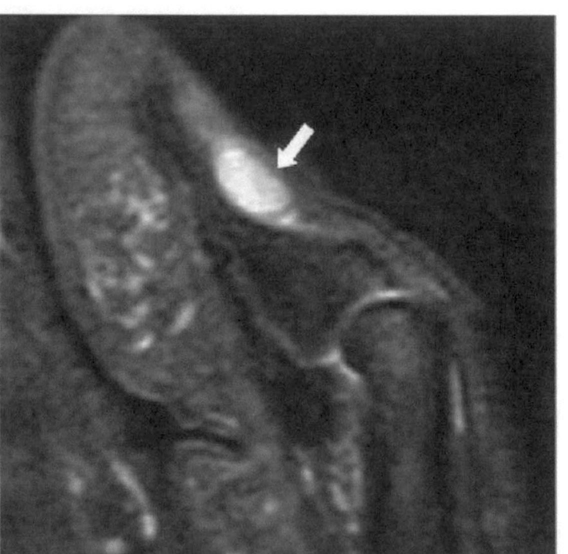

Fig. 7.4.3

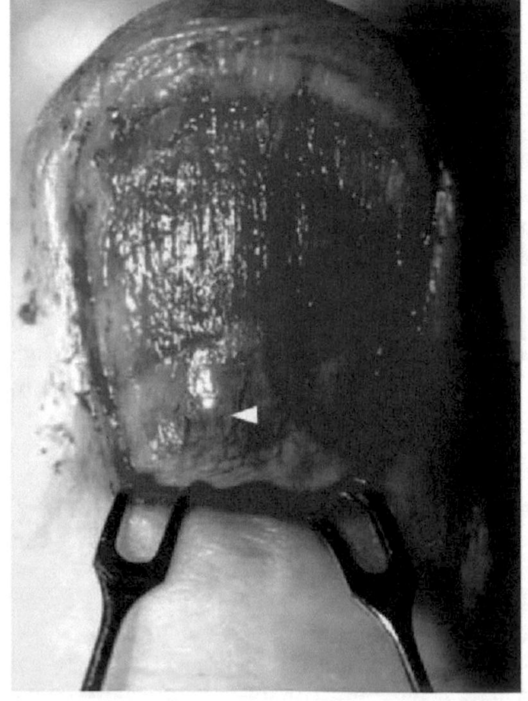

Fig. 7.4.4

Un uomo di 51 anni si presenta con una storia di 2 anni di dolore a livello del letto ungueale del pollice destro, che viene esacerbata dalla pressione locale e dal freddo. L'esame clinico rivela una discromatosi bluastra sotto l'unghia e deformità della lamina ungueale. Le radiografie del pollice dimostrano una sottile erosione ossea dorsale della falange distale. Gli ultrasuoni rivelano un nodulo solido ipoecogeno sotto l'unghia di 5 mm di diametro, con marcata vascolarizzazione all'interno del tumore evidenziata al controllo color Doppler. La RM del pollice dimostra un nodulo ovale ben circoscritto ipointenso in T1 e con incremento di segnale dopo somministrazione endovenosa del mezzo di contrasto. Nella sequenza RM T2-pesata, il tumore è omogeneamente iperintenso con bordo sottile ipointenso. Il tumore viene asportato chirurgicamente e la diagnosi di tumore glomico viene confermata istologicamente.

Introduzione

I tumori glomici delle dita sono rari tumori benigni che insorgono dal glomo neuromioarterioso, un apparato organo-finale con anastomosi arterovenose (senza letto capillare); tali tumori possono essere situati sia sotto l'unghia che sulla faccia palmare del polpastrello. L'età media al momento della comparsa dei sintomi varia dai 30 ai 50 anni, con una predominanza femminile di tre a uno. Clinicamente, i tumori glomici si presentano con la classica triade di dolore parossistico, ipersensibilità al freddo e focale rammollimento. L'ecografia di solito può visualizzare il tumore subungueale, che si presenta come un nodulo ipoecogeno, ipervascolare al color Doppler a causa dell'elevata velocità di flusso dei vasi dello shunt intratumorale. La RM dimostra un nodulo ipo/isointenso nelle immagini pesate in T1 e iperintenso nelle immagini T2-pesate con marcato enhancement dopo somministrazione di mezzo di contrasto. Quando il tumore ha un diametro inferiore a 2 mm, sia gli ultrasuoni che la RM tendono ad essere negativi. La diagnosi differenziale include i tumori subungueali benigni e maligni, come ad esempio il condroma e le metastasi da cancro ai polmoni. Il trattamento consiste nella rimozione chirurgica. Per evitare deformità delle unghie, è meglio utilizzare un approccio periungueale per i tumori della regione periferica, e transungueale seguito da meticolosa riparazione del letto ungueale per i tumori della regione centrale. Le recidive sono comuni. Gli ultrasuoni sembrano meno efficienti rispetto alla RM nel differenziare il tessuto tumorale residuo dalla cicatrice postoperatoria.

Reperti radiologici

La fotografia del pollice (Fig. 7.4.1) dimostra una deformità focale della lamina ungueale (*freccia aperta*).

Le immagini RM assiale e sagittale con soppressione del grasso T2-pesata (Figg. 7.4.2 e 7.4.3) dimostrano un nodulo ovale, ben circoscritto, omogeneamente iperintenso con un bordo sottile ipointenso (*frecce piene*) sotto l'unghia del pollice destro.

La fotografia del pollice dopo avulsione (Fig. 7.4.4) mostra il tipico aspetto macroscopico del tumore glomico (*punta di freccia*).

Caso 7.5

Ipertrofia bozzuta del carpo

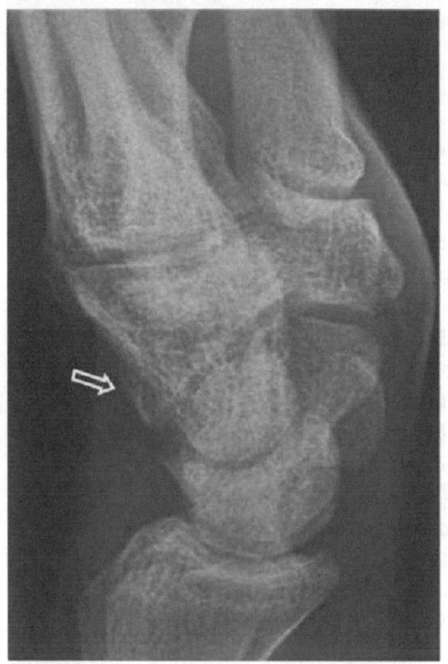

Fig. 7.5.1

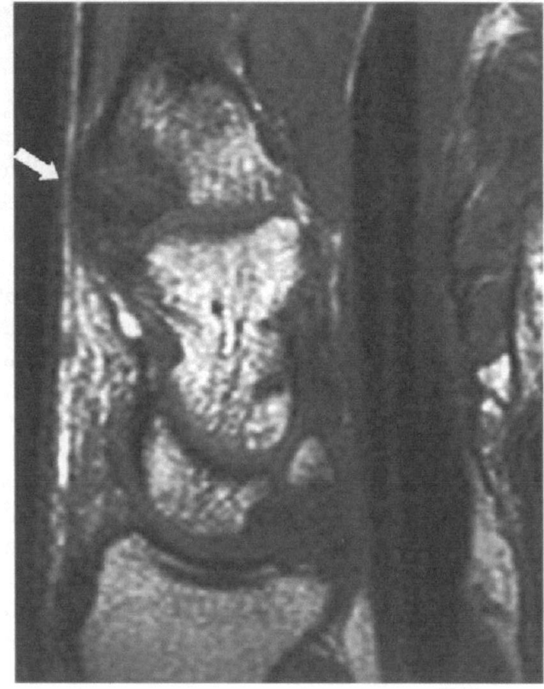

Fig. 7.5.2

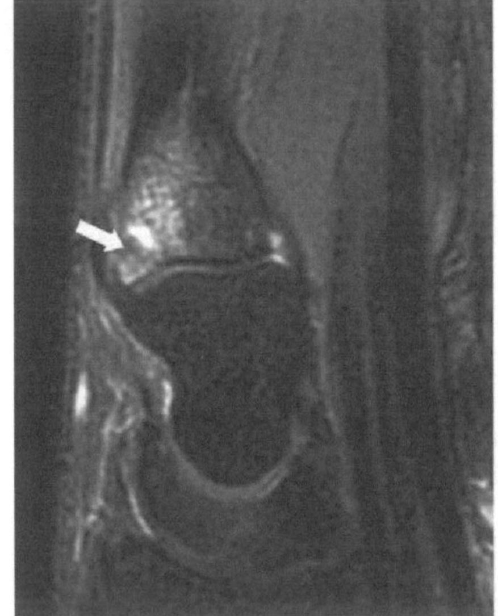

Fig. 7.5.3

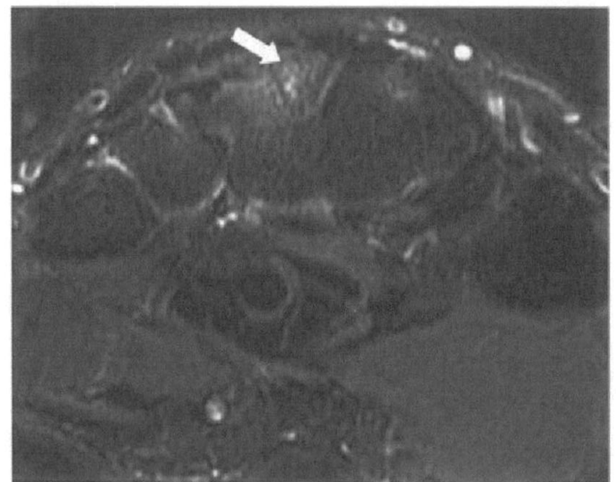

Fig. 7.5.4

Un maschio di 24 anni si presenta all'osservazione con storia di 1 mese di bozzatura dolorosa, dura, non mobile alla base del terzo metacarpo sul dorso della mano destra. La flessione palmare del polso esacerba il dolore e dimostra più chiaramente la bozzatura. Il paziente ha riportato un lieve trauma mentre giocava a basket. La radiografia del polso in proiezione laterale ha dimostrato un osso accessorio, l'os stiloideum. La RM ha rivelato edema midollare dell'osso accessorio e del metacarpo adiacente. Alla luce della mancanza di miglioramento clinico, il paziente è stata trattato con resezione semplice dell'os stiloideum.

Introduzione

La "bozzatura" carpale può essere definita come una prominenza ossea sulla porzione dorsale dell'articolazione del secondo o terzo metacarpo con il carpo, ma può rappresentare una formazione osteofitosica degenerativa e/o un centro di ossificazione accessorio (os stiloideum), spesso fuso con il metacarpo. È stata recentemente segnalata la sua correlazione con l'incompleta coalescenza dorsale ossea e l'assenza del nomale rapporto articolare carpo-metacarpale dorsale. La bozzatura carpale è più comune nelle donne (2:1) e nella mano destra, con picchi di incidenza tra la terza e la quarta decade. Anche se generalmente asintomatica, a volte può causare dolore e limitazione del movimento della mano a causa di un trauma, di alterazioni degenerative o per lo scivolamento del tendine dell'estensore radiale del carpo lungo e breve. La proiezione radiografica laterale del polso con 30° di supinazione e in deviazione ulnare ("vista della bozzatura carpale") è di solito sufficiente per dimostrare la prominenza ossea, per cui la risonanza magnetica generalmente non è necessaria per porre una diagnosi specifica. Tuttavia, la RM fornisce informazioni complementari, mostrando edema del midollo osseo, alterazioni artrosiche, versamento articolare, e anomalie dei tendini estensori. I sintomi sono stati attribuiti alla formazione di un piccolo ganglio o di una borsa infiammata che si può sviluppare sopra l'osso anomalo, rendendo la diagnosi differenziale tra la bozzatura carpale e il ganglio dorsale del polso più impegnativa. La rimozione chirurgica è indicata quando il trattamento conservativo non allevia i sintomi. Viene di solito eseguita una resezione a cuneo del giunto carpo-metacarpale, prestando attenzione a rimuovere meno del 35% del giunto per evitare l'instabilità carpo-metacarpale.

Reperti radiologici

La radiografia laterale del polso ("vista della bozzatura carpale") (Fig. 7.5.1) dimostra la presenza di un piccolo ossicino accessorio (os stiloideum) sulla base del terzo metacarpo (*freccia aperta*). Le immagini della RM sagittale T1-pesata (Fig. 7.5.2), T2-pesata con soppressione del grasso (Fig. 7.5.3), e quella assiale T2-pesata con soppressione del grasso (Fig. 7.5.4) dimostrano la presenza di edema midollare dell'os stiloideum e dell'adiacente osso metacarpale (*frecce piene*).

Caso 7.6

■

Tenosinovite di De Quervain

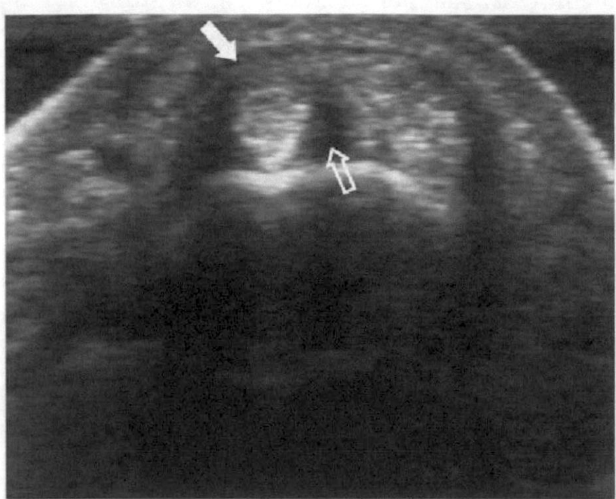

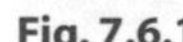

Fig. 7.6.1

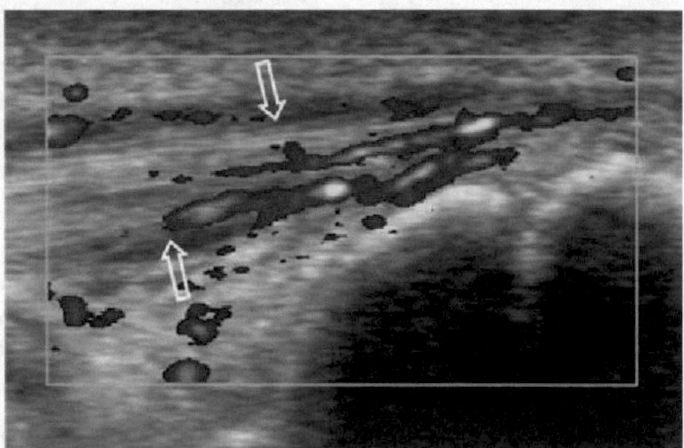

Fig. 7.6.2

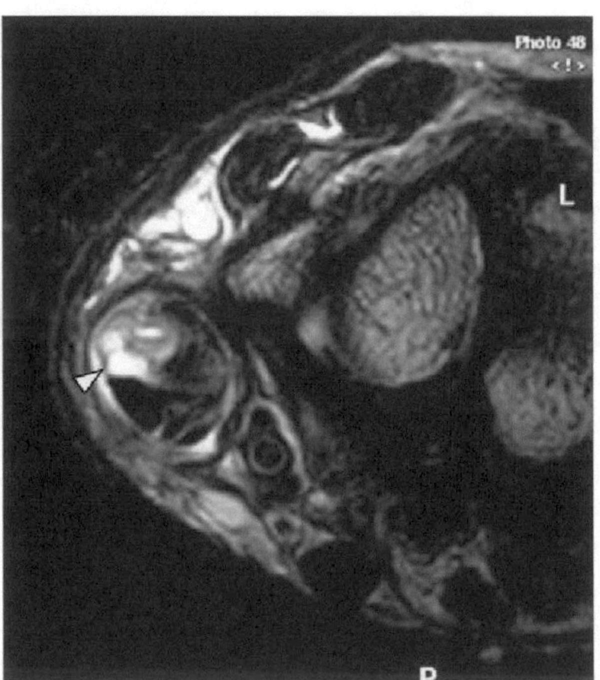

Fig. 7.6.3

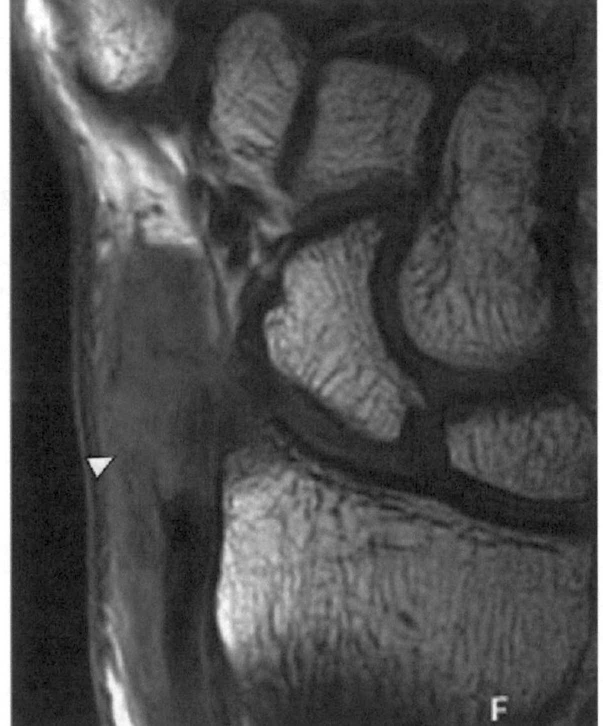

Fig. 7.6.4

Una donna di 47 anni si presenta con una storia di 6 mesi di dolore allo stiloide radiale del polso destro che si aggrava nell'afferrare oggetti pesanti senza traumi pregressi in anamnesi. L'esame obiettivo indica ispessimento e gonfiore negli estensori del primo comparto. Il dolore si incrementa con i movimenti del pollice e del polso, e il test di Finkelstein è positivo. L'ecografia e la risonanza magnetica confermano la diagnosi di tenosinovite di De Quervain, e vengono individuati diversi tendini accessori negli estensori del primo comparto. La paziente è sottoposta a decompressione chirurgica.

Introduzione

La malattia di De Quervain è un tipico esempio di tenosinovite da uso eccessivo del polso. Questa condizione di solito colpisce i pazienti che eseguono movimenti ripetitivi del pollice, come dattilografi e pianisti. I microtraumatismi cronici di lieve entità a livello dello stiloide radiale possono portare a ispessimento localizzato del retinacolo degli estensori e successivo impingement dell'estensore breve (EPB) e abduttore lungo del pollice (APL), tendini all'interno dello stretto tunnel osteofibroso dell'estensore del primo comparto (tenovaginite stenosante), che comporta di solito un'infiammazione della guaina tendinea (tenosinovite). L'età media varia tra i 35 e i 55 anni, con una predominanza femminile (8:1). Una manovra diagnostica utile è rappresentata dal test di Finkelstein: il paziente tiene il pollice all'interno del pugno chiuso, mentre l'esaminatore inclina il polso in direzione ulnare per allungare i tendini dell'estensore del primo comparto (il test è positivo se il dolore o la tumefazione sono presenti al di sopra dello stiloide radiale). L'esame radiografico può evidenziare un'erosione corticale focale, sclerosi o apposizione ossea periostale dello stiloide radiale e la diagnosi differenziale deve essere fatta con la rizo-artrosi e la frattura dello scafoide. L'ecografia di solito può confermare la diagnosi di tenosinovite di De Quervain; i risultati ecografici includono ispessimento dei tendini EPB e APL con ispessimento della guaina sinoviale, che appare di solito ipervascolarizzata al color Doppler a causa dell'iperemia infiammatoria. Inoltre, si osserva di solito un ispessimento ipoecogeno del retinacolo degli estensori. In fase acuta, può essere dimostrato un versamento ipoecogeno della guaina caudalmente al margine posteriore del retinacolo. La RM dimostra un'ipertrofia dei tendini EPB e APL e un edema peritendineo. È possibile riscontrare un elevato segnale dovuto al liquido presente all'interno della guaina tendinea nelle immagini T2-pesate; generalmente si osserva un incremento del segnale dopo contrasto della guaina sinoviale. Due principali varianti anatomiche possono essere riscontrate nel primo comparto: la comparsa di un setto tra EPB e APL e la presenza di tendini accessori. Il setto intertendineo, con orientamento verticale, divide il primo comparto in due spazi distinti; questo setto appare ipoecogeno all'ecografia e ipointenso in entrambe le sequenze T1- e T2-pesate in risonanza magnetica. I tendini accessori sono di solito associati con l'APL. Le immagini assiali (sia all'ecografia che con la risonanza magnetica) danno una visione migliore del retinacolo, del setto intertendineo e dei tendini accessori. L'iniezione di corticosteroidi nella guaina tendinea è sufficiente a eliminare i sintomi nella maggior parte dei pazienti; tuttavia, talvolta è necessario un intervento di release chirurgico del compartimento estensore.

Reperti radiologici

L'ecografia assiale (Fig. 7.6.1) e longitudinale con color Doppler (Fig. 7.6.2) dimostrano un tendine ispessito con ipertrofia sinoviale (pattern ipervascolare) e versamento nella guaina tendinea (*frecce aperte*), appena caudalmente rispetto al margine posteriore del retinacolo degli estensori, che appare ipoecogeno e ispessito (*freccia piena*). Le sequenze RM assiale e coronale T2- e T1-pesate (Figg. 7.6.3 e 7.6.4) dimostrano la tendinosi degli estensori del primo comparto e la tenosinovite circostante (*punte di freccia*).

Caso 7.7

■

Rottura distale del tendine bicipitale

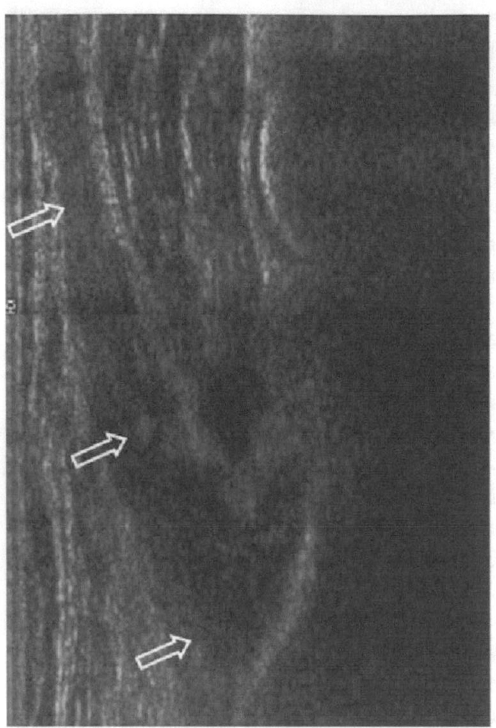

Fig. 7.7.1

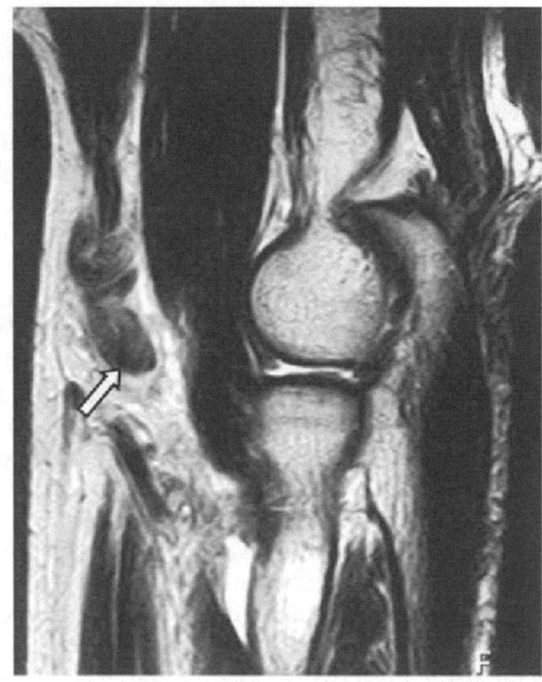

Fig. 7.7.2

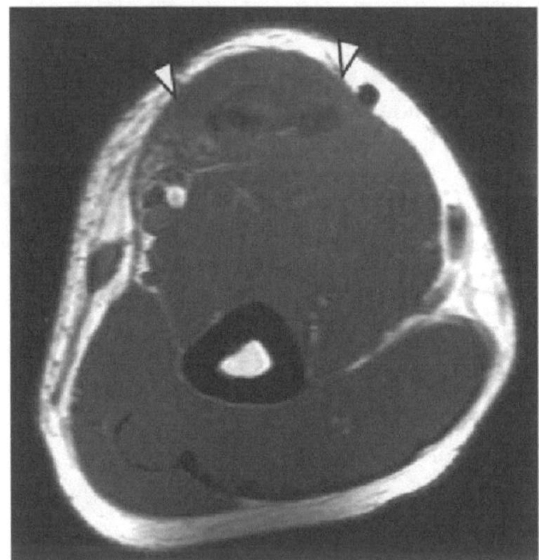

Fig. 7.7.3

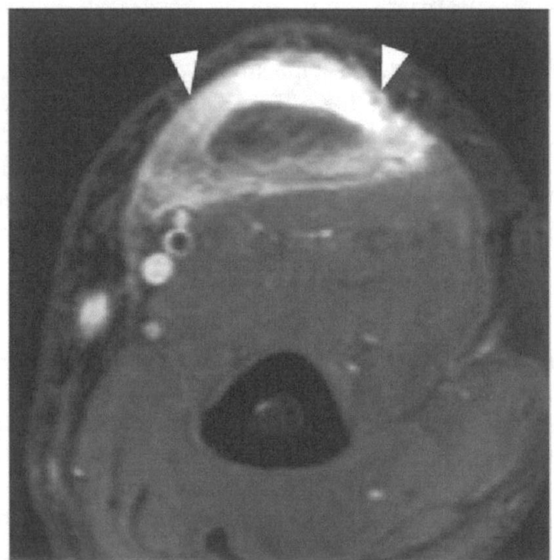

Fig. 7.7.4

Un operaio di 24 anni si presenta con un improvviso dolore al gomito sinistro dopo aver tentato di sollevare un oggetto pesante. Segnala di aver sentito uno schiocco nella parte anteriore del gomito. All'esame clinico del gomito vengono evidenziati dolore con gonfiore livido e un difetto palpabile con una tumefazione della faccia anteriore e prossimale del braccio. La completa avulsione del tendine distale del bicipite viene confermata con l'ecografia e la risonanza magnetica. Il tendine viene riattaccato alla tuberosità radiale utilizzando una singola incisione anteriore con ancore di sutura.

Introduzione

La rottura del tendine distale del bicipite è una lesione rara, che rappresenta meno del 5% di tutte le rotture bicipitali. D'altra parte, si tratta del tendine del gomito che viene più comunemente lacerato in modo completo. Il tendine distale del bicipite ha una lunghezza di circa 7 cm e si curva lateralmente e in profondità prima di inserirsi nella parte mediale della tuberosità radiale. Un'espansione aponeurotica (aponeurosi bicipitale, nota anche come lacerto fibroso) collega il tendine del bicipite alla fascia mediale profonda che ricopre i muscoli flessori, il nervo mediano e l'arteria brachiale. La rottura di solito si verifica all'estremità dell'arto dominante nei maschi 40-60 anni durante il sollevamento di pesi particolarmente gravosi o durante una vigorosa contrazione eccentrica contro resistenza, con avambraccio flesso. Il tendine di solito si stacca dalla tuberosità radiale. Una rottura completa del tendine con muscolo retratto prossimalmente ("segno di Braccio di Ferro") è una diagnosi clinica semplice, ma in caso di lacerto fibroso intatto e conseguente assenza di retrazione muscolare significativa, la diagnosi clinica differenziale con le rotture parziali e le borsiti bicipito-radiali è difficile. In tali casi, ultrasuoni e/o RM svolgono un ruolo fondamentale. L'ecografia viene eseguita con il gomito esteso e l'avambraccio del paziente in massima supinazione per portare l'inserimento radiale del tendine in massima visualizzazione, l'imaging dinamico (con leggera prono-supinazione o flesso-estensione) è particolarmente utile per differenziare la rottura completa da quella parziale. Tradizionalmente, la RM ottimale del tendine distale del bicipite viene eseguita nel piano assiale con braccio esteso del paziente; le visualizzazioni longitudinali sono difficili da ottenere a causa del percorso obliquo del tendine. La FABS (gomito flesso, spalla abdotta, avambraccio supinato), vista con il paziente in posizione di Superman crea tensione nel tendine e riduce al minimo la sua obliquità e rotazione, con conseguente visione "realmente" longitudinale del tendine. Il trattamento di scelta in caso di rottura completa è la riparazione con un sollecito intervento chirurgico. Sono state descritte diverse tecniche per assicurare nuovamente l'estremità distale del bicipite alla tuberosità radiale; le due più comuni sono la tecnica delle due incisioni, che utilizza un tunnel osseo, e la singola incisione con tecnica di sutura di ancoraggio o "a bottoniera".

Reperti radiologici

L'ecografia longitudinale anteriore del gomito (Fig. 7.7.1) dimostra la presenza di fluido ipoecogeno che riempie il letto distale del tendine bicipitale arretrato a circondare la sua giunzione miotendinea (*frecce aperte*). La RM sagittale T2-pesata (Fig. 7.7.2) dimostra una completa avulsione del tendine distale del bicipite, che appare ispessito e retratto (*freccia piena*). Le immagini RM assiale T1-pesata (Fig. 7.7.3) e T2-pesata con soppressione del grasso (Fig. 7.7.4) dimostrano il fluido che circonda la giunzione miotendinea (*punte di freccia*) e attraversa medialmente il nervo mediano e l'arteria brachiale, indicando la rottura del lacerto fibroso.

Caso 7.8

■

Lussazione posteriore del gomito

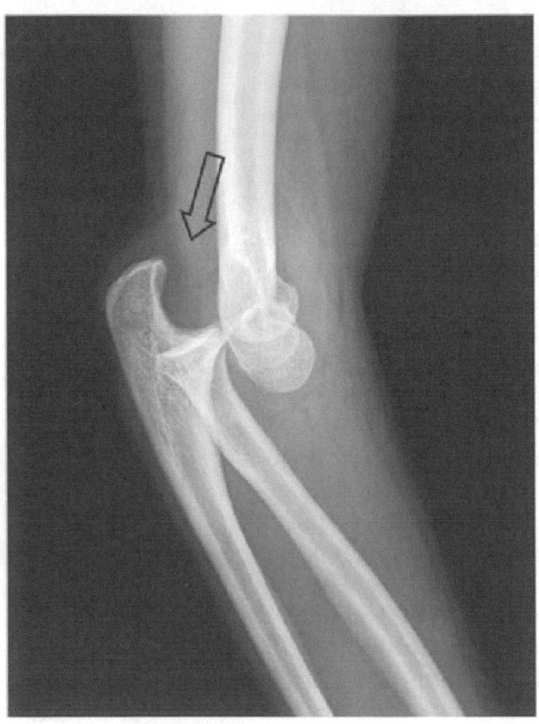

Fig. 7.8.1

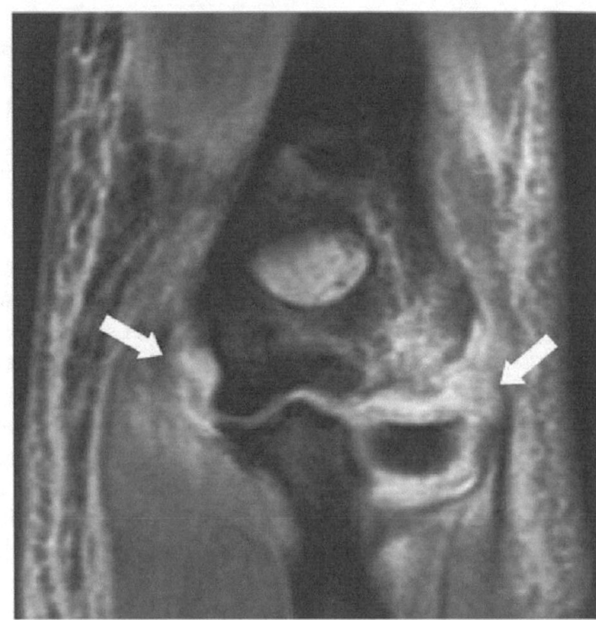

Fig. 7.8.2

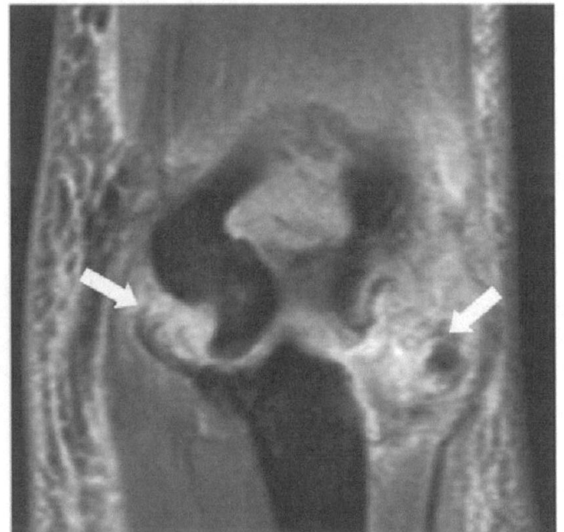

Fig. 7.8.3

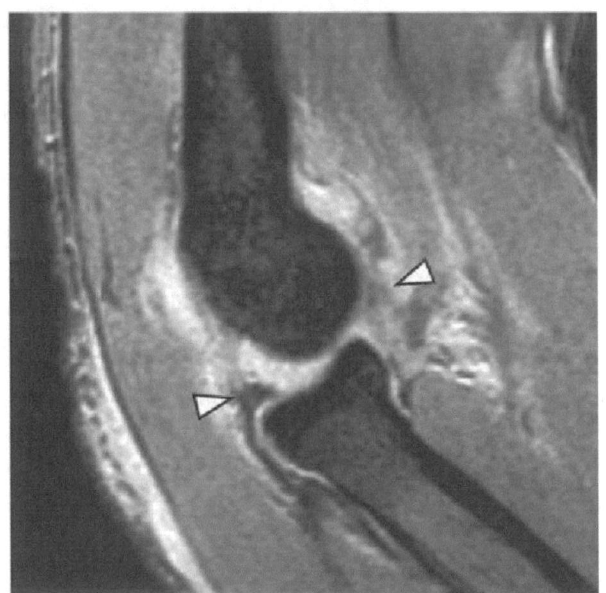

Fig. 7.8.4

Un operaio di 32 anni si presenta con avambraccio sinistro ridotto in flessione obbligata. Dietro al gomito si nota una massa importante (olecrano). Il paziente riferisce una caduta da 2 metri di altezza sulla mano sinistra tesa. L'esame radiografico conferma la diagnosi di lussazione posteriore. Dopo riduzione manuale, l'esame radiografico dimostra un buon allineamento delle ossa del gomito senza fratture. La RM evidenzia un'avulsione omerale del complesso legamentoso sia mediale e laterale, con interruzione anteriore e posteriore della capsula articolare e contusione ossea che coinvolge il capitello radiale. I legamenti vengono riattaccati chirurgicamente e il paziente è poi sottoposto a fisioterapia.

Introduzione

La lussazione del gomito è la dislocazione più comune nei bambini, ed è seconda solo alla dislocazione di spalla negli adulti. Il tipo più comune è la lussazione posteriore del gomito (sia ulna che radio) e il meccanismo di lesione consiste tipicamente in una caduta con la mano tesa. Le lussazioni del gomito possono essere suddivise in due categorie: semplici (senza frattura) o complesse (con frattura). L'estremità superiore omolaterale deve essere esaminata per evidenziare eventuali ulteriori lesioni, in particolare fratture della spalla o del polso, o lesioni dell'articolazione radio-ulnare distale. È importante notare che il nervo ulnare, il nervo mediano, e l'arteria brachiale possono risultare compromessi. Le radiografie antero-posteriore e laterale del gomito devono essere ottenute sia per confermare la diagnosi che per individuare eventuali fratture. Dopo la riduzione, la TC è molto utile per valutare le fratture intra-articolari (vale a dire, quelle della testa radiale, del capitello, del processo coronoideo), e per decidere la corretta gestione della lesione. La RM è indicata per valutare il midollo osseo, le lesioni capsulari e dei tessuti molli. Il legamento collaterale mediale e quello laterale sono responsabili della stabilità dei legamenti del gomito. Questi legamenti sono ben individuati nelle immagini coronali. Il complesso legamentoso mediale (o ulnare) è composto da tre bande: anteriore, posteriore e trasversale; la fascia anteriore fornisce la maggior parte della resistenza allo stress valgo. Il complesso laterale ha quattro bande: il legamento collaterale radiale, il legamento anulare, il legamento collaterale accessorio e il legamento collaterale ulnare, che corre posteriormente dietro il collo radiale per inserirsi nella parte prossimale dell'ulna e il suo orientamento obliquo permette la stabilizzazione laterale e posteriore del gomito. In caso di instabilità del gomito, la lesione capsulare progredisce da mediale a laterale (fasi 1-3), e il gomito potrebbe spostarsi completamente mentre la fascia anteriore del legamento collaterale mediale rimane intatta (fase 3A), sebbene i complessi legamentosi sia mediale che laterale siano solitamente avulsi (fase 3B). Il grado delle lesioni al flessore comune e alla muscolatura estensoria è variabile.

Reperti radiologici

La radiografia laterale del gomito sinistro (Fig. 7.8.1) evidenzia una lussazione posteriore dell'ulna e del radio in rapporto all'omero distale (*freccia aperta*). La RM gradient-echo coronale pesata in T2 (Figg. 7.8.2 e 7.8.3) mostra edema diffuso (contusione ossea) per avulsione posteriore del capitello e rottura completa dei legamenti sia del collaterale mediale che laterale (*frecce piene*). La RM gradient-echo sagittale pesata in T2 (Fig. 7.8.4) dimostra un'interruzione della capsula articolare anteriore e posteriore (*punte di freccia*).

Caso 7.9

■

Frattura occulta del capitello radiale

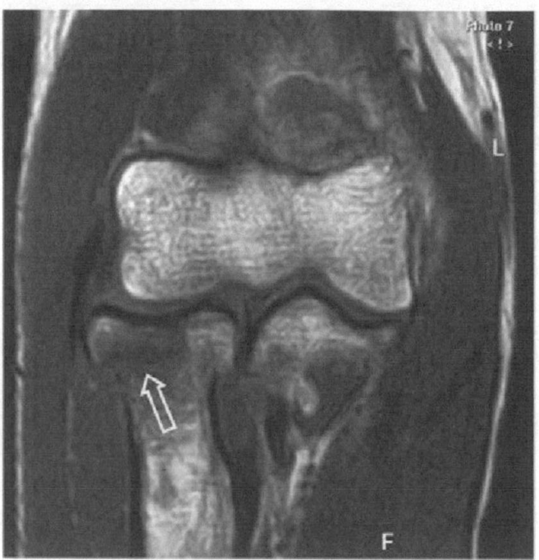

Fig. 7.9.1

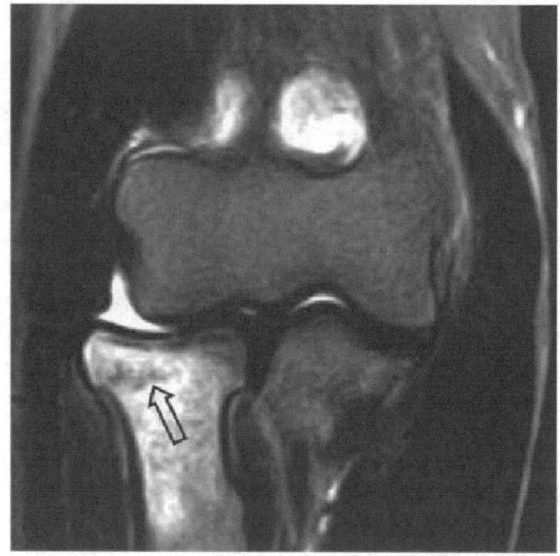

Fig. 7.9.2

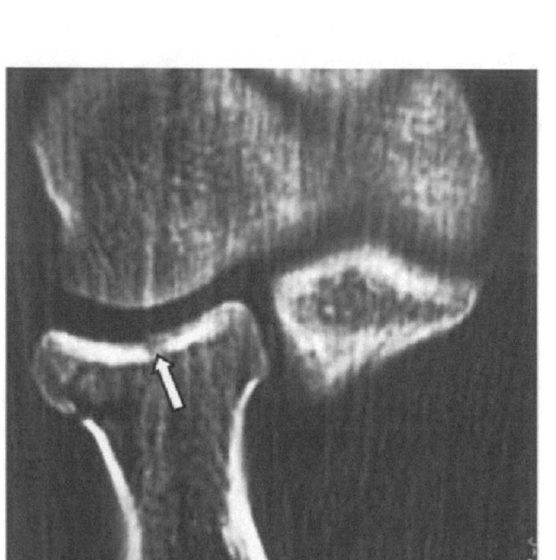

Fig. 7.9.3

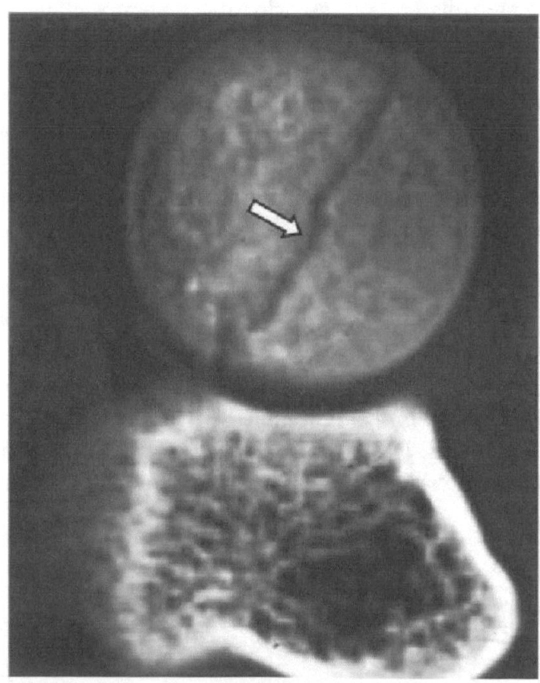

Fig. 7.9.4

Un uomo di 32 anni con una storia di incidente in moto 2 mesi prima si presenta con persistente dolore al gomito e grave compromissione funzionale. Le radiografie non hanno mostrato reperti patologici. La RM ha dimostrato una frattura occulta della testa radiale. Viene eseguito uno studio TC per definire meglio l'anatomia tridimensionale della frattura articolare e pianificare l'approccio terapeutico. L'articolazione viene immobilizzata tramite ingessatura e il paziente ha un completo recupero funzionale dopo terapia fisica.

Introduzione

Le fratture più comuni del gomito interessano la testa del radio (60%), seguite dalle fratture dell'omero distale (30%) e del processo coronoideo (5%). Le radiografie di solito rivelano l'alterazione. In alcuni casi, tuttavia, soprattutto se la frattura del capitello radiale o del processo coronoideo sono composte o minimamente diastasate, esse possono non essere evidenziate all'esame di routine. Nella gestione delle fratture del gomito, in particolare della testa del radio e del capitello, la diagnosi corretta è fondamentale non solo per decidere se operare, ma anche per determinare il tipo di procedura chirurgica più indicata.

Le fratture radiograficamente occulte o dubbie del gomito possono essere valutate con la risonanza magnetica, utile per individuare e caratterizzare le fratture della testa radiale; la RM è utile anche per escludere un'associata lesione del legamento collaterale che può contribuire all'instabilità. L'integrità del legamento collaterale mediale è particolarmente importante se viene considerata l'asportazione della testa radiale. Quando vi è un'interruzione dei legamenti e instabilità, le fratture scomposte del capitello radiale sono trattate meglio con fissazione interna.

Alla RM, le fratture della testa radiale sono rappresentate da una lineare riduzione dell'intensità del segnale all'interno della testa radiale circondata da edema.

La RM SE coronale T1-pesata dimostra la frattura intra-articolare con discontinuità corticale (*punta di freccia*) e lieve compressione della superficie radiale.

Reperti radiologici

La RM coronale con soppressione del grasso pesata in T1 e in T2 (Figg. 7.9.1 e 7.9.2) mostrano una frattura non scomposta (*frecce aperte*) del capitello radiale circondata da edema del midollo osseo.

Le immagini TC coronale e assiale (Figg. 7.9.3 e 7.9.4) rivelano una frattura intra-articolare con discontinuità corticale (*frecce piene*) e lieve compressione della superficie radiale.

Caso 7.10

■

Sinovite pigmentaria villonodulare del gomito

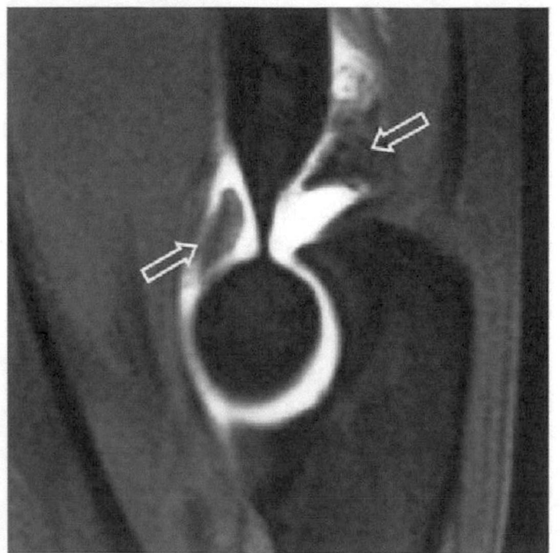

Fig. 7.10.1

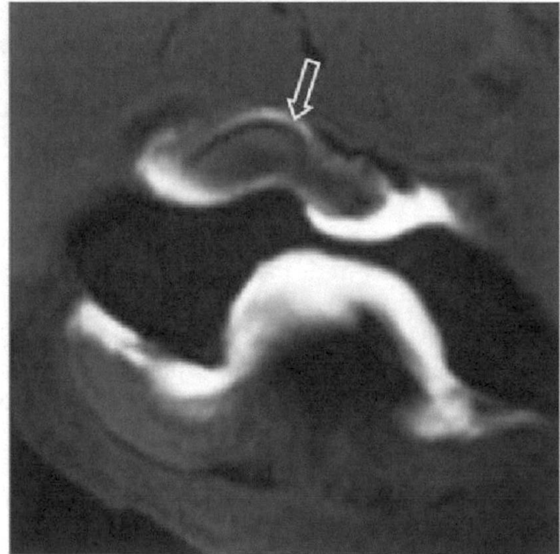

Fig. 7.10.2

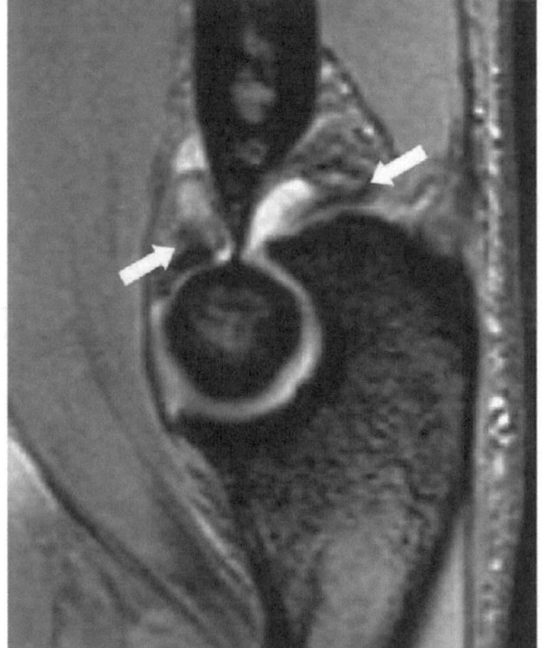

Fig. 7.10.3

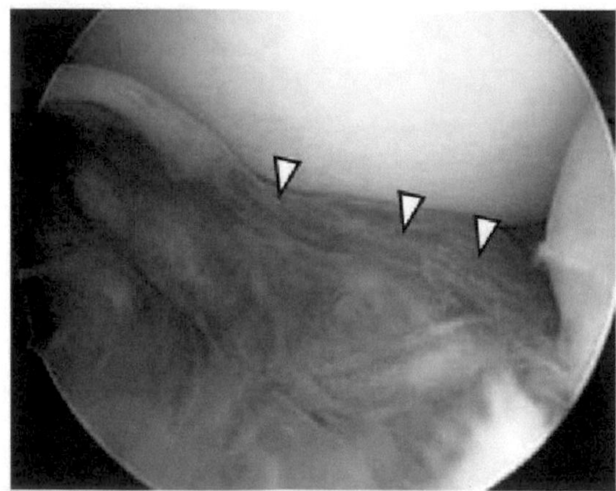

Fig. 7.10.4

Un uomo di 31 anni si presenta con una storia di 6 mesi di dolore occasionale e rigidità al gomito destro, con anamnesi negativa per trauma. All'esame clinico non si osserva rossore locale o tumefazione, mentre sono presenti un discreto gonfiore e limitazione dei movimenti. Gli esami radiografici sono normali. La risonanza magnetica non dimostra alcuna evidente anomalia, mentre si osserva una modesta soffusione con incremento di segnale disomogeneo dopo contrasto della sinovia. L'artro-RM dimostra una parete sinoviale ipertrofica in entrambi i recessi anteriore e posteriore del gomito, con al suo interno foci di ipointensità nelle immagini gradient-echo. Il paziente è sottoposto a completa sinoviectomia artroscopica, e la diagnosi di diffusa sinovite pigmentaria villonodulare (PVNS) viene confermata istologicamente.

Introduzione

La PVNS (nota anche come tumore a cellule giganti della guaina tendinea) è una rara patologia benigna di natura incerta che può colpire qualsiasi articolazione sinoviale, borsa o guaina tendinea. Anche se la PVNS è stata inizialmente considerata un processo infiammatorio reattivo, recenti osservazioni hanno dimostrato che questa malattia può effettivamente rappresentare un processo neoplastico benigno con specifiche alterazioni genetiche. La maggior parte dei pazienti sono giovani o adulti di mezza età, con una lieve prevalenza per il genere maschile. La PVNS colpisce quasi sempre una sola articolazione e ha una predilezione per gli arti inferiori, in particolare il ginocchio. Essa si traduce in un'ipertrofia sinoviale con diffusi depositi di emosiderina all'interno dell'articolazione, quasi mai calcificati. La presentazione clinica comprende gonfiore progressivo, rigidità e blocco dell'articolazione. Le radiografie possono evidenziare un versamento denso e, nelle piccole articolazioni, erosioni ossee per pressione estrinseca. La RM evidenzia l'ispessimento sinoviale con incremento del segnale dopo somministrazione endovenosa di mezzo di contrasto. L'emosiderina è un materiale magnetico; il suo deposito nelle proliferazioni sinoviali suscita nei tessuti degli spot o delle aree estese di bassa intensità di segnale nelle immagini pesate in T1 e in T2, meglio visualizzate con le sequenze gradient-echo. Le sequenze fat-sat oscurano questi depositi. Pertanto, foci a bassa intensità di segnale all'interno di un'ipertrofia sinoviale nelle immagini gradient-echo sono patognomonici di PVNS, e la diagnosi differenziale con la condromatosi non calcifica e con il panno sinoviale reumatoide è più agevole. La PVNS si presenta nelle articolazioni con due modalità: diffusa e focale. Se focale, la semplice escissione chirurgica è sufficiente. Se diffusa, è associata a un alto rischio di recidiva locale, rendendo la sinovectomia completa più indicata. Modalità di trattamento adiuvanti come i farmaci (imatinib), la radioterapia, o la radiosinoviortesi sono a volte utilizzate dopo sinoviectomia.

Reperti radiologici

Le immagini artro-RM sagittale e assiale con soppressione del grasso (Figg. 7.10.1 e 7.10.2) dimostrano difetti di riempimento in entrambi i recessi anteriore e posteriore del gomito a causa di ipertrofia sinoviale (*frecce aperte*), con focolai di bassa intensità di segnale che vengono ben raffigurati nelle immagini gradient-echo sagittali pesate in T2 (Fig. 7.10.3) (*frecce piene*). L'immagine artroscopica (Fig. 7.10.4) dimostra una massa lobulata rossa e marrone (*punte di freccia*).

Letture consigliate

Volumi

Atlas de disección anatomoquirúrgica del codo. Llusa M, Forcada P, Ballesteros JR, Carrera A (2009). Elsevier, Amsterdam

Green's Operative Hand Surgery. Green D, Hotchkiss R, Pederson W, Wolfe S (2005). Churchill Livingstone, Philadelphia

Imaging of the Musculoskeletal System. Pope T, Morrison B, Bloem H, Beltran J, Wilson D (2007). Elsevier, Amsterdam

MRI of Upper Extremity: Shoulder, Elbow, Wrist, and Hand. Steinbach L, Chung CB (2009). Lippincott Williams & Wilkins, Philadelphia

Muñeca-Mano Diagnóstico por la imagen. Enfasis en la RM. Recondo JA (2007). Osatek. Vitoria.

Siti web

http://www.eatonhand.com/

http://emedicine.medscape.com/radiology#musculoskeletal

http://www.mskcases.com/

http://www.uhrad.com/

http://www.orthopaedicweblinks.com/Teaching_Resources/index.html

Articoli

Al-Qattan MM, Al-Namla A, Al-Thunayan A, Al-Subhi F, El-Shayeb AF. Magnetic resonance imaging in the diagnosis of glomus tumors of the hand. J Hand Surg [Br] 2005; 30:535–540

Alemohammad AM, Nakamura K, El-Sheneway M, Viegas SF. Incidence of carpal boss and osseous coalition: an anatomic study. J Hand Surg [Am] 2009; 34:1–6

Bain GI, Turner PC, Ashwood N. Arthroscopically assisted treatment of intraosseous ganglions of the lunate. Tech Hand Up Extrem Surg 2008; 12:202–207

Bennett DC, Hauck RM. Intraosseous ganglion of the lunate. Ann Plast Surg 2002; 48:439–442

Cerezal L, Abascal F, Canga A, Garcia-Valtuille R, Bustamante M, del Pinal F. Usefulness of gadolinium-enhanced MR imaging in the evaluation of the vascularity of scaphoid nonunions. AJR Am J Roentgenol 2000; 174:141–149

Cerezal L, Abascal F, Garcia-Valtuille R, Del Pinal F. Wrist MR arthrography: how, why, when. Radiol Clin North Am 2005; 43:709–731

Cheng XG, You YH, Liu W, Zhao T, Qu H. MRI features of pigmented villonodular synovitis (PVNS). Clin Rheumatol 2004; 23:31–34

Chew ML, Giuffre BM. Disorders of the distal biceps brachii tendon. Radiographics 2005; 25:1227–1237

Cunningham PM. MR imaging of trauma: elbow and wrist. Semin Musculoskelet Radiol 2006; 10:284–292

Dailiana ZH, Zachos V, Varitimidis S, Papanagiotou P, Karantanas A, Malizos KN. Scaphoid nonunions treated with vascularized bone grafts: MRI assessment. Eur J Radiol 2004; 50:217–224

Diop AN, Ba-Diop S, Sane JC et al. [Role of US in the management of de Quervain's tenosynovitis: review of 22 cases]. J Radiol 2008; 89:1081–1084

Drape JL. Imaging of tumors of the nail unit. Clin Podiatr Med Surg 2004; 21:493–511

Duckworth AD, Ring D, Kulijdian A, McKee MD. Unstable elbow dislocations. J Shoulder Elbow Surg 2008; 17:281–286

Giuffre BM, Moss MJ. Optimal positioning for MRI of the distal biceps brachii tendon: flexed abducted supinated view. AJR Am J Roentgenol 2004; 182:944–946

Glajchen N, Schweitzer M. MRI features in de Quervain's tenosynovitis of the wrist. Skeletal Radiol 1996; 25:63–65

Ilyas AM, Ast M, Schaffer AA, Thoder J. De quervain tenosynovitis of the wrist. J Am Acad Orthop Surg 2007; 15:757–764

Kaplan LJ, Potter HG. MR imaging of ligament injuries to the elbow. Radiol Clin North Am 2006; 44:583–594

Murphey MD, Rhee JH, Lewis RB, Fanburg-Smith JC, Flemming DJ, Walker EA. Pigmented villonodular synovitis: radiologic-pathologic correlation. Radiographics 2008; 28:1493–1518

O'Dwyer H, O'Sullivan P, Fitzgerald D, Lee MJ, McGrath F, Logan PM. The fat pad sign following elbow trauma in adults: its usefulness and reliability in suspecting occult fracture. J Comput Assist Tomogr 2004; 28:562–565

Oka Y, Umeda K, Ikeda M. Cyst-like lesions of the lunate resembling Kienbock's disease: a case report. J Hand Surg [Am] 2001; 26:130–134

Park MJ, Namdari S, Weiss AP. The carpal boss: review of diagnosis and treatment. J Hand Surg [Am] 2008; 33:446–449

Waitayawinyu T, McCallister WV, Katolik LI, Schlenker JD, Trumble TE. Outcome after vascularized bone grafting of scaphoid nonunions with avascular necrosis. J Hand Surg [Am] 2009; 34:387–394

Waitayawinyu T, Pfaeffl e HJ, McCallister WV, Nemechek NM, Trumble TE. Management of scaphoid nonunions. Orthop Clin North Am 2007; 38:237–249

Watson HK, Ballet FL. The SLAC wrist: scapholunate advanced collapse pattern of degenerative arthritis. J Hand Surg [Am] 1984; 9:358–365

Weiss KE, Rodner CM. Osteoarthritis of the wrist. J Hand Surg [Am] 2007;32:725–746

Anca e pelvi 8

Ara Kassarjian, José Martel-Villagrán, Ángel Bueno-Horcajadas

Caso 8.1

■

Frattura sacrale post-partum

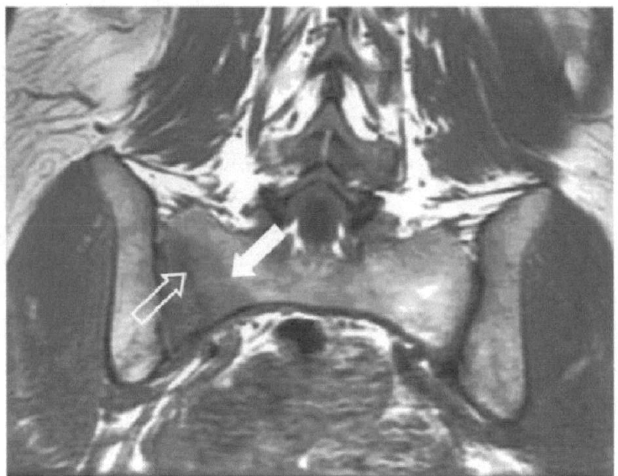

Fig. 8.1.1

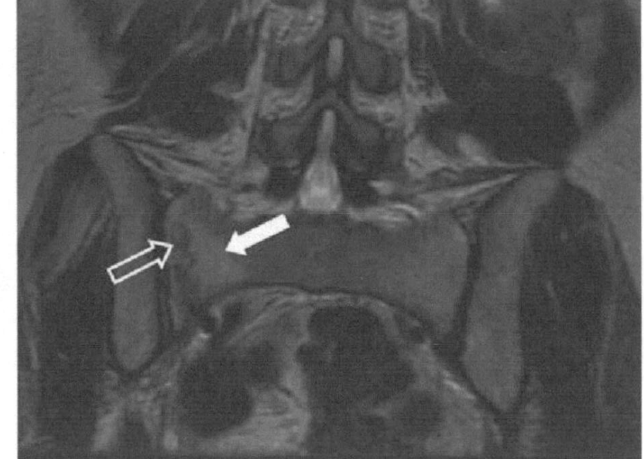

Fig. 8.1.2

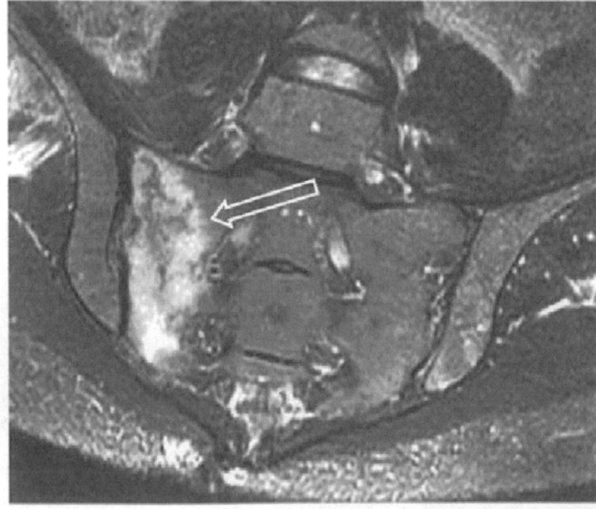

Fig. 8.1.3

Una donna di 35 anni si presenta con sciatalgia destra una settimana dopo un parto naturale eutocico.

Introduzione

Le cause del dolore post-partum possono essere molteplici: alcune di esse sono di natura meccanica. Le fratture sacrali post-partum, anche se rare, possono essere responsabili di dolore lombare, sacrale o pelvico post-partum. L'esatta eziologia di queste lesioni non è chiara. Le alterazioni metaboliche dell'osso correlate alla gravidanza possono essere un fattore predisponente. Non appare comunque totalmente chiaro se queste fratture siano in realtà lesioni da fatica o da insufficienza. Clinicamente si potrebbero considerare queste fratture tra le cause del dolore lombare, sacrale o pelvico post-partum. La RM, come dimostrato in questo caso, può essere utile nella diagnosi dell'eziologia ossea, legamentosa o muscolare di questo tipo di dolore.

Le fratture sacrali post-partum non sono solitamente visibili all'RX. La RM comunque mostra con chiarezza il classico aspetto di una frattura di questo tipo, che può essere unilaterale, come in questo caso, o bilaterale. Nelle sequenze T1-pesate si può apprezzare una linea ipointensa verticale lungo il margine laterale del sacro. Una linea simile è spesso visibile nelle sequenze T2-pesate. Inoltre, si può apprezzare il tipico pattern costituito dall'edema della midollare ossea accanto alla linea di frattura, visibile come un basso segnale diffuso attorno alla linea di frattura nelle sequenze T1-pesate e come un alto segnale nelle immagini T2-pesate.

Reperti radiologici

L'immagine RM T1-pesata eseguita sul piano coronale (Fig. 8.1.1) evidenzia una linea di frattura con bassa intensità di segnale (*freccia aperta*) parallela all'articolazione sacro-iliaca con edema della spongiosa adiacente con bassa intensità di segnale (*freccia piena*). L'immagine RM coronale T2-pesata (Fig. 8.1.2) dimostra una linea di frattura a bassa intensità di segnale (*freccia aperta*) parallela all'articolazione sacro-iliaca con edema della spongiosa adiacente ad alta intensità di segnale (*freccia piena*). L'immagine ottenuta sul piano obliquo con sequenza con soppressione di grasso T2-pesata (Fig. 8.1.3) mostra chiaramente la linea di frattura con edema della spongiosa (*freccia aperta*).

Caso 8.2

■

Frattura acuta da avulsione dell'apofisi ischiatica

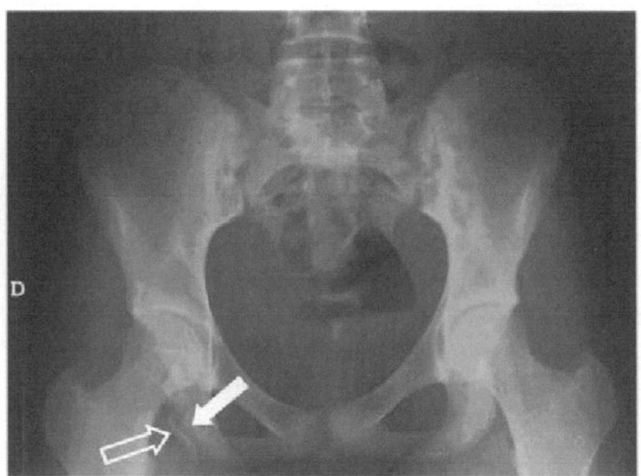

Fig. 8.2.1

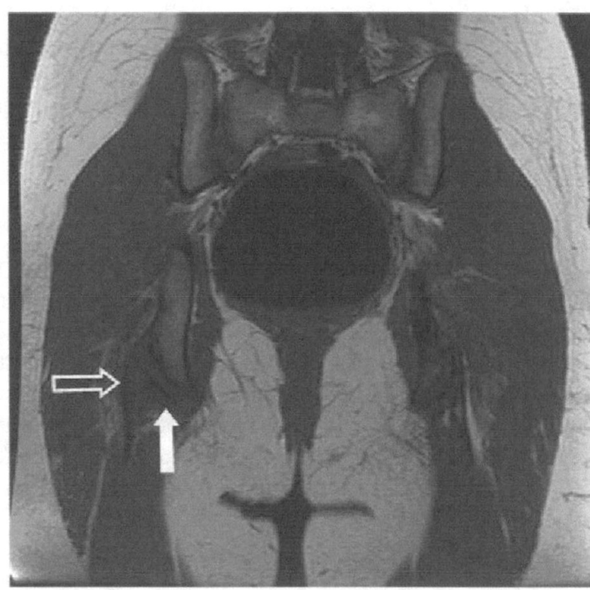

Fig. 8.2.2

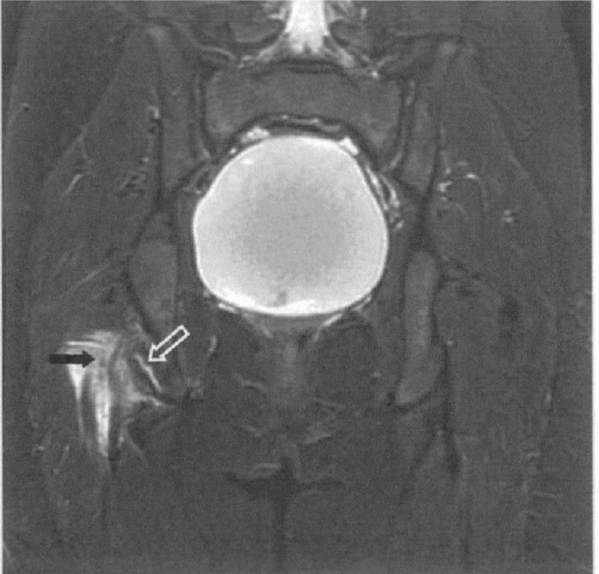

Fig. 8.2.3

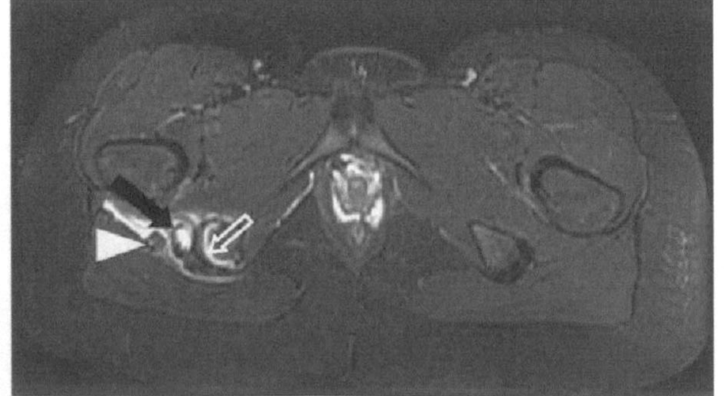

Fig. 8.2.4

Una ragazza di 13 anni presenta inizialmente febbre e dolore al gluteo destro. Il dolore si riacutizza in seguito a esercizio fisico e in posizione seduta da quando, un anno prima, ha subito una lesione alla regione pelvica di destra. Quindici giorni prima del ricovero ha subito un'altra lesione della stessa sede. Il dolore in quest'ultima occasione è così intenso da provocarle, la notte prima del ricovero, un acuto dolore al gluteo di destra con necessità di somministrazione di analgesici ogni tre ore.

L'esame obiettivo evidenzia dolore all'anca destra alla rotazione verso l'interno e soffusione in corrispondenza della regione glutea destra. Tutti gli esami di laboratorio sono nei limiti della normalità.

Introduzione

Le fratture apofisarie della pelvi da avulsione sono comuni nei pazienti con un'ossatura non ancora matura. La più frequente di queste lesioni è quella dell'apofisi della tuberosità ischiatica in corrispondenza dell'inserzione dei flessori. Le avulsioni dell'apofisi ischiatica sono frequenti nei bambini che praticano sport che richiedono contrazioni rapide e intense dei flessori, come lo sprint, il calcio e nelle cheerleader.

Queste lesioni determinano dolore acuto nella regione glutea con ipostenia dei flessori omolaterale con conseguente impossibilità di deambulazione o contrattura antalgica.

All'RX, l'avulsione dell'apofisi ischiatica si presenta come un piccolo frammento osseo ricurvo separato dalla tuberosità ischiatica. Talvolta, la separazione può essere impercettibile e apprezzabile unicamente come un lieve allargamento della fisi rispetto alla controlaterale non patologica.

Alla RM, l'avulsione acuta dell'apofisi ischiatica è tipicamente vista come una lacerazione periostale, emorragia, edema e una sottile falda liquida tra l'apofisi e la tuberosità ischiatica. Può concomitare edema dei tessuti molli circostanti. Nei casi più gravi, la scomposizione del frammento osseo e la conseguente lassità del tendine inserzionale dei flessori possono determinare un aspetto ondulato. L'apofisi stessa può essere di difficile visualizzazione a causa dell'emorragia associata o del grado di mineralizzazione del frammento. Nei casi subacuti o cronici, l'aspetto della lesione alla RM può non essere chiaro e addirittura mimare un processo neoplastico.

È pertanto indispensabile conoscere le comuni sedi di lesioni di avulsione nella pelvi al fine di evitare una diagnosi errata e una biopsia avventata.

Reperti radiologici

La radiografia del bacino (Fig. 8.2.1) mostra un frammento osseo curvilineo (*freccia vuota*) adiacente al margine laterale della tuberosità ischiatica di destra (*freccia*), che appare in un certo qual modo appiattita e irregolare rispetto alla controlaterale.

Le immagini RM T1-pesate sul piano coronale (Fig. 8.2.2) evidenziano un allargamento e margini irregolari del tendine dei flessori (*freccia vuota*) con perdita dei piani adiposi adiacenti. Una sottile struttura curvilinea ipointensa (*freccia*) rappresenta l'apofisi mineralizzata avulsa.

Le immagini RM STIR sul piano coronale (Fig. 8.2.3) mostrano una falda iperintensa (*freccia vuota*) tra frammento osseo e tuberosità ischiatica. I tendini flessori avulsi (*freccia*) sono rigonfi, a margini irregolari e circondati da edema iperintenso e emorragia.

Le immagini STIR sul piano assiale (Fig. 8.2.4) dimostrano ancora una falda iperintensa tra il frammento osseo e la tuberosità ischiatica. I tendini flessori avulsi (*freccia*) sono rigonfi e presentano edema e emorragia tra le loro fibre. Il nervo sciatico (*punta di freccia*) è circondato da edema e emorragia.

Caso 8.3

■

Osteoporosi transitoria dell'anca

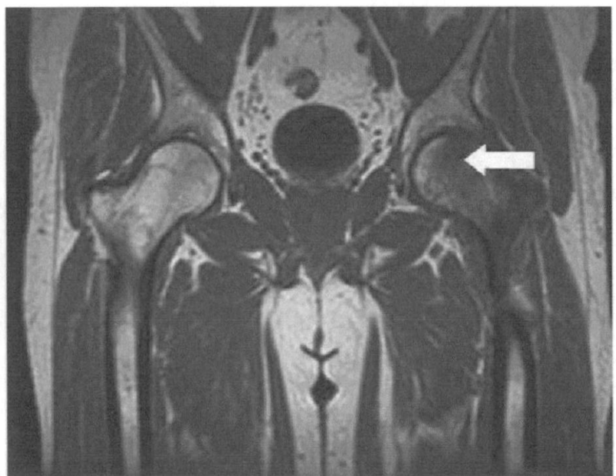

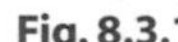

Fig. 8.3.1

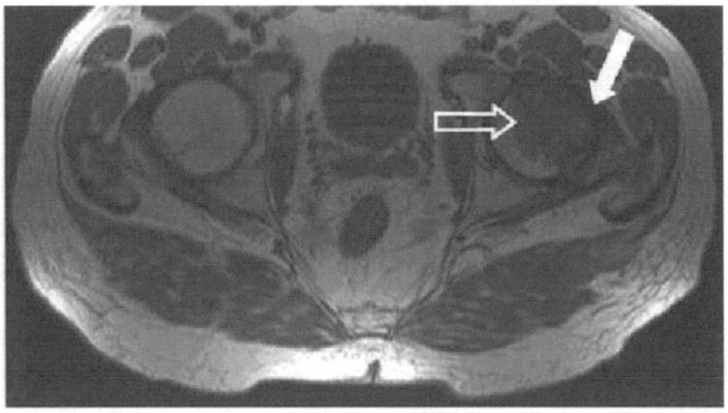

Fig. 8.3.2

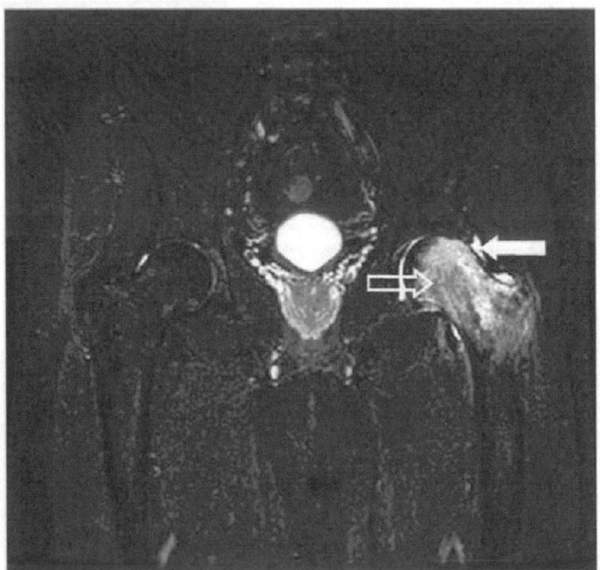

Fig. 8.3.3

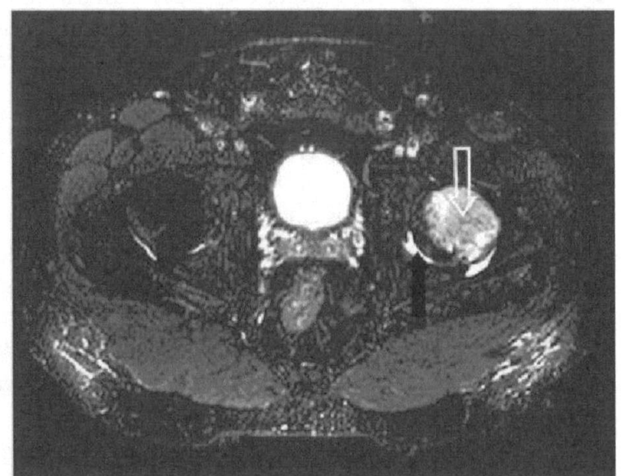

Fig. 8.3.4

Un uomo di 38 anni da circa 15 giorni lamenta dolore ingravescente all'anca di sinistra di natura meccanica con dolore irradiato dalla regione lombare sino alla caviglia. Il dolore è così intenso da impedire la deambulazione. All'esame obiettivo non presenta lassità paraspinale o alle articolazioni sacroiliache. È presente una tumefazione nell'area inguinale sinistra. L'anca sinistra mantiene intatta la piena rotazione, sebbene i movimenti vengano effettuati con dolore. Il test neuromuscolare rivela una perdita di sensibilità alla coscia in posizione laterale, seppure nei limiti della normalità.

Introduzione

L'osteoporosi transitoria dell'anca è una sindrome autolimitante di eziologia ignota. Sebbene questa patologia idiopatica sia stata descritta inizialmente nelle donne in stato di gravidanza, è solitamente riscontrata nei maschi nella terza e quarta decade di età. I dati laboratoristici sono solitamente nella norma, fatta eccezione per un possibile incremento della percentuale di sedimentazione degli eritrociti.

Inizialmente, i radiogrammi possono essere negativi mentre la scintigrafia ossea mostra un diffuso incremento di captazione in corrispondenza della testa e del collo del femore. Successivamente, i radiogrammi dimostrano demineralizzazione unilaterale della testa e del collo del femore. Alla RM, vi è un caratteristico edema della spongiosa ossea a carico dell'analoga sede, caratterizzato da perdita di segnale nelle sequenze T1-pesate e da alta intensità di segnale nelle sequenze sensibili ai fluidi (T2, STIR). È comune anche la presenza di soffusione.

L'edema della testa e del collo del femore in questo caso va distinto da quello presente in altre due condizioni che portano a edema della testa e del collo del femore: l'osteonecrosi e le fratture. Un aspetto caratteristico dell'osteoporosi transitoria (anche conosciuta come edema transitorio della spongiosa ossea) è l'assenza di una linea ipointensa in corrispondenza della testa e del collo femorali.

In seguito alla somministrazione di gadolinio, la comparsa di omogeneo e diffuso enhancement della spongiosa nelle aree edematose (senza aree prive di enhancement) differenzia questa patologia dall'osteonecrosi. Mentre anche altre condizioni come le neoplasie possono determinare edema della spongiosa, alcuni aspetti contribuiscono a differenziarle dall'osteoporosi transitoria. La diagnosi differenziale con i processi infiammatori basata solo sui reperti radiologici può essere difficile.

Mentre l'osteoporosi transitoria dell'anca è un processo autolimitante, il decorso clinico può talvolta protrarsi richiedendo anche 6-10 mesi per la guarigione.

Reperti radiologici

Le immagini T1-pesate sul piano coronale (Fig. 8.3.1) dimostrano una caduta di segnale in corrispondenza della testa e del collo del femore (*freccia*). Non vi è componente lineare all'anomalia di segnale.

L'immagine T1-pesata sul piano assiale (Fig. 8.3.2) evidenzia una bassa intensità di segnale in corrispondenza della testa del femore (*freccia vuota*). Non vi è componente lineare nel contesto dell'anomalia di segnale. La distensione a bassa intensità di segnale a livello della capsula anteriore (*freccia*) rappresenta un versamento.

L'immagine STIR sul piano coronale (Fig. 8.3.3) dimostra un incremento di segnale della spongiosa in corrispondenza della testa e del collo femorale (*freccia vuota*), indicativo di edema. Concomita una piccola soffusione (*freccia*).

L'immagine STIR sul piano assiale (Fig. 8.3.4) dimostra un incremento del segnale della spongiosa della testa del femore (*freccia aperta*), indicativo di edema. È presente una piccola soffusione (*freccia*).

Caso 8.4

■

Osteolisi associata ad artroplastica totale d'anca

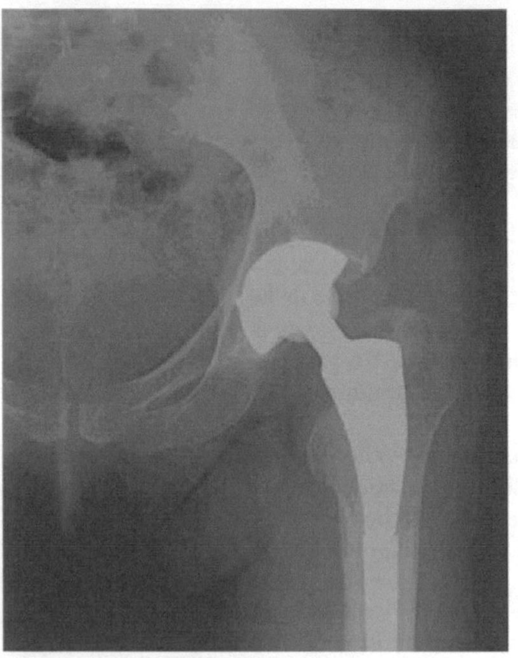

Fig. 8.4.1

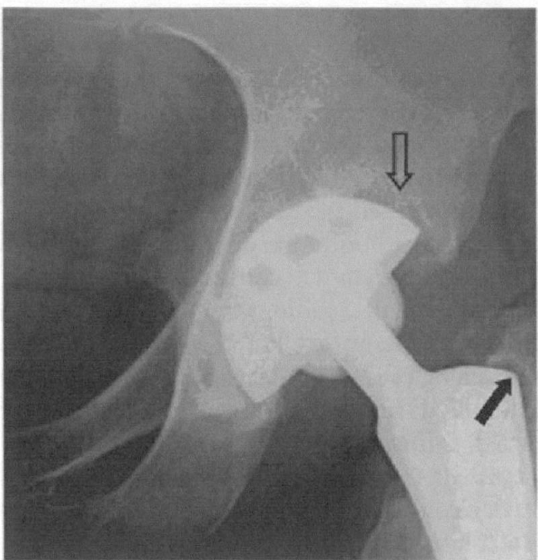

Fig. 8.4.2

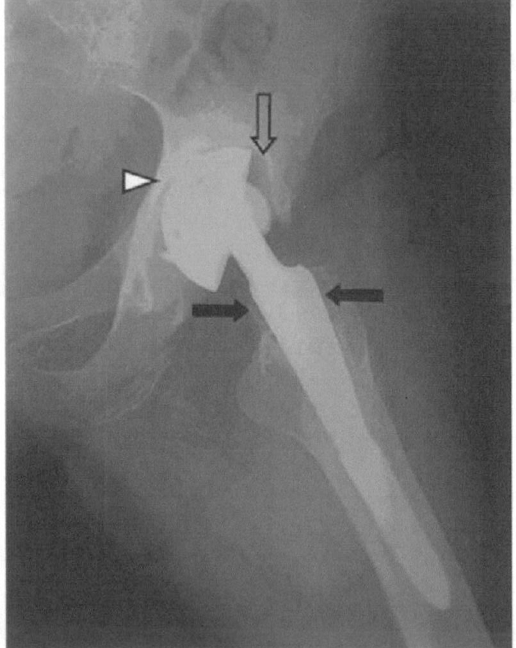

Fig. 8.4.3

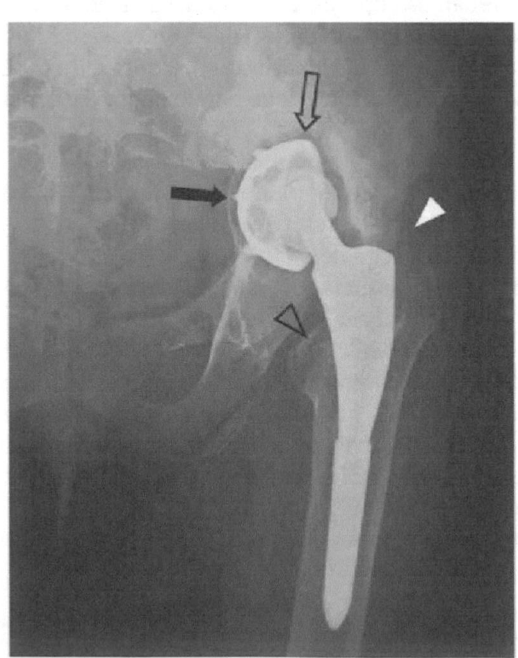

Fig. 8.4.4

Un uomo di 65 anni da un mese lamenta dolore trocanterico e inguinale in assenza di traumi 18 mesi dopo sostituzione completa dell'anca in esiti di frattura. Il dolore era maggiore che nell'immediato postoperatorio, in particolare al mattino e all'inizio della deambulazione. All'esame obiettivo, il paziente mostrava la possibilità di eseguire ogni movimento dell'anca anche se con dolore e un gonfiore in corrispondenza del grande trocantere. Si apprezzava inoltre una mobilizzazione della protesi, ma il paziente rifiutava l'intervento.

Tre anni dopo, il paziente ha sviluppato progressiva coxalgia e lombalgia. Attualmente deambula con stampelle e ha una limitazione antalgica dei movimenti di flessione dell'anca, abduzione e adduzione ma non dolore trocanterico.

Introduzione

Anche se inizialmente definita come "malattia del cemento", l'osteolisi periprotesica può manifestarsi sia in caso di protesi cementate che non. Malgrado i movimenti possano determinare delle radiotrasparenze, le trasparenze da osteolisi sono tipicamente più focali, più grandi, e con un aspetto lobulare con nicchie (erosioni) endostali. Possono coesistere espansioni ossee. Nelle lesioni più grandi questi reperti possono mimare processi neoplastici. Le trasparenze periprotesiche possono essere determinate da perdite di sostanza, reazioni granulomatose da corpi estranei o infezioni; queste entità comunque non si escludono a vicenda. Ad esempio, non è raro per le perdite di sostanza che siano presenti in caso di estese reazioni granulomatose da corpo estraneo. Infatti, alcuni autori teorizzano che le reazioni granulomatose siano effettivamente correlate alle perdite di sostanza.

La TC si è dimostrata essere più sensibile rispetto alle radiografie convenzionali nell'evidenziare osteolisi associata a impianto di protesi. Tuttavia, radiografie seriate possono assumere una particolare rilevanza nel follow-up di interventi protesici all'anca, dal momento che sottili aree di osteolisi possono essere evidenziate solo nel confronto con precedenti radiogrammi.

Reperti radiologici

Il radiogramma in AP postintervento dell'anca sinistra (Fig. 8.4.1) mostra una protesi totale di anca non cementata. Non vi è evidenza di complicanze correlate al dispositivo protesico.

Il radiogramma AP dell'anca sinistra un anno dopo l'intervento (Fig. 8.4.2) mostra una nuova area di radiotrasparenza superiore a 2 mm lungo il margine superiore della componente acetabolare (*freccia vuota*) e lungo il margine prossimale-laterale della componente femorale (*freccia piena*). Questi reperti sono suggestivi per perdita di sostanza.

Il radiogramma eseguito due anni dopo l'intervento (Fig. 8.4.3) dimostra marcata progressione della radiotrasparenza, in particolare lungo la componente acetabolare (*freccia vuota*). La componente acetabolare ha assunto un orientamento più orizzontale, determinando rimodellamento e sclerosi lungo il muro mediale dell'acetabolo (*punta di freccia*). Altre aree radiotrasparenti più piccole sono visibili lungo la componente femorale (*frecce piene*).

Il radiogramma 4 anni dopo la sostituzione (Fig. 8.4.4) mostra estesa osteolisi acetabolare con marcata protrusione acetabolare e migrazione craniale della componente acetabolare (*freccia vuota*). Solo una sottile porzione della parete mediale dell'acetabolo rimane intatta (*freccia piena*). Si notano aree di osteolisi lungo la porzione femorale sul suo versante mediale (*punta di freccia vuota*) e laterale. Può coesistere anchilosi incipiente tra il margine superiore del grande trocantere e l'osso iliaco adiacente (*punta di freccia piena*).

Caso 8.5

■

Osteomalacia con aree di Looser

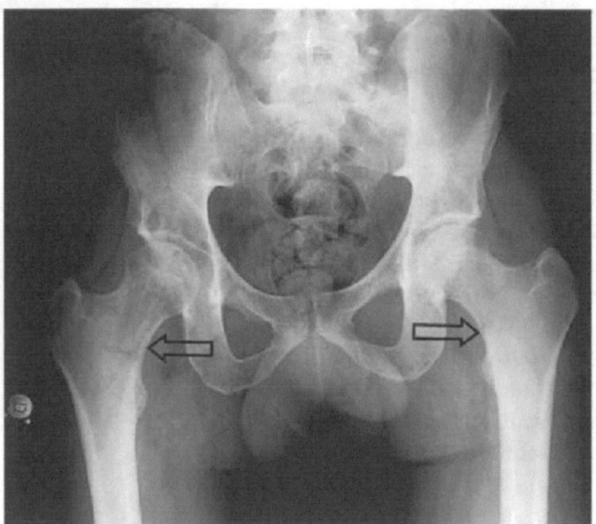

Fig. 8.5.1

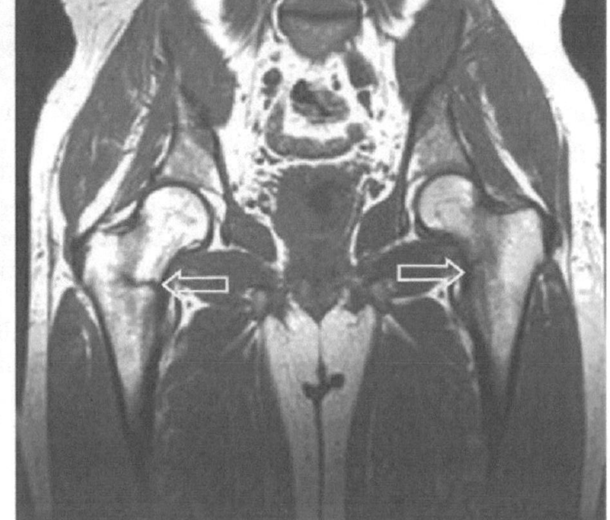

Fig. 8.5.2

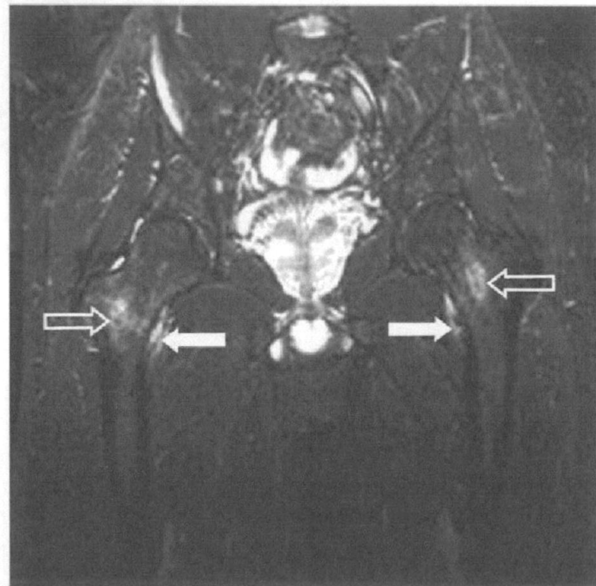

Fig. 8.5.3

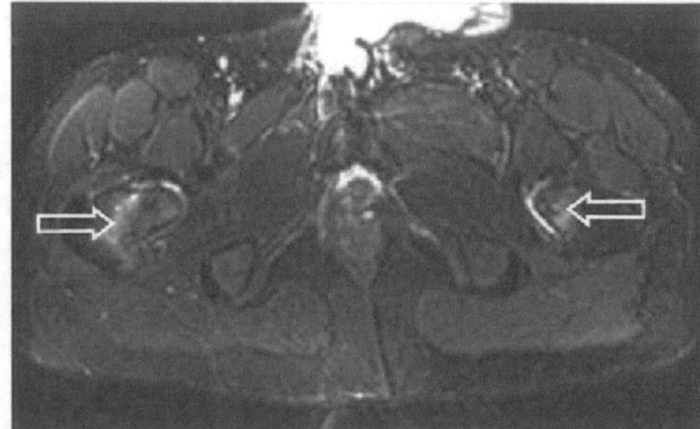

Fig. 8.5.4

Un uomo di 42 anni si presenta con dolore al ginocchio sinistro. Alla RM si evidenzia una frattura composta lungo il polo inferiore della patella, malgrado l'assenza di traumi. Tre mesi dopo, lamenta dolore alla caviglia destra, diagnosticata come una distorsione. Dal momento che il dolore persisteva, veniva eseguita una RM con evidenza di frattura distale di fibula. Sette mesi dopo, il paziente lamenta dolore inguinale, dolore ulnare destro e alla mano sinistra. La RM evidenzia bilateralmente fratture da stress del collo femorale, frattura ulnare destra e frattura del III metacarpo. Data la presenza di fratture multiple in assenza di traumi, viene presa in considerazione la possibilità di mieloma multiplo anche se in assenza di segni clinici.

Ulteriori indagini di laboratorio dimostrano elevati valori di paratormone, livelli nella norma di vitamina D e evidenza di ridotto assorbimento tubulare renale di fosfati.

La diagnosi clinica è di osteomalacia ipofosfatemica.

Introduzione

L'osteomalacia è una malattia dell'osso dovuta a inadeguata o ritardata mineralizzazione ossea. Colpisce la corticale matura e la spongiosa ossea. Un deficit di riassorbimento tubolare dei fosfati X-correlato o di riassorbimento dei fosfati sono le cause più frequenti di osteomalacia ipofosfatemica.

Le manifestazioni a carico dello scheletro dell'adulto determinate da questa patologia includono una sclerosi diffusa, osteofiti ben definiti, e aree di Looser o pseudofratture di Milkman. Le aree di Looser sono delle zone di radiotrasparenza che decorrono tipicamente perpendicolari alla corteccia ossea e appaiono simili alle fratture da affaticamento o da insufficienza. Nelle ossa lunghe, possono presentarsi sul versante convesso dell'osso. Queste aree rappresentano zone osteoidi non mineralizzate e possono essere dolorose. Data la patologia ossea, queste aree possono progredire verso la frattura e in quanto aree di osso patologico, possono essere considerate fratture da insufficienza in quanto si manifestano in normale carico. Il trattamento dell'osteomalacia può essere monitorato attraverso la valutazione della regressione delle aree di Looser.

Reperti radiologici

Il radiogramma in AP della pelvi (Fig. 8.5.1) mostra aree radiotrasparenti in corrispondenza del collo femorale inferomediale bilateralmente (*frecce vuote*), indicativo di fratture da insufficienza.

Le sequenze coronali T1-pesate della pelvi (Fig. 8.5.2) mostrano linee ipointense in corrispondenza dei colli femorali che coinvolgono il midollo e si estendono alla corticale (*frecce aperte*).

Le immagini STIR sul piano coronale (Fig. 8.5.3) della pelvi dimostrano edema del collo femorale bilateralmente (*frecce vuote*) e edema periostale e dei tessuti molli bilateralmente (*frecce piene*).

Le immagini STIR sul piano assiale (Fig. 8.5.4) mostrano edema della midollare del collo femorale bilateralmente (*frecce aperte*) a causa di fratture da insufficienza del collo femorale bilateralmente.

Le immagini STIR della pelvi eseguite sul piano coronale mostrano edema della midollare del collo femorale bilateralmente (*frecce aperte*) e edema dei tessuti molli e del periostio bilateralmente (*frecce piene*).

Caso 8.6

■

Impingement femoro-acetabolare (principalmente di tipo *cam*)

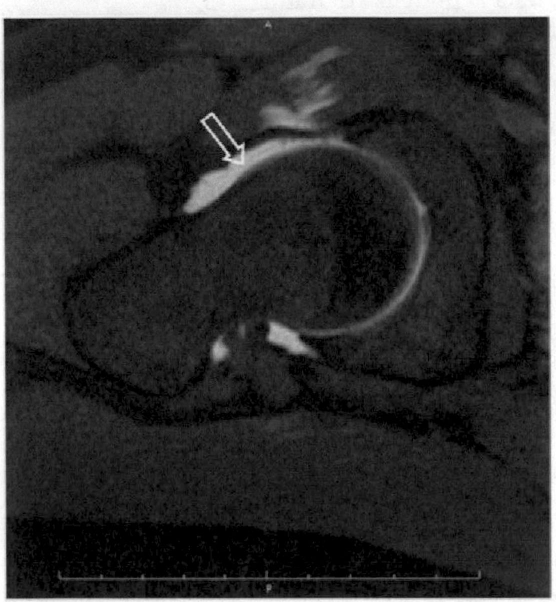

Fig. 8.6.1

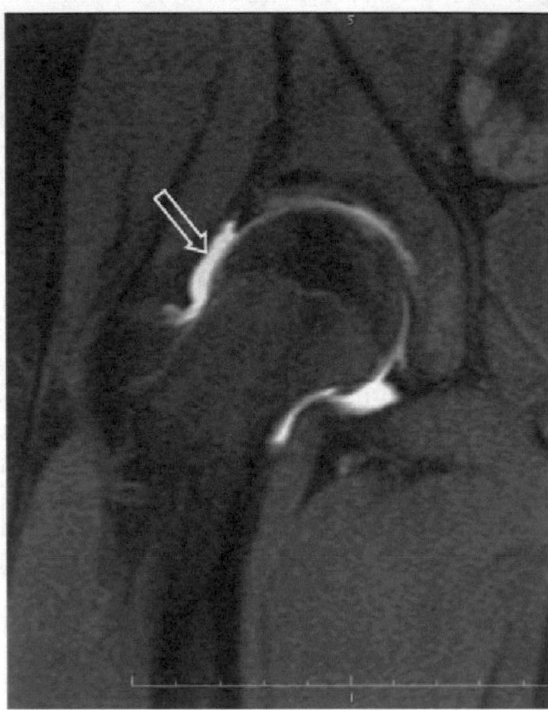

Fig. 8.6.2

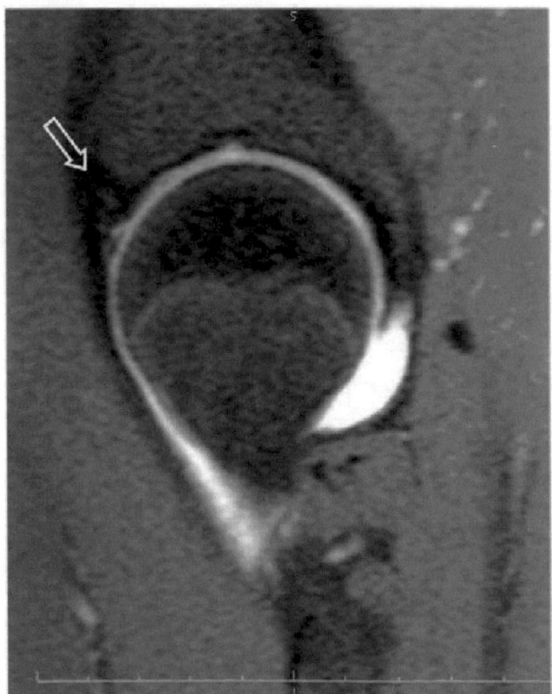

Fig. 8.6.3

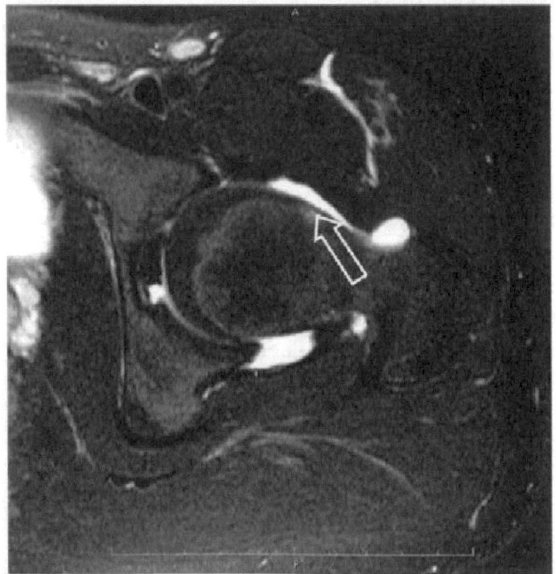

Fig. 8.6.4

Un atleta di 23 anni si presenta con peggioramento di un dolore cronico dell'anca destra da circa un anno. Il paziente aveva un'anamnesi negativa per lesione acuta dell'anca. L'esame obiettivo dimostra dolore alla flessione e alla rotazione interna e una lieve riduzione della mobilità rispetto all'anca sinistra.

Introduzione

L'impingement femoro-acetabolare (FAI) è una causa conosciuta di dolore all'anca degli atleti di tutte le età. In sostanza, la FAI comporta un'alterazione del contatto tra il femore e l'acetabolo. Nel tipo *cam*, la FAI, che si presenta più frequentemente nei giovani atleti maschi, presenta un'alterazione femorale predominante che consiste nella perdita del normale profilo e della concavità lungo la giunzione testa-collo anterosuperiore con un acetabolo relativamente normale. Ci sono diversi modi per quantificare le alterazioni morfologiche testa-collo, inclusa la misurazione dell'angolo alfa, il grado di estensione della componente epifisaria, e il profilo testa-collo. Nella FAI tipo *cam*, inizialmente si manifesta il danno alla cartilagine anterosuperiore dell'acetabolo che è spesso seguito da una lesione del labbro anterosuperiore dell'acetabolo. La triade costituita da angolo alfa, lesione della cartilagine anterosuperiore e del labbro anterosuperiore visualizzata all'artro-RM è tipica della FAI tipo *cam*.

Nella FAI tipo *pincer*, che è più frequente delle donne di mezz'età, l'anomalia principale colpisce l'acetabolo. Alcune cause di FAI tipo *pincer* includono la retroversione dell'acetabolo (diffusa o focale), un'eccessiva copertura dell'acetabolo e la coxa profunda. Nella FAI tipo *pincer*, la lesione coinvolge inizialmente il labbro anterosuperiore con lesione della cartilagine solo in un successivo momento. Vi può essere anche una lesione da contraccolpo, che appare come un danno cartilagineo e alterazioni ossee lungo la rima acetabolare posteroinferiore e la testa del femore.

Malgrado la FAI sia stata sempre classificata in tipo *cam* e *pincer*, molti pazienti presentano una variante mista con una delle due forme predominante.

È stato dimostrato che quadri di *erniation pits* sinoviali del collo del femore e alterazioni fibrocistiche si possono accompagnare alla FAI, ma non è ancora chiaro se tali lesioni si manifestino con maggior frequenza nel tipo *cam* o *pincer*, o con uguale frequenza in entrambi. Le alterazioni fibrocistiche e l'edema lungo il collo del femore impongono un attento monitoraggio dei fini cambiamenti della FAI.

Il trattamento della FAI comporta il ristabilimento della normale anatomia ossea e il trattamento delle lesioni associate della cartilagine e del labbro. Per quanto riguarda il femore, l'osteocondroplastica è spesso eseguita al fine di ristabilire la normale concavità della giunzione anterosuperiore testa-collo. L'eccessiva copertura dell'acetabolo può essere trattata con il rimodellamento della rima articolare dell'acetabolo o, nei casi più gravi, con il riorientamento dell'acetabolo attraverso osteotomia periacetabolare. Le lesioni del labbro vengono riparate, se possibile, e le lesioni cartilaginee vengono tipicamente raschiate, anche se possono venir utilizzate tecniche di riparazione cartilaginea come le microfratture.

Reperti radiologici

L'artro-RM con sequenza a soppressione del grasso T1-pesata sul piano obliquo (Fig. 8.6.1) dimostra una minima perdita della normale concavità/profilo lungo la giunzione testa-collo (*freccia aperta*).

L'artro-RM con sequenza a soppressione di grasso T1-pesata sul piano coronale (Fig. 8.6.2) dimostra una minima estensione epifisaria lungo la giunzione superolaterale (*frecce aperte*).

L'artro-RM con sequenza a soppressione di grasso T1-pesata sagittale (Fig. 8.6.3) dimostra la lesione del labbro anterosuperiore (*frecce aperte*).

L'artro-RM di un altro paziente, effettuata con sequenza a soppressione di grasso T1-pesata sul piano assiale (Fig. 8.6.4) mostra minimo edema della midollare lungo la giunzione collo-testa anteriore (*frecce aperte*).

Caso 8.7

■

Pubalgia da microavulsione del tendine comune degli adduttori

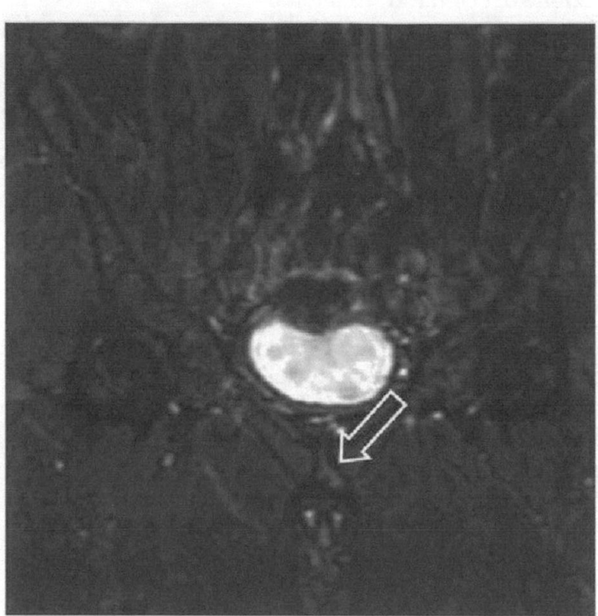

Fig. 8.7.1

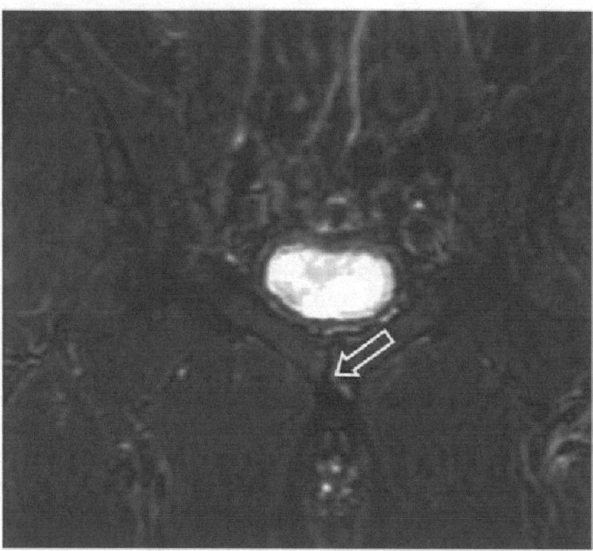

Fig. 8.7.2

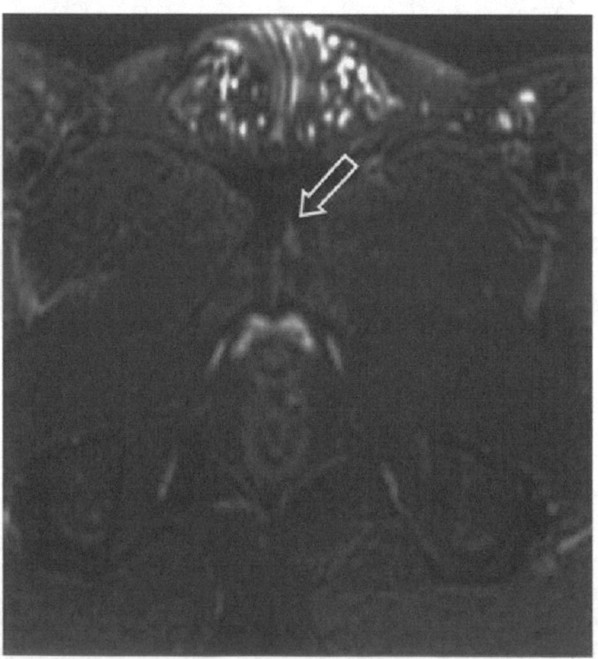

Fig. 8.7.3

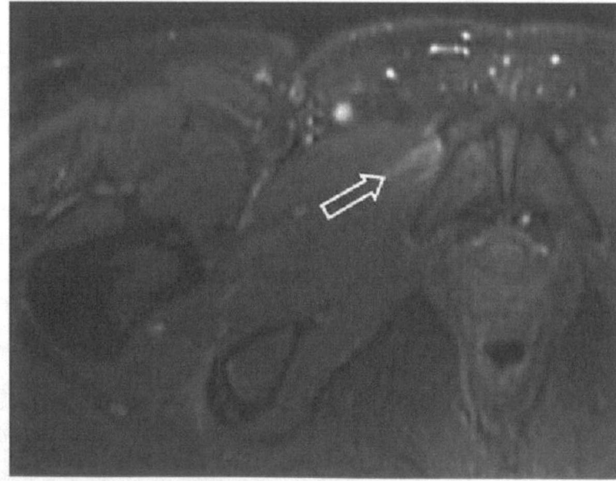

Fig. 8.7.4

Un giocatore di calcio di 17 anni si presenta con dolore all'inguine sinistro con esordio subacuto. L'esame obiettivo dimostra soffusione dei tessuti in prossimità della sinfisi pubica ma la localizzazione precisa del dolore è difficile. Non vi è significativa ipostenia o perdita di mobilità, malgrado la presenza di una sensibilizzazione all'adduzione dell'anca sinistra.

Introduzione

Con il termine pubalgia si intende di solito dolore all'inguine o vicino alla sinfisi pubica. Negli atleti, in particolare quelli che praticano sport che richiedono rapide accelerazioni, decelerazioni e cambi di direzione, il dolore inguinale può essere estremamente debilitante e causare riduzione della performance. La causa di questo dolore è spesso difficile da identificare all'esame obiettivo.

La RM evidenzia la complessa anatomia della sinfisi pubica. Una delle cause più frequenti della pubalgia degli atleti è una lesione del complesso adduttori-retto dell'addome e/o della sinfisi pubica. A causa dello stretto legame tra il tendine distale del retto dell'addome, la sinfisi pubica e il tendine comune degli adduttori, le lesioni di queste strutture sono correlate. Le lesioni possono essere minime e facilmente non diagnosticate alla RM. Pertanto, la loro diagnosi richiede un'attenta e meticolosa valutazione delle immagini.

È importante distinguere l'osteite del pube e le lesioni dei tendini degli adduttori o del retto dell'addome dagli strappi muscolari, in quanto il loro trattamento è diverso. Le lesioni tendinee che non rispondono alla terapia conservativa possono necessitare di trattamento chirurgico; d'altro canto, l'osteite pubica richiede più spesso la chirurgia. Nei casi più gravi, l'osteite del pube può occasionalmente essere trattata con la stabilizzazione interna della sinfisi. Le lesioni muscolari vengono trattate in maniera conservativa.

Reperti radiologici

L'immagine STIR coronale (Fig. 8.8.1) mostra un'area focale di alto segnale lungo il margine inferiore sinistro della sinfisi pubica, con concomitante avulsione focale parziale del tendine degli adduttori (*freccia aperta*). Questa estensione unilaterale di alto segnale si riferisce a uno scollamento inserzionale (*cleft sign*) secondario.

L'immagine STIR coronale (Fig. 8.8.2) subito posteriore all'immagine 1 mostra un'estensione posteriore dell'avulsione parziale del tendine degli adduttori (*freccia aperta*).

La sequenza a soppressione di grasso T2-pesata sul piano assiale (Fig. 8.8.3) dimostra un'avulsione focale parziale del tendine degli adduttori lungo il margine antero-inferiore della sinfisi pubica (*frecce aperte*).

La sequenza a soppressione di grasso T2-pesata (Fig. 8.8.4) dimostra una lesione miotendinea degli adduttori sul lato destro (*freccia aperta*) in un altro paziente.

Caso 8.8

Osteopoichilosi

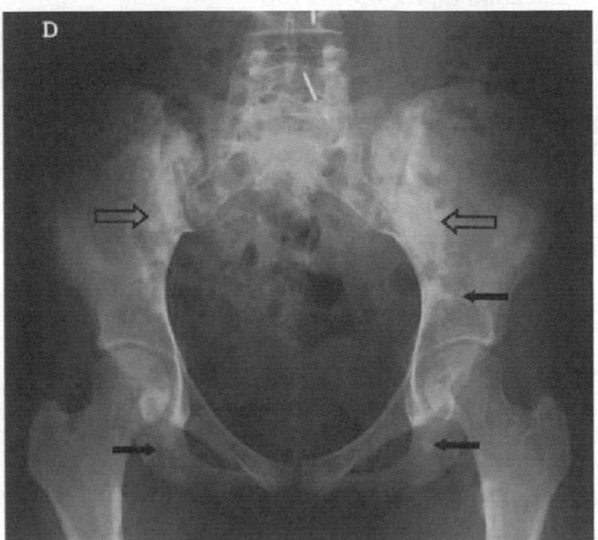

Fig. 8.8.1

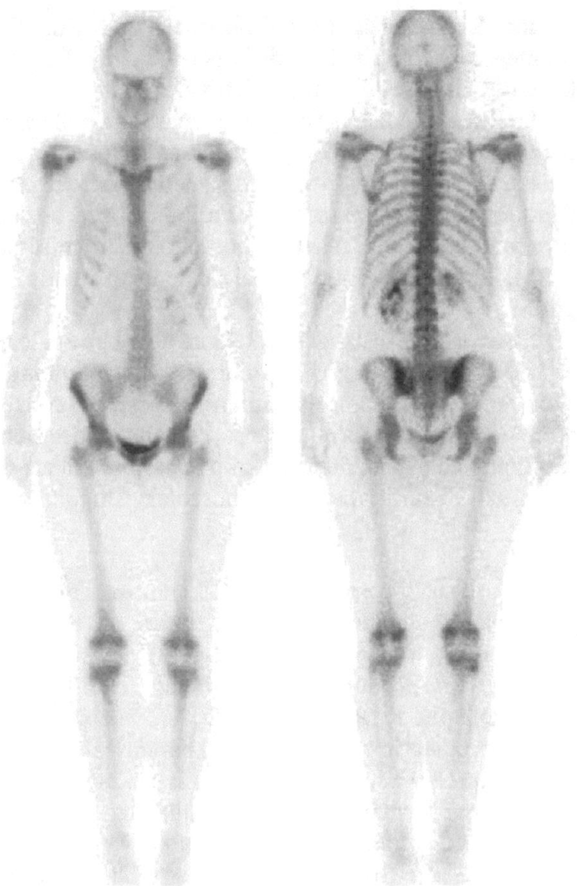

Fig. 8.8.2

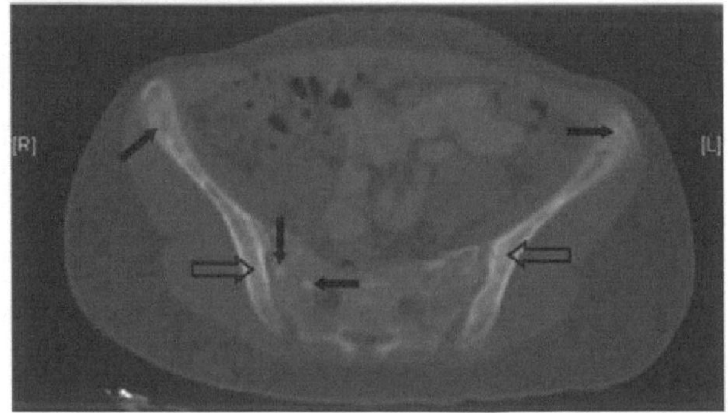

Fig. 8.8.3

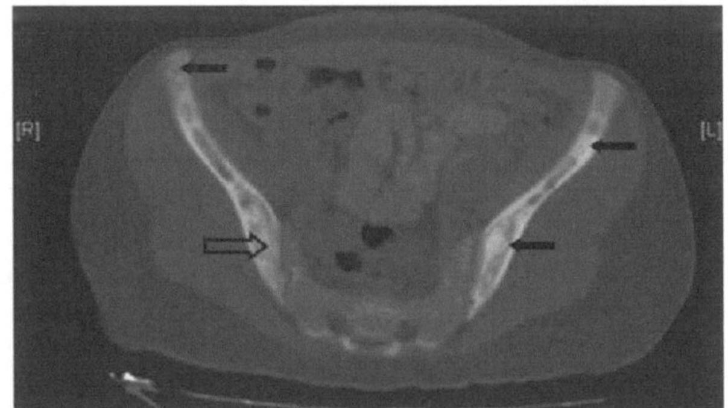

Fig. 8.8.4

Una donna di 21 anni con una storia di artrite cronica giovanile viene seguita per positività agli anticorpi antinucleo, talassemia minore e anemia sideropenica, in assenza di malattia sistemica associata. L'ecografia dell'addome eseguita per l'anemia dimostra splenomegalia. Viene quindi eseguita TC dell'addome completo.

Introduzione

L'osteopoichilosi è una condizione ereditaria benigna caratterizzata da lesioni sclerotiche ossee multiple costituite da tessuto osseo lamellare compattato. Tipicamente, queste lesioni sono piccole, bilaterali e situate in corrispondenza di un'articolazione. Possono comunque presentarsi in sedi diverse ed essere di qualsiasi dimensione. Lesioni ovalari delle ossa lunghe sono tipicamente orientate lungo l'asse lungo. Queste lesioni sono asintomatiche ma possono mimare delle metastasi. A differenza delle metastasi però queste lesioni non radiocaptano alla scintigrafia ossea.

Reperti radiologici

L'RX in AP della pelvi (Fig. 8.8.1) mostra aumento della densità ossea con multiple piccole lesioni sclerotiche rotondeggianti (*frecce*) e una più grande area di sclerosi nell'osso iliaco posteriore vicino all'articolazione sacroiliaca (*frecce vuote*).

La scintigrafia ossea (Fig. 8.8.2) non dimostra evidenza di captazione anomala di radionuclide in corrispondenza delle lesioni ossee.

La TC sul piano assiale a livello di S2-S3 (Fig. 8.8.3) mostra diffuso incremento di densità ossea nelle ossa iliache (*frecce aperte*) adiacente all'articolazione sacroiliaca. Multiple piccole lesioni ossee sclerotiche rotondeggianti si notano in corrispondenza di entrambe le ossa iliache e del sacro (*frecce piene*).

La TC sul piano assiale (Fig. 8.8.4) immediatamente inferiore a quella della Figura 8.8.3 mostra reperti simili con aree confluenti di sclerosi (*frecce aperte*) e multipli noduli rotondeggianti sclerotici (*frecce piene*).

Caso 8.9

Osteoartrite rapidamente destruente

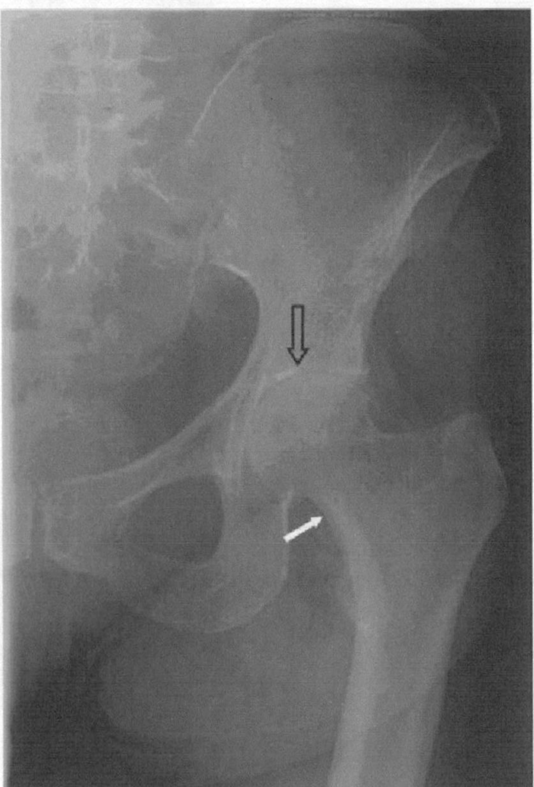

Fig. 8.9.1

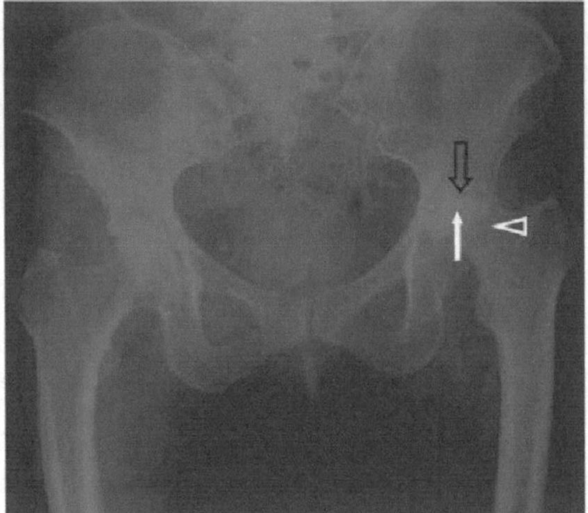

Fig. 8.9.2

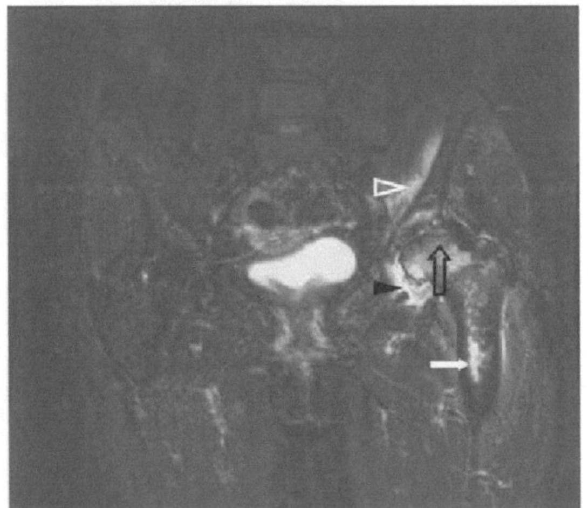

Fig. 8.9.3

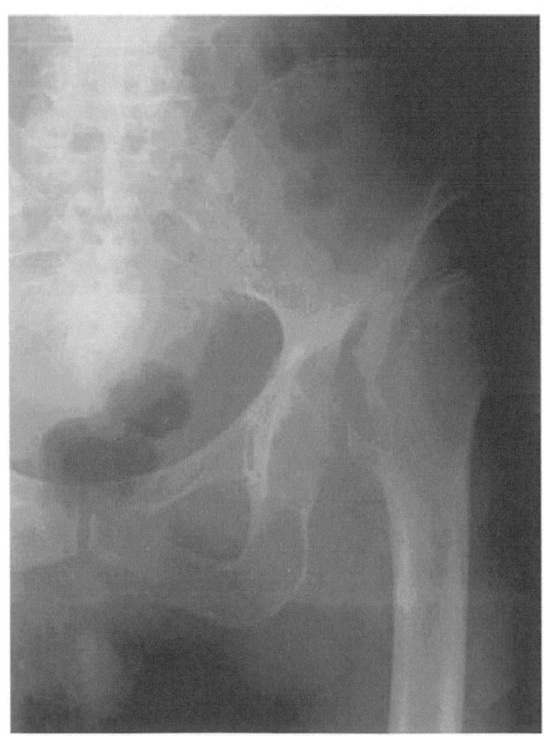

Fig. 8.9.4

Una donna di 78 anni lamenta da circa 10 mesi dolore di tipo meccanico ingravescente in regione inguinale sinistra irradiato alla gamba sinistra. L'esame obiettivo è reso difficile da una rigidità spastica in morbo di Parkinson. La paziente mostra 80 gradi di flessione e assenza di rotazione interna o esterna. Gli esami di laboratorio sono nella norma.

Introduzione

L'osteoartrite rapidamente destruente dell'anca (osteartrite di Postel) è una rara forma di osteoartrite dell'anca caratterizzata da grave e rapida perdita cartilaginea e rimodellamento/perdita ossea nel corso di poche settimane o mesi. Tale patologia si manifesta nelle donne anziane e più frequentemente è un processo doloroso monolaterale. Il quadro clinico può essere simile a quello dell'artrite settica, e l'aspirato articolare può essere talvolta necessario per la diagnosi differenziale con l'infezione. Gli esami di laboratorio comunque dimostrano parametri nei limiti della normalità (conta leucocitica e tasso di sedimentazione eritrocitaria nella norma).

Nell'osteoartrite rapidamente destruente, la cartilagine viene distrutta più rapidamente che nelle classiche osteoartriti: i radiogrammi mostrano una perdita di 2 mm o più di spazio articolare per anno rispetto a meno di 0,8 mm per anno come accade nelle classiche osteoartriti. Inoltre, diversamente dalle normali osteartriti, la patologia determina importanti perdite ossee nell'acetabolo e nella testa del femore senza significative formazioni osteofitiche. Malgrado articolazioni affette da neuropatie possano presentare gli stessi aspetti radiografici, queste ultime sono tipicamente asintomatiche mentre l'osteoartrite rapidamente destruente è una condizione dolorosa.

Reperti radiologici

Il radiogramma della pelvi in AP (Fig. 8.9.1) mostra lievi alterazioni degenerative con perdita dello spazio articolare superiore (*freccia vuota*) e una minima sclerosi e ispessimento sclerotico del profilo mediale del collo del femore (*freccia piena*).

Il radiogramma AP del bacino (Fig. 8.9.2) eseguito 8 mesi dopo la Figura 8.9.1 mostra obliterazione dello spazio articolare superiore e margini irregolari del tetto acetabolare con piccole erosioni (*freccia aperta*). Vi è una sublussazione del femore con appiattimento e sclerosi della testa del femore (*freccia piena*) e minimo ingrandimento del collo del femore (*punta di freccia*).

L'immagine coronale STIR del bacino (Fig. 8.9.3) eseguita nella stessa data della Figura 8.9.2 mostra deformità e aumento di segnale in corrispondenza del tetto acetabolare e della testa del femore (*freccia vuota*) con piccola cisti subcondrale dell'acetabolo. Concomita edema midollare del collo del femore e della diafisi prossimale del femore (*frecce piene*) e edema del muscolo iliaco (*punta di freccia vuota*). È presente anche versamento articolare (*punta di freccia piena*).

Il radiogramma in AP dell'anca sinistra (Fig. 8.9.4) eseguito 15 mesi dopo la Figura 8.9.1 mostra completa distruzione della testa del femore e del tetto acetabolare e dislocazione superiore del femore.

Caso 8.10
■
Osteonecrosi

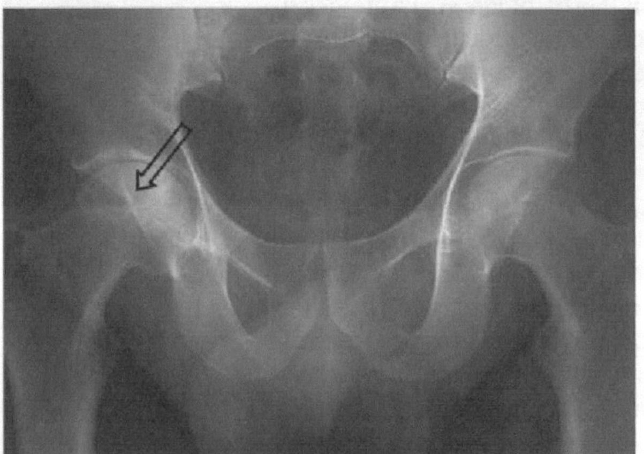
Fig. 8.10.1

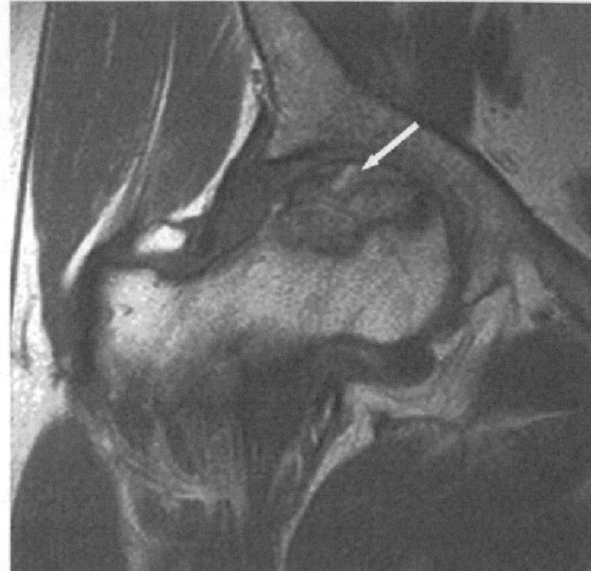
Fig. 8.10.2

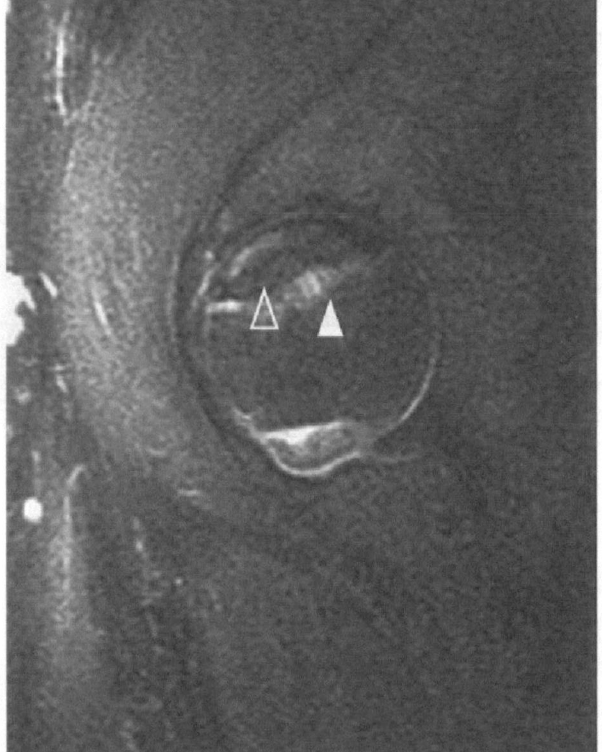
Fig. 8.10.3

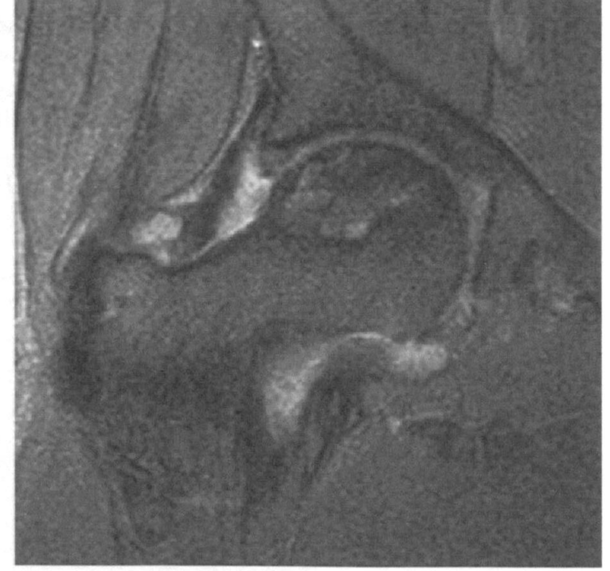
Fig. 8.10.4

Un uomo di 41 anni in terapia cronica con corticosteroidi si presenta con dolore all'anca destra e impotenza funzionale articolare.

Introduzione

La necrosi avascolare della testa del femore si manifesta con un ampio spettro di condizioni cliniche: terapia con corticosteroidi, alcolismo, malattia di Gaucher, lupus, coagulopatie, iperlipidemia, trapianto d'organo, disordini tiroidei; può inoltre essere idiopatica. L'osteonecrosi può essere causata da emboli e aumento della pressione del midollo osseo con conseguente diminuzione del flusso sanguigno, anossia e possibile morte dell'osso trabecolare.

La necrosi avascolare è bilaterale nel 40% dei casi e necessita di valutazione di entrambe le anche.

Nelle fasi iniziali dell'osteonecrosi, è difficile effettuare una diagnosi sulla base delle sole radiografie.

La RM è la tecnica di imaging più sensibile nel riconoscere l'osteonecrosi della testa del femore nelle sue fasi iniziali; fornisce, inoltre, informazioni riguardo la cartilagine articolare, la conversione midollare, il liquido articolare e le fratture da insufficienza associate. Alla RM, la necrosi ischemica mostra anomale aree con bassa intensità di segnale con differenti aspetti: aree omogenee o disomogenee, una linea marginale di bassa intensità di segnale con alta intensità di segnale centralmente, fratture subcondrali e collasso della corticale.

Il sistema di classificazione di Ficat classifica i reperti radiologici in questo modo: grado 0, assenza di dolore e reperti radiologici; grado I, dolore, radiogrammi negativi e positività alla RM e alla scintigrafia; grado II, positività dei radiogrammi (sclerosi/radiotrasparenza), senza fratture subcondrali alla RM; grado III, aumento dei reperti all'RX e collasso subcondrale alla RM; e IV, diminuzione dello spazio articolare e osteoartrite.

La diagnosi precoce e il trattamento dell'osteonecrosi della testa del femore migliorano la prognosi, spesso prevenendo una significativa disabilità.

Reperti radiologici

I reperti positivi sul radiogramma (*freccia vuota*) indicano almeno uno stadio II di osteonecrosi (Fig. 8.10.1). La RM è la tecnica di imaging più specifica e sensibile nella valutazione dell'osteonecrosi. L'immagine RM T1-pesata sul piano obliquo dell'anca destra mostra una lesione subcondrale a intensità mista (*freccia*) che coinvolge circa il 45% della testa del femore (Fig. 8.10.2).

La RM STIR sul piano obliquo sagittale rivela un'area a bassa intensità di segnale con una linea marginale ipointensa (*punta di freccia aperta*). Un edema ad alta intensità di segnale è visibile al di sotto della cartilagine (*punta di freccia*), che circonda la bassa intensità di segnale marginale; non sono presenti fratture subcondrali (Fig. 8.10.3).

Le immagini RM con sequenze GRE T2-pesate sul piano coronale obliquo dimostrano un'osteonecrosi al II stadio e un piccolo versamento articolare dell'anca (Fig. 8.10.4).

Letture consigliate

Volumi

Bone and Joint Imaging. 3rd ed. Resnick D, Kransdorf M (2006). Elsevier, Saunders, Amsterdam, Philadelphia

Diagnosis of Bone and Joint Disorders. 4th ed. Resnick D (ed) (2002). Saunders, Philadelphia, PA

Imaging of the Musculoskeletal System. Pope T, Bloem J, Beltran J, Morrison W, Wilson D (2008). Saunders, Elservier, Philadelphia, Amsterdam

Magnetic Resonance Imaging in Orthopaedics and Sports Medicine. 3rd ed. Stoller DW (2007). Lippincott Williams & Wilkins, Philadelphia

Musculoskeletal Imaging: The Requisites. 2nd ed. Manaster BJ, Disler DG, May DA (2002). Elsevier, Amsterdam

Siti web

http://www.wheelessonline.com/

http://www.rad.washington.edu/academics/academic-sections/msk/teaching-materials/online-musculoskeletal-radiologybook/

http://emedicine.medscape.com/article/398669-overview

http://emedicine.medscape.com/article/386808-overview

http://www.orthosupersite.com/view.asp?rID=25278#ans

Articoli

Benli T, Akalin S, Boysan E, Mumcu EF, Kis M, Turkoglu D. Epidemiological, clinical and radiological aspects of osteopoikilosis. J Bone Joint Surg Br 1992; 74-B:504–506

Bloem JL. Transient osteoporosis of the hip: MR imaging. Radiology 1988; 167(3):753–755

Brittenden J, Robinson P. Imaging of pelvic injuries in athletes. Br J Radiol 2005; 78(929):457–468

Guerra JJ, Steinberg ME. Current concepts review: distinguishing transient osteoporosis from avascular necrosis of the hip. J Bone Joint Surg [Am] 1995;77:616

Gupta KB, Duryea J, Weissman BN. Radiographic evaluation of osteoarthritis. Radiol Clin N Am 2004; 42:11–41

Hardy DC, Murphy WA, Siegel BA, Reid IR, Whyte MP. X-linked hypophosphatemia in adults: prevalence of skeletal radiographic and scintigraphic features. Radiology 1989; 171:403

Ito H, Matsuno T, Minami A. Relationship between bone marrow edema and development of symptoms in patients with osteonecrosis of the femoral head. AJR Am J Roentgenol 2006; 186(6):1761–1770

Jacobson JA, Kalume-Brigido M. Case 97: X-linked hypophosphatemic osteomalacia with insuffi ciency fracture. Radiology 2006; 240(2):607–610

Karataş M, Başaran C, Ozgül E, Tarhan C, Ağıldere AM. Postpartum sacral stress fracture: an unusual case of lowback and buttock pain. Am J Phys Med Rehabil 2008; 87(5):418–422

Kassarjian A, Belzile E. Femoroacetabular impingement: presentation, diagnosis, and management. Semin Musculoskelet Radiol 2008; 12(2):136–145

Kassarjian A, Yoon LS, Belzile E, Connolly SA, Millis MB, Palmer WE. Triad of MR arthrographic findings in patients with femoroacetabular impingement (cam type). Radiology 2005; 236(2):588–592

Keogh CF, Munk PL, Gee R, Chan LP, Marchinkow LO. Imaging of the painful hip arthroplasty. AJR Am J Roentgenol 2003; 180:115–120

Korompilias AV, Karantanas AH, Lykissas MG, Beris AE. Transient Osteoporosis. J Am Acad Ortho Surg 2008; 16(8):480–489

Lagier R, Mbakop A, Bigler A. Osteopoikilosis: a radiological and pathological study. Skeletal Radiol 1984; 1(1):161–168

Lin JT, Lutz GE. Postpartum sacral fracture presenting as lumbar radiculopathy: a case report. Arch Phys Med Rehabil 2004; 85(8):1358–1361

Major NM, Helms CA. Sacral stress fractures in long-distance runners. Am J Roentgenol 2000; 174:727–729

Nelson EN, Kassarjian A, Palmer WE. MR imaging of sports-related groin pain. Magn Reson Imaging Clin N Am 2005; 13(4):727–742

Rosenberg ZS, Shankman S, Steiner GC, Kastenbaum DK, Norman A, Lazansky MG. Rapid destructive osteoarthritis: clinical, radiographic, and pathologic features. Radiology 1992; 182(1):213–216

Stevens MA, El-Khoury GY, Kathol MH, Brandser EA, Chow S. Imaging features of avulsion injuries. Radiographics 1999; 19(3):655–672

Vande Berg BC, Malghem JJ, Lecouvet FE et al. Idiopathic bone marrow edema lesions of the femoral head: predictive value of MR imaging fi ndings. Radiology 1999; 212(2):527–535

Watanabe W, Itoi E, Yamada S. Early MRI findings of rapidly destructive coxarthrosis. Skeletal Radiol 2002; 31(1):35–38

Wootton JR, Cross MJ, Holt KWG. Avulsion of the ischial apophysis. J Bone Joint Surg [Br] 1990; 72:625–627

Wurdinger S, Humbsch K, Reichenbach JR, Peiker G, Seewald HJ, Kaiser WA. MRI of the pelvic ring joints postpartum: normal and pathological findings. J Magn Reson Imaging 2002; 15(3):324–329

Zajick DC, Zoga AC, Omar IM, Meyers WC. Spectrum of MRI fi ndings in clinical athletic pubalgia. Semin Musculoskelet Radiol 2008; 12(1):3–12 (review)

Zoga AC, Kavanagh EC, Omar IM, Morrison WB, Koulouris G, Lopez H, Chaabra A, Domesek J, Meyers WC. Athletic pubalgia and the "sports hernia": MR imaging fi ndings. Radiology 2008; 247(3):797–807

Ginocchio 9

Joan C. Vilanova, Sandra Baleato, Joaquim Barceló

Caso 9.1

■

Lipoma arborescente

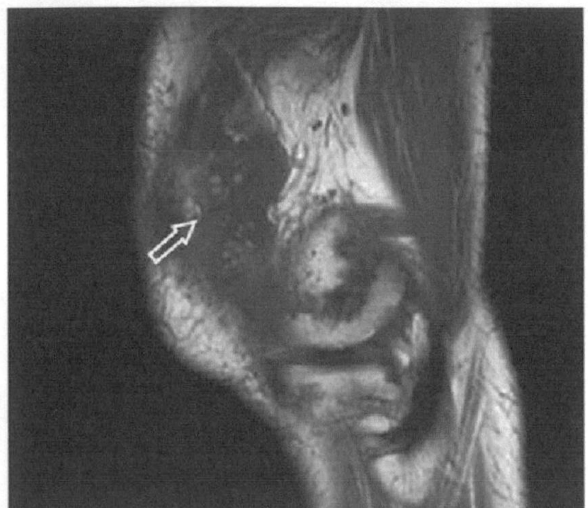

Fig. 9.1.1

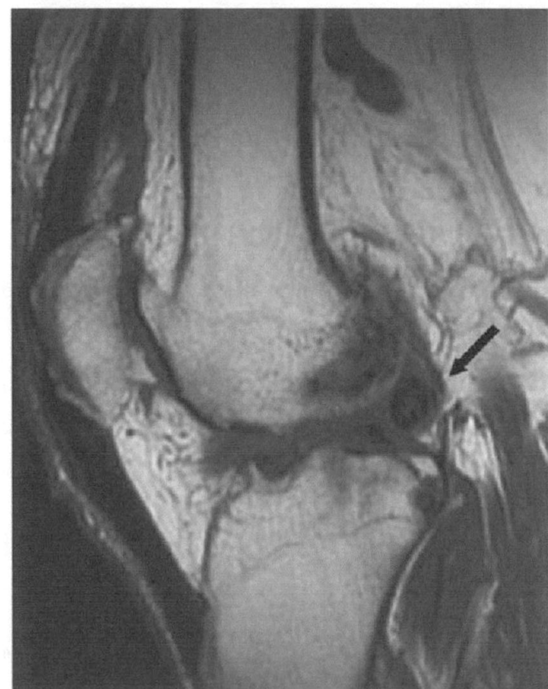

Fig. 9.1.2

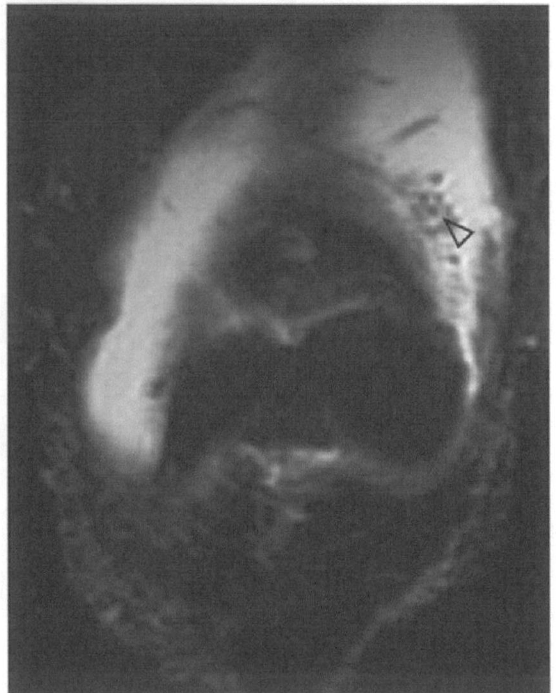

Fig. 9.1.3

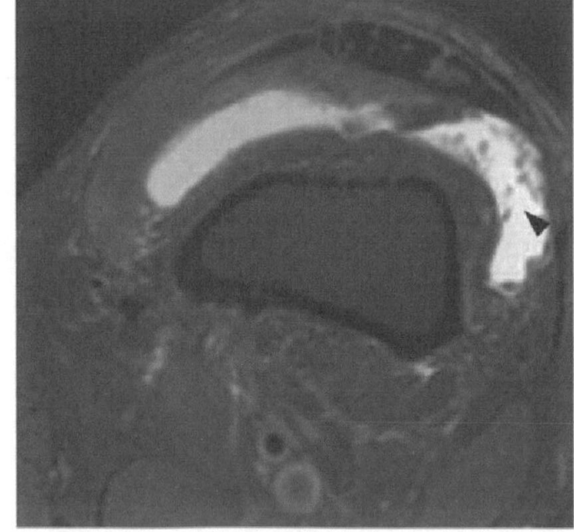

Fig. 9.1.4

Una donna di 74 anni lamenta da sei mesi dolore e tumefazione del ginocchio destro.

Introduzione

Il lipoma arborescente è una rara lesione benigna intra-articolare caratterizzata da sostituzione del tessuto sinoviale da parte di cellule adipose mature che danno luogo a una proliferazione villosa. Di solito coinvolge la borsa sovrapatellare del ginocchio, anche se può presentarsi anche in altre sedi, tra cui spalla, borsa sottodeltoidea, anca, gomito, mano e caviglia. Sono stati riportati anche casi con coinvolgimento bilaterale di ginocchio, polso, caviglia e anca e multiple articolazioni. Clinicamente, il reperto più frequente è un lento incremento della tumefazione dapprima asintomatica, con associato edema articolare intermittente. I pazienti più colpiti sono quelli tra la V e la VII decade di vita. Il lipoma arborescente può essere simile ad altri processi proliferativi della membrana sinoviale, ma la sua peculiarità è una macroscopica ipertrofia lipomatosa del tessuto sinoviale. Il termine arborescente, dal latino *arbor* = albero, descrive la caratteristica morfologia della proliferazione villosa lipomatosa che ricorda un albero. Le immagini ottenute con risonanza magnetica (RM) evidenziano la proliferazione adiposa della lesione sinoviale che rende possibile una precisa diagnosi. La RM caratterizza i tessuti molli meglio di ogni altra metodica di imaging consentendo, inoltre, la soppressione del grasso (attraverso le sequenze STIR). Per questi motivi, l'aspetto istologico del lipoma arborescente all'interno del tessuto sinoviale ben si correla con le immagini RM.

Il lipoma arborescente deve essere differenziato da altre lesioni sinoviali. La diagnosi differenziale dovrebbe includere altre patologie diffuse della sinovia: la sinovite villonodulare pigmentosa, la condromatosi sinoviale, l'emangioma sinoviale e l'artrite reumatoide.

La sinovite villonodulare pigmentosa è caratterizzata da un diffuso basso segnale per la presenza di emosiderina. La condromatosi sinoviale ha un medio-basso segnale nelle sequenze T1- e T2-pesate a causa della natura cartilaginea della lesione. È stata ipotizzata un'associazione tra il lipoma arborescente e l'osteocondromatosi, in quanto vi è una differenziazione del tessuto sinoviale in entrambe le patologie: verso l'adipocita nel lipoma arborescente e verso il tessuto osteocondrale nell'osteocondromatosi. La diagnosi differenziale dovrebbe essere eseguita anche con l'emangioma sinoviale che mostra segnale medio nelle sequenze T1- e T2-pesate, con aree di bassa intensità di segnale dovute a fleboliti o a assenza di fluido in corrispondenza di una lesione lineare e puntiforme ad elevata intensità di segnale, corrispondente a setti fibrosi di grasso tra i canali vascolari. L'artrite reumatoide cronica si presenta con intensità di segnale medio-bassa nelle sequenze T1- e T2-pesate, che si associa alla formazione di un panno fibroso.

Malgrado sia stato ipotizzato che il lipoma arborescente possa essere associato con l'osteoartrite, l'artrite reumatoide o i traumi, la sua esatta eziologia rimane sconosciuta.

Reperti radiologici

L'immagine T1-pesata parasagittale (Fig. 9.1.1) della borsa sovrapatellare del ginocchio mostra una proliferazione villosa lipomatosa della sinovia da riferire a un lipoma arborescente (*freccia vuota*). L'immagine T1-pesata mediosagittale (Fig. 9.1.2) dello stesso ginocchio dimostra un corpo ossificato (*freccia*) da osteocondromatosi sinoviale concomitante nel medesimo paziente: è stata ipotizzata un'associazione tra le due patologie. Le sequenze STIR coronali (Fig. 9.1.3) dimostrano la bassa intensità di segnale del lipoma arborescente simile al grasso (*punta di freccia vuota*). L'immagine T2-pesata assiale (Fig. 9.1.4) mostra una proliferazione villosa diffusa della sinovia dalla borsa sovrapatellare (*punta di freccia*).

Caso 9.2

Sinovite villonodulare pigmentata

Una donna di 57 anni lamenta dolore intermittente e tumefazione del ginocchio.

Introduzione

La sinovite villonodulare pigmentata (PVNS) è una rara condizione caratterizzata da proliferazione idiopatica del tessuto sinoviale dell'articolazione, delle guaine tendinee, e della borsa da causa ignota. Può presentarsi in due forme, diffusa o focale.

La forma focale appare come un nodulo singolo intra-articolare, che mima clinicamente un corpo libero o un frammento meniscale.

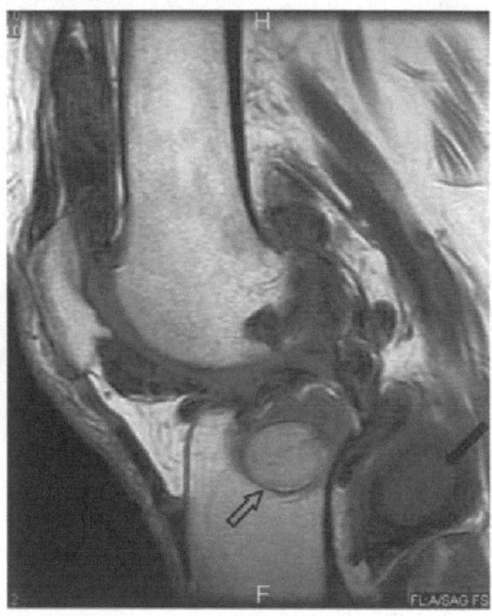

Fig. 9.2.1

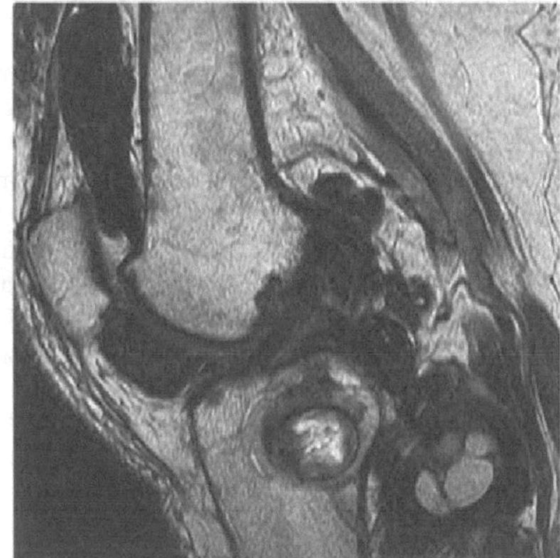

Fig. 9.2.2

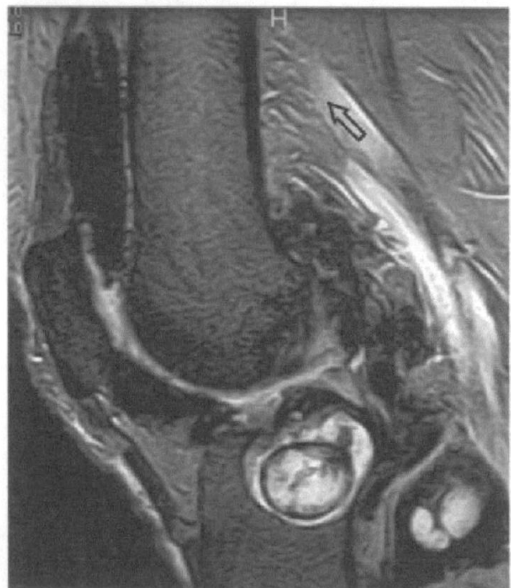

Fig. 9.2.3

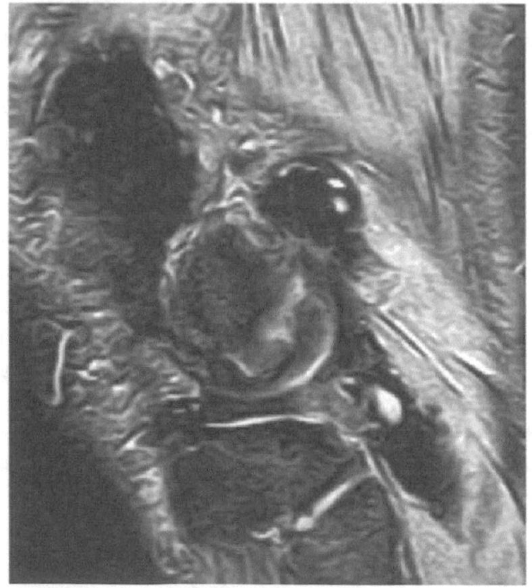

Fig. 9.2.4

La forma diffusa si presenta clinicamente come una monoartrite cronica. La PVNS di solito colpisce pazienti nella seconda e terza decade di vita, senza predilezioni di sesso.

La PVNS è una lesione localmente aggressiva che può coinvolgere e distruggere i tessuti molli circostanti e l'osso, dando luogo a una degenerazione funzionale dell'articolazione e delle estremità. La sede più comune è il ginocchio, seguita da anca, spalla e altre articolazioni. La PVNS spinale, che coinvolge spesso più elementi vertebrali, è una forma rara.

I reperti clinici dipendono dalla localizzazione e dall'estensione della patologia. Nella forma diffusa, i sintomi prevalenti sono dolore moderato e limitazione funzionale. Questi sintomi sono comunemente dovuti al versamento articolare che si presenta a episodi: il paziente può attraversare periodi asintomatici cui fanno seguito esacerbazioni della sintomatologia. Nelle articolazioni superficiali, la tumefazione e il calore localizzato causato dal versamento sono ben apprezzabili. L'emartrosi è un reperto comune nella PVNS diffusa.

I radiogrammi tradizionali possono essere normali e possono evidenziare alterazioni aspecifiche a seconda della severità della patologia. Le calcificazioni sono rare. Le alterazioni ossee, come l'erosione marginale e le cisti, si presentano in un terzo delle lesioni diffuse, in particolar modo nelle forme croniche con risparmio degli spazi articolari. I reperti RM della PVNS sono altamente suggestivi ma non patognomonici. Oltre al suo ruolo diagnostico, la RM nella PVNS fornisce anche informazioni dettagliate riguardo l'estensione della patologia. La RM è il metodo di prima scelta in quanto il deposito di emosiderina conduce a una perdita di segnale sia nelle sequenze T1- che T2-pesate, in particolar modo nelle sequenze gradient-echo. La PVNS si presenta alla RM come una massa peduncolata che cresce a partire dalla sinovia con eterogenea intensità di segnale in tutte le sequenze, manifestandosi come una combinazione di aree a bassa intensità di segnale (generate dagli effetti paramagnetici dei depositi di emosiderina e tessuto fibroso) con aree di alta intensità di segnale (che rappresentano la sinovia congesta e il contenuto adiposo). Il versamento articolare è visualizzato con segnale medio-basso nelle sequenze T1-pesate e alto segnale nelle T2-pesate. L'erosione ossea è ben dimostrabile alla RM e appare come una discontinuità corticale causata da tessuto a basso e alto segnale su entrambe le sequenze T1- e T2-pesate. L'enhancement con gadolinio dipende dall'entità dell'infiammazione e della vascolarizzazione; le lesioni di PVNS sono caratterizzate da intenso enhancement con gadolinio che può essere utile per differenziare la sinovia dalla componente fluida priva di enhancement e essere utile nella definizione dell'estensione di malattia.

La diagnosi differenziale include l'artropatia emofilica, l'artrite reumatoide, l'artropatia amiloidea, il lipoma arborescente e l'osteocondromatosi sinoviale.

La PVNS viene trattata con sinovectomia completa che può essere eseguita in artroscopia o con intervento a cielo aperto. Una sinovectomia parziale è associata a un'elevata incidenza di recidive.

La radioterapia postoperatoria a basse-medie dosi può essere di beneficio qualora vi sia un tumore residuo o una recidiva.

Reperti radiologici

L'immagine sagittale FSE T1-pesata (Fig. 9.2.1) mostra tessuto lobulare a bassa intensità di segnale nella borsa sovrapatellare e nel cavo popliteo con estensione extracapsulare. La RM mostra alterazioni ossee: una cisti emorragica ad alto segnale (*freccia vuota*) nell'inserzione tibiale e una cisti complessa del piatto tibiale (*freccia*). All'immagine sagittale FSE T2-pesata corrispondente (Fig. 9.2.2), la proliferazione sinoviale mostra bassa intensità di segnale a causa dei depositi di emosiderina. Le complicanze cistiche emorragiche vengono ben visualizzate. La sequenza più utile per dimostrare la presenza di emosiderina è la sequenza gradient-echo T2-pesata (Figg. 9.2.3 e 9.2.4) a causa di possibili artefatti da sangue.

Caso 9.3

■

Osteonecrosi spontanea del ginocchio

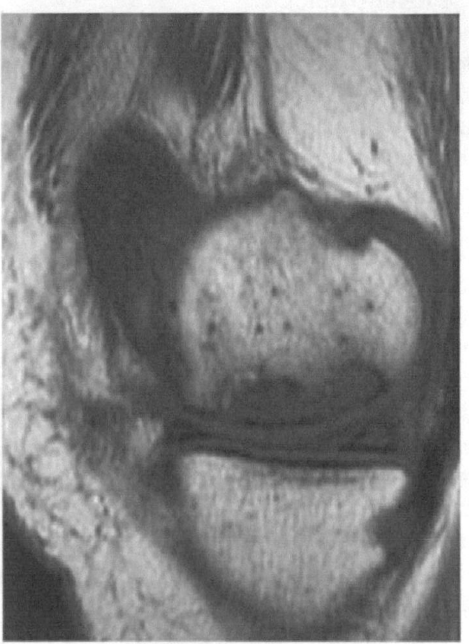

Fig. 9.3.1

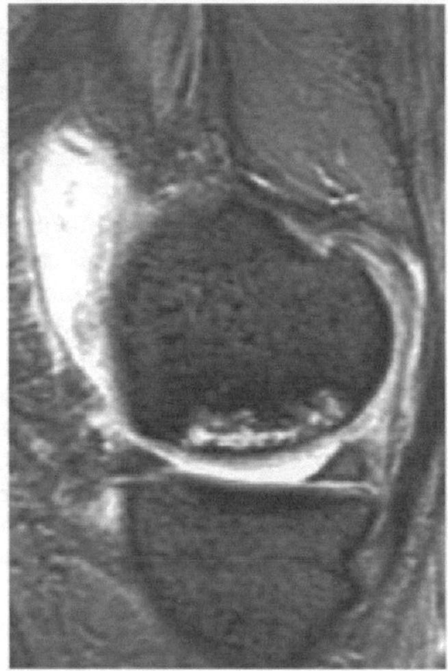

Fig. 9.3.2

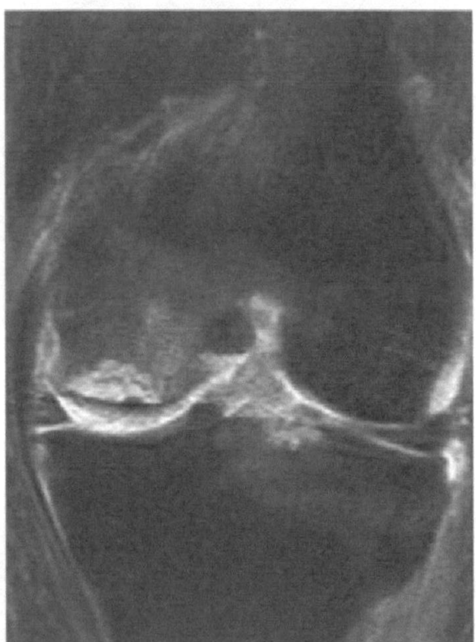

Fig. 9.3.3

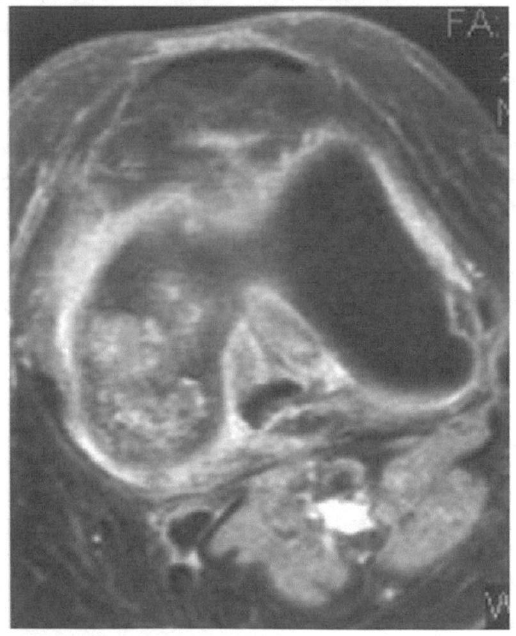

Fig. 9.3.4

Una donna di 58 anni lamenta insorgenza di dolore improvviso in corrispondenza del versante mediale del ginocchio in assenza di trauma.

Introduzione

L'osteonecrosi idiopatica o spontanea del ginocchio (SONK) è una forma distinta di osteonecrosi epifisaria; le sue caratteristiche cliniche, istologiche e imaging distinguono la SONK dalle necrosi avascolari del ginocchio. Malgrado la patogenesi della SONK sia tuttora controversa, l'origine meccanica o post-traumatica sembrano essere la causa scatenante della SONK. La patologia è più frequente nella mezza età e negli anziani, e nei soggetti femminili. Non vi è associazione con disordini metabolici o agenti terapeutici. È stata comunque riportata una significativa associazione con le lesioni meniscali (in particolare lesioni radiali e precedenti resezioni meniscali). La SONK è solitamente monolaterale e ha una forte predilezione per il condilo mediale del femore (90% dei casi).

Clinicamente, il paziente presenta intenso dolore con esordio improvviso in assenza di significativi traumi. La SONK può essere classificata in 4 stadi in base ai sintomi e a precisi criteri radiologici. In generale, lo stadio I e il II, le fasi precoci, sono potenzialmente reversibili o non mostrano progressione, mentre gli stadi III e IV sono stadi terminali della malattia e sono associati con distruzione irreversibile del tessuto subcondrale e della cartilagine articolare che richiedono la ricostruzione chirurgica.

Le principali caratteristiche RM della SONK sono l'edema scarsamente delimitato del midollo osseo e l'assenza di margine periferico come evidenziato nelle necrosi avascolari. L'edema midollare non è specifico della SONK e può essere riscontrato anche in condizioni transitorie epifisiali (osteoporosi transitoria, trauma, infezioni, edema midollare transitorio, algodistrofia).

La SONK è visibile alla RM come una lesione focale o diffusa con anomalia ipointensa di segnale nelle sequenze T1-pesate; colpisce prevalentemente la porzione sub-articolare del condilo femorale mediale, sottoposto a carico. Nelle sequenze T2-pesate, il segnale può essere variabile. La frattura da insufficienza può essere visualizzata come un segnale focale lineare scuro lungo l'osso sotto-articolare sia nelle sequenze T1- che T2-pesate. L'edema midollare e la successiva necrosi sostituiscono il normale segnale del grasso midollare e appaiono ipointensi nelle sequenze T1-pesate e iperintensi nelle T2-pesate.

Malgrado il quadro clinico della SONK sembri simile ad altri disordini, certe fratture, in associazione alla tipica localizzazione, ai sintomi clinici, alla relativa assenza di corpi liberi e alla tardiva comparsa di erosione cartilaginea aiutano a distinguerla da altre patologie e facilitano la diagnosi differenziale.

Reperti radiologici

L'immagine RM sagittale T1-pesata (Fig. 9.3.1) mostra bassa intensità di segnale subcondrale in corrispondenza del condilo femorale mediale. L'immagine GE corrispondente T2-pesata (Fig. 9.3.2) mostra un'area focale subcondrale con margine a bassa intensità di segnale a causa della sclerosi e alta intensità di segnale a causa della necrosi. L'immagine FSE coronale con soppressione di grasso pesata in densità protonica (Fig. 9.3.3) dimostra una lesione necrotica con edema circostante alla lesione. L'immagine assiale con soppressione del grasso FSE in densità protonica (Fig. 9.3.4) evidenzia un'area necrotica.

Caso 9.4

■

Menisco discoide

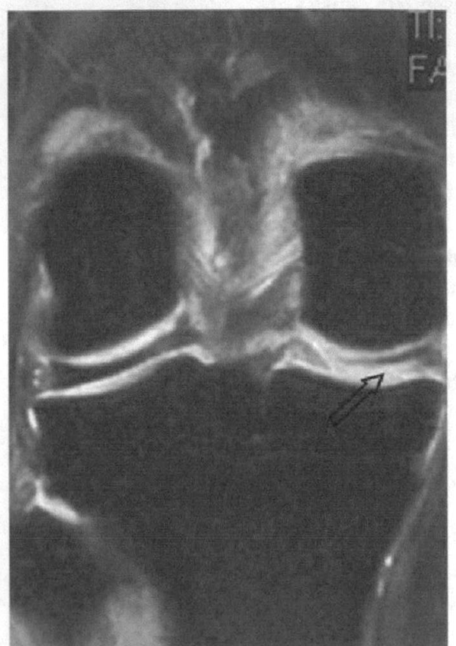

Fig. 9.4.1

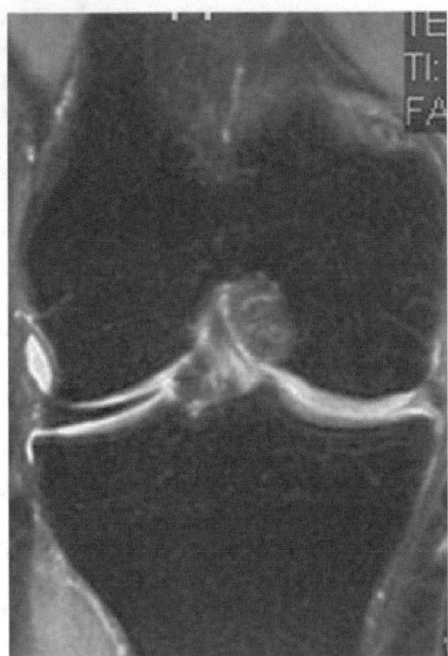

Fig. 9.4.2

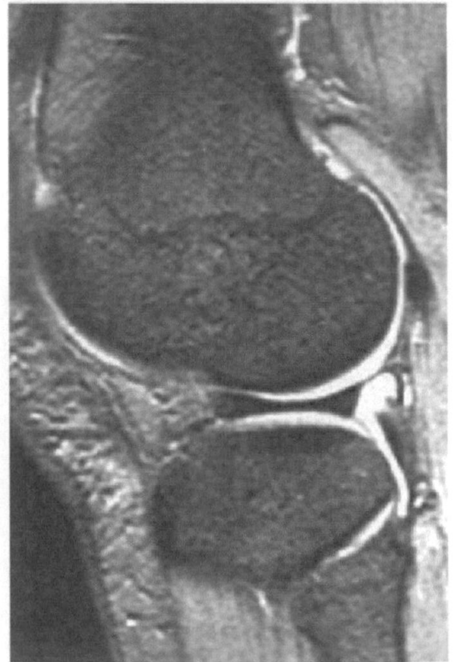

Fig. 9.4.3

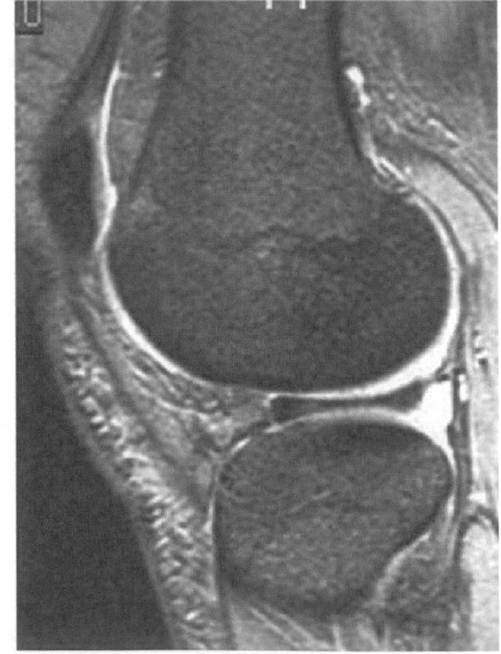

Fig. 9.4.4

Una donna di 31 anni giunge all'osservazione per dolore a un ginocchio. L'esame obiettivo non evidenzia limitazioni funzionali. I radiogrammi del ginocchio sono normali.

Introduzione

Sono stati riportati diversi tipi di anomalie meniscali: menisco discoide, ossiculo meniscale, menisco a balza. Il menisco discoide è il più comune di questi.

Il menisco discoide laterale (DLM) è una rara variante che si presenta nell'1-6% dei pazienti che si sottopongono ad artroscopia. La sua origine congenita o acquisita è tuttora motivo di dibattito. Si associa a dolore, sensazione di scatto, blocco e instabilità del ginocchio, ma può essere del tutto asintomatico. I tre tipi di DLM sono completo, incompleto e la variante di Wrisberg. Il menisco discoide mediale è molto meno frequente con un'incidenza dello 0,12-0,6%.

La RM può facilmente diagnosticare queste condizioni. Alla RM, un menisco discoide viene identificato su tre o più immagini contigue sagittali di 5 mm di spessore o si evidenzia sulle immagini coronali come un corpo meniscale di più di 15 mm o che si estende nello scavo intercondiloideo. La configurazione classica è un menisco diffusamente ispessito o un menisco piatto con continuità tra il corno anteriore e posteriore. Sulle immagini sagittali, l'immagine tipicamente convessa del menisco non è visualizzabile.

Il DLM è più sensibile alle forze meccaniche di un menisco normale. Di conseguenza, le persone con DLM hanno una più elevata incidenza di lesioni meniscali e degenerazione cistica. In alcuni studi eseguiti con artroscopia, le lesioni meniscali nei pazienti con DLM sono presenti in circa 38-88% dei pazienti.

Un menisco discoide sintomatico di solito determina un diffuso aumento di segnale che può estendersi alla superficie articolare.

Il trattamento di questa patologia dipende dal tipo di lesione e se vi è una lesione associata. I tipi completo e incompleto hanno una solida, normale inserzione posteriore e sono stabili. In caso di menisco discoide privo di lesioni, la sua presenza deve ritenersi incidentale e non dovrebbe essere trattato.

Qualora vi sia una lesione associata a un menisco discoide completo o incompleto, dovrebbe essere eseguita una meniscectomia parziale. Al contrario, nella variante di Wrisberg non è presente un'inserzione e il trattamento tradizionale è la meniscectomia totale. Alcuni autori comunque raccomandano una parziale meniscectomia con riparazione.

Reperti radiologici

Le immagini consecutive coronali in densità protonica (Figg. 9.4.1 e 9.4.2) dimostrano anomalo spessore del menisco laterale. Vi è una rottura del menisco mediale (*freccia vuota*). Le immagini RM GE T2-pesate sagittali contigue (Figg. 9.4.3 e 9.4.4) attraverso il compartimento laterale del ginocchio rivelano un menisco discoide laterale, che si estende nel solco intercondiloideo.

Caso 9.5

■

Sindrome di Osgood-Schlatter

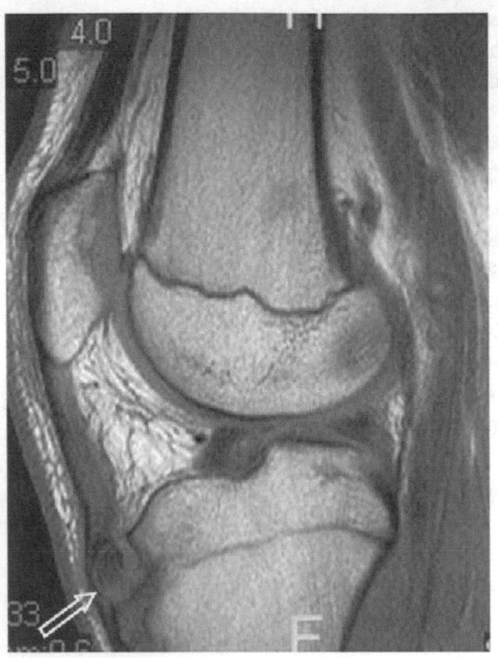

Fig. 9.5.1

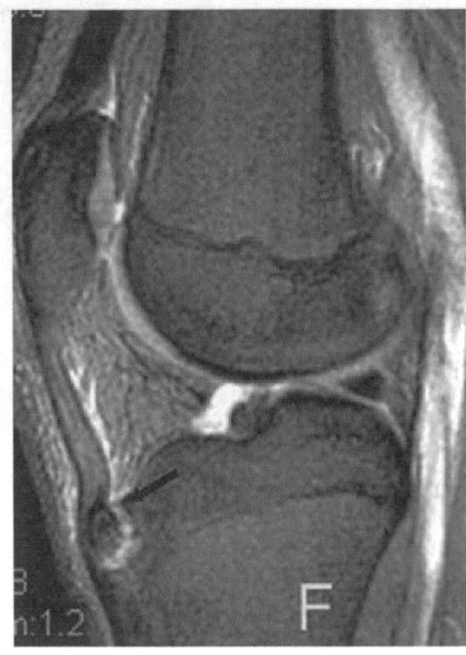

Fig. 9.5.2

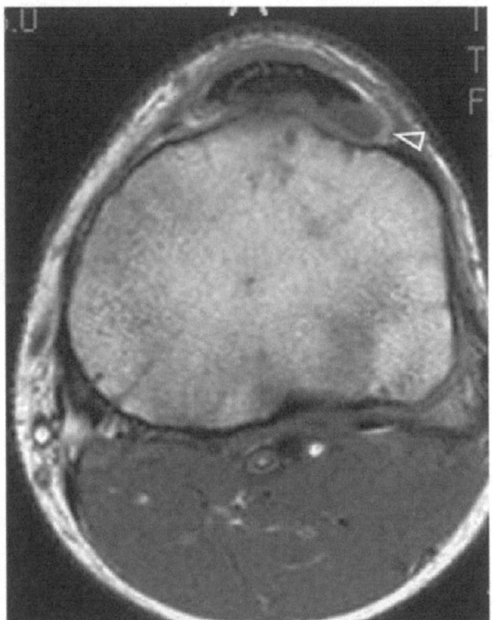

Fig. 9.5.3

Un ragazzo di 14 anni presenta infarcimento circostante la tuberosità tibiale destra.

Introduzione

La sindrome di Osgood-Schlatter (OS) è una patologia correlata allo sport che si presenta negli adolescenti che praticano attività sportiva. Questa lesione colpisce frequentemente i ragazzi tra i 10 e i 15 anni ed è bilaterale nel 25-50% dei casi. Sono state avanzate diverse teorie riguardo all'eziologia di questa patologia, che includono trauma, necrosi avascolare, infezione e disordini ormonali; tra le altre, la più accettata spiegazione della OS è che sia dovuta a un'avulsione di un centro di ossificazione secondario. L'OS è dovuta a ripetute forze di estensione applicate dal quadricipite sul tubercolo attraverso il tendine rotuleo con conseguente avulsione del segmento anteriore della cartilagine e/o dell'osso anteriore. All'esame obiettivo, la tumefazione e la prominenza del tubercolo tibiale sono accompagnate da ipersensibilità locale.

La diagnosi di OS è quasi sempre clinica. L'imaging, includendo radiogrammi, RM e scintigrafia ossea, è molto utile per escludere altre patologie. I reperti radiografici nella OS comprendono tumefazione dei tessuti molli anteriore al tubercolo tibiale, margini irregolari del tendine rotuleo e disomogeneità del grasso infrapatellare. Il tubercolo tibiale può essere irregolarmente calcificato e frammentato, anche se in assenza di sintomi. Questo aspetto può essere a tutti gli effetti considerato una variante.

La RM mostra ingrandimento e incremento dell'intensità di segnale nelle sequenze T2-pesate del tendine alla sua inserzione sul tubercolo tibiale, nei tessuti molli circostanti e nel midollo osseo adiacente. La scintigrafia ossea può mostrare incremento asimmetrico del tacciante in corrispondenza o attorno al tendine rotuleo.

Il trattamento comprende la sospensione dell'attività sportiva e diverse terapie conservative: il bendaggio sottorotuleo, applicazioni di ghiaccio, massaggi e infiltrazioni di steroidi o lidocaina. L'OS è spesso autolimitante e molti pazienti rispondono al trattamento conservativo. La chirurgia può essere un'alternativa nei casi di persistenza dei sintomi.

Reperti radiologici

La RM T1-pesata sagittale (Fig. 9.5.1) rivela un nucleo calcifico del tendine associato a difetto della corticale anteriore del tubercolo tibiale (*freccia vuota*). L'immagine GRE sagittale T2-pesata corrispondente (Fig. 9.5.2) dimostra un frammento midollare con grasso (*freccia*). La RM assiale T1-pesata (Fig. 9.5.3) del ginocchio a livello dell'inserzione del tendine rotuleo sul tubercolo mostra l'ossificazione (*punta di freccia vuota*).

Caso 9.6

Condromalacia

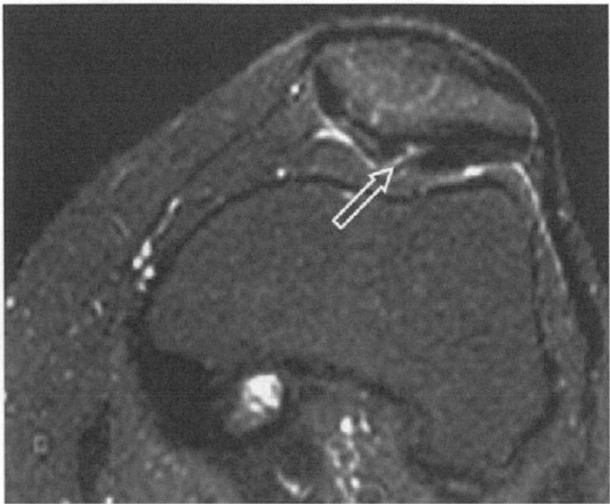

Fig. 9.6.1

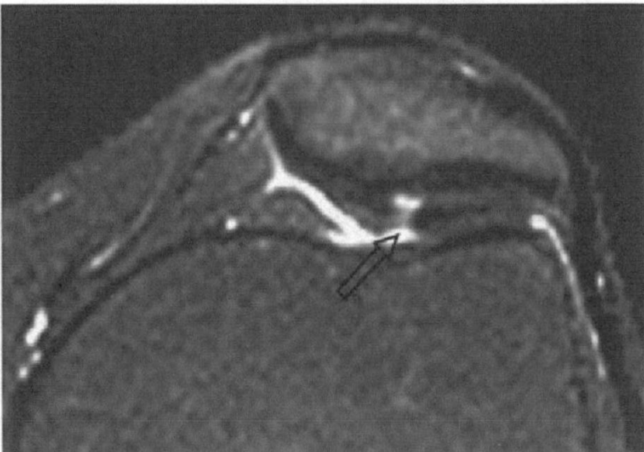

Fig. 9.6.2

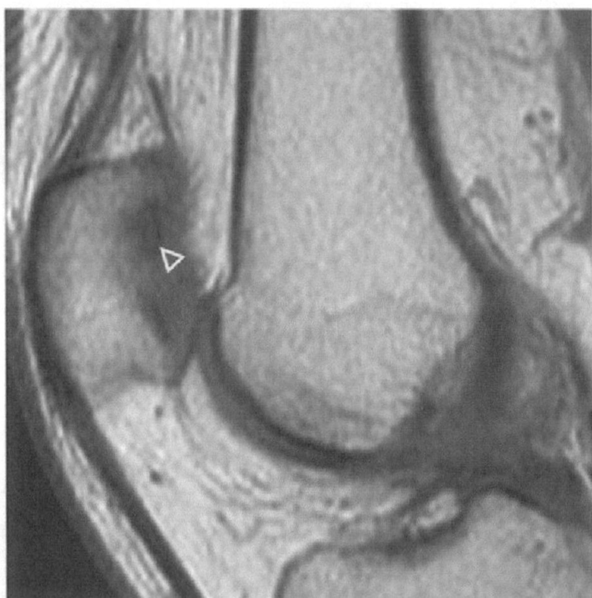

Fig. 9.6.3

Una donna di 29 anni lamenta da circa un mese dolore in corrispondenza della porzione anteriore del ginocchio. La RM eseguita dopo i radiogrammmi tradizionali era normale.

Introduzione

La condromalacia della rotula è un ammorbidimento patologico della cartilagine rotulea. È una delle più comuni cause di dolore al ginocchio negli adolescenti e nei giovani adulti.

Sono state proposte diverse cause della patologia, tra cui le più comuni sono i traumi e le anomalie meccaniche. L'identificazione e lo staging delle lesioni cartilaginee sono cruciali per stabilire il corretto trattamento e limitare la progressione del processo degenerativo.

La RM può mostrare alterazioni di segnale e di morfologia della cartilagine e può individuare logorio o lesioni della superficie cartilaginea e distinguere il grado di assottigliamento cartilagineo. I due suggerimenti tecnici per la valutazione della cartilagine sono la tecnica spoiled 3D GRE con soppressione di grasso, che fornisce immagini T1-pesate, e la tecnica fast spin-echo, che fornisce immagini T2-pesate.

I nuovi metodi RM per valutare i parametri fisiologici nella cartilagine includono: il mappaggio T2 della cartilagine articolare, basato sul contenuto acquoso del tessuto; la visualizzazione del sodio, che può individuare regioni di deplezione di glicosamminoglicani; e immagini diffusion-weighted and diffusion-tensor, che danno informazioni circa l'architettura e la matrice cartilaginea.

La cartilagine è considerata anormale quando sono presenti delle aree focali di alterato segnale, come delle irregolarità, difetti, infarcimento della superficie articolare e aree di edema o sclerosi dell'osso subcondrale.

Sono state proposte diverse classificazioni di condromalacia rotulea. La classificazione della International Cartilage Repair Society (ICRS) si basa su cinque gradi:

- grado 0: normale. Omogenea intensità di segnale senza irregolarità di superficie;
- grado I: quasi normale. Lesioni superficiali, margini frastagliati e/o lesioni superficiali e cedimenti;
- grado II: anomala. Lesioni che si estendono in profondità sino al 50% dello spessore cartilagineo;
- grado III: gravemente anomala. I difetti cartilaginei si approfondano oltre il 50% dello spessore cartilagineo verso lo strato corticale e sino allo strato subcondrale dell'osso, ma senza coinvolgerlo;
- grado IV: gravemente anomala. I difetti coinvolgono il piano subcondrale e l'adiacente osso sottocorticale.

Vi sono diversi tipi di trattamento chirurgico: la stimolazione midollare, l'autotrapianto osteocondrale, il trapianto autologo di condrociti (ACT) e ACT a matrice assistita. Il principale vantaggio della stimolazione midollare è la sua minima invasività. L'autotrapianto osteocondrale (mosaicoplastica) interessa il piano subcondrale e mostra tessuto fibroso tra i singoli frammenti di sostanza ialina, conducendo a un tessuto di riparazione misto. Per eseguire un trapianto autologo di condrociti, attraverso prelievo bioptico eseguito in artroscopia viene prelevato un piccolo campione di cartilagine e quindi coltivato. Le cellule riprodotte vengono iniettate al di sotto di un graft periostale e il difetto viene chiuso con una sutura impermeabile.

Reperti radiologici

Le immagini assiali FSE T2-pesate (Figg. 9.6.1 e 9.6.2) rivelano un incremento dell'intensità di segnale all'interno della cartilagine perpendicolare alla superficie che si estende attraverso la corticale (*frecce vuote*), con evidenza di condromalacia di III grado senza edema subcondrale. Le immagini FSE sagittali T1-pesate (Fig. 9.6.3) rivelano una moderata sclerosi subcondrale (*punta di freccia vuota*).

Caso 9.7

Frattura meniscale

Una donna di 46 anni lamenta da 5 giorni dolore in seguito a una lesione acuta del ginocchio.

Introduzione

Il menisco è costituito da fibrocartilagine e garantisce l'assorbimento delle forze e lubrificazione. Le sue fibre circonferenziali sono organizzate in fasci paralleli in modo da resistere agli stress circonferenziali. Le fibre orientate radialmente resistono alle lesioni da trazione. La periferia del menisco (la zona rossa artroscopica) ha un'importante vascolarizzazione e grandi possibilità di guarigione rispetto la porzione avascolare (zona bianca).

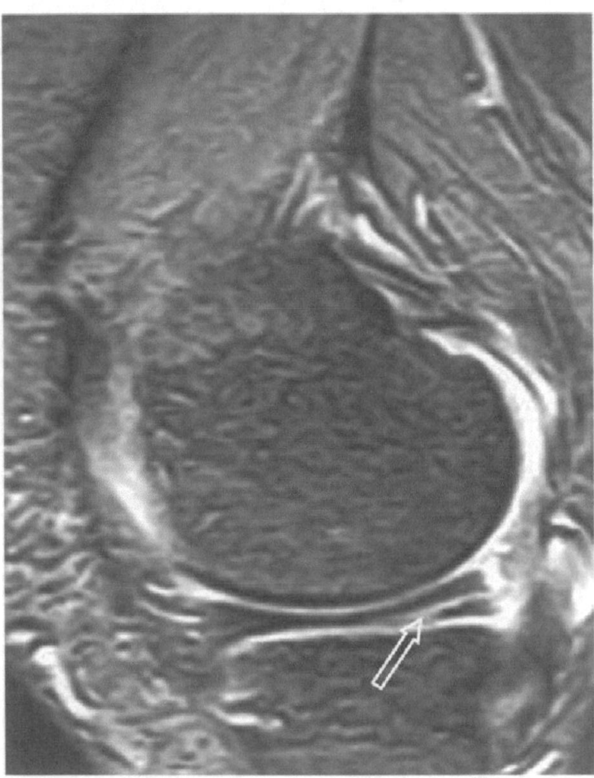

Fig. 9.7.1

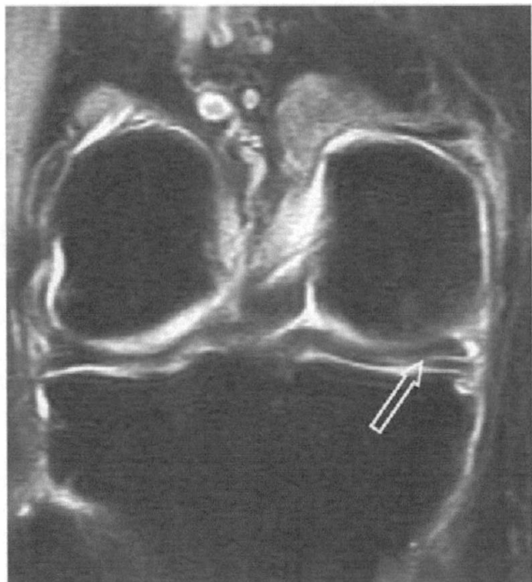

Fig. 9.7.2

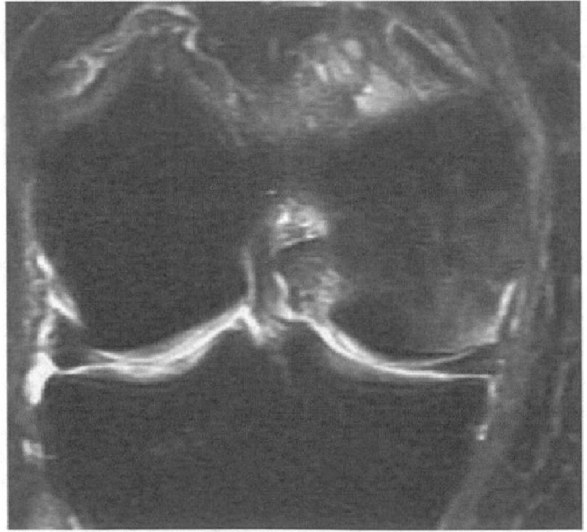

Fig. 9.7.3

La sua struttura è cuneiforme, semilunare (a C) con una superficie concava superiore e una superficie piatta inferiore, consentendo la massima congruenza tra femore e tibia. Tipicamente, il menisco mediale è più largo del laterale e ha un maggiore raggio di curvatura.

Il menisco normale ha un basso segnale nelle sequenze RM. Nelle scansioni assiali, entrambi i menischi hanno una configurazione ad arco nelle sezioni più periferiche. Le immagini più centrali evidenziano un corno anteriore e uno posteriore con una configurazione triangolare con margini acuti. Nelle immagini coronali, il corno anteriore e posteriore attraversano il piatto tibiale, mentre il corpo ha una configurazione triangolare che riflette la forma a C.

Due criteri vengono routinariamente applicati nella diagnosi di lesione meniscale: anomala intensità di segnale e anomala morfologia. L'incremento di segnale nella compagine del menisco è considerata una lesione quando si estende inequivocabilmente verso la superficie articolare. Se l'anomala intensità di segnale viene in contatto con la superficie articolare su una singola immagine in un singolo piano, la sensibilità diagnostica di lesione meniscale è del 55% medialmente e del 30% lateralmente.

Una classificazione in tre gradi caratterizza l'intensità di segnale del menisco. Nel I grado, l'irregolare incremento di segnale intrameniscale non coinvolge la superficie articolare; si pensa che questo rifletta un segno precoce di degenerazione. Nel grado 2, il segnale è lineare e può giungere sino al margine capsulare; questo aspetto si pensa rispecchi un quadro più grave. Nel grado 3, un segnale lineare o complesso si estende sino alla superficie articolare in più di una immagine; questa è inequivocabilmente una lesione. Le lesioni meniscali sono classificate in orizzontali, verticali (longitudinali, radiali o oblique), o complesse. Una lesione orizzontale è parallela al piatto tibiale e separa il menisco in una parte superiore e in una inferiore. Una lesione verticale longitudinale è perpendicolare al piatto tibiale e parallela all'asse principale (circonferenziale) del menisco. Una lesione radiale verticale si dirige perpendicolarmente all'asse principale. Una lesione obliqua o verticale "a becco di pappagallo" si dirige obliquamente all'asse del menisco. Una lesione complessa complicata comprende due o più tipi di configurazione.

Il secondo maggior criterio per definire una lesione meniscale è la sua morfologia. La forma del menisco è importante e un sottile segno di amputazione può essere l'unico segno lesionale. Una lesione a "manico di secchio" è un tipo particolare di menisco dislocato che si presenta quando il segmento meniscale più interno di una lesione longitudinale o obliqua è dislocato, più comunemente nel solco intercondiloideo.

La RM è inoltre utile e accurata nel valutare se una lesione può essere riparata.

La configurazione, la sede e le dimensioni delle lesioni meniscali sono importanti nel determinare il tipo di trattamento. Vi sono quattro tipi di trattamento di tali lesioni: nessun trattamento chirurgico, riparazione chirurgica, meniscectomia parziale e meniscectomia completa. Le configurazioni longitudinali e oblique sono di solito riparabili, mentre le orizzontali, radiali e le configurazioni complesse non sono solitamente riparabili e richiedono la meniscectomia parziale.

Il referto di una RM del menisco deve descrivere la sede (corno anteriore, corpo, corno posteriore), piano, forma, completezza, lunghezza, e numero di lesioni. La lesione può essere descritta come orizzontale, verticale, complessa, con flap dislocato, a manico di secchio o come separazione menisco-capsulare (disinserzione).

Reperti radiologici

L'immagine GRE sagittale T2-pesata (Fig. 9.7.1) mostra una lesione orizzontale del corno posteriore del menisco mediale che si estende alla superficie articolare inferiore (*freccia vuota*). L'immagine coronale fat-sat in densità protonica (Fig. 9.7.2) dimostra una rottura del menisco mediale (*freccia vuota*). L'immagine successiva (Fig. 9.7.3) dimostra edema infiammatorio a partenza dal condilo mediale.

Caso 9.8

■

Osteocondrite dissecante

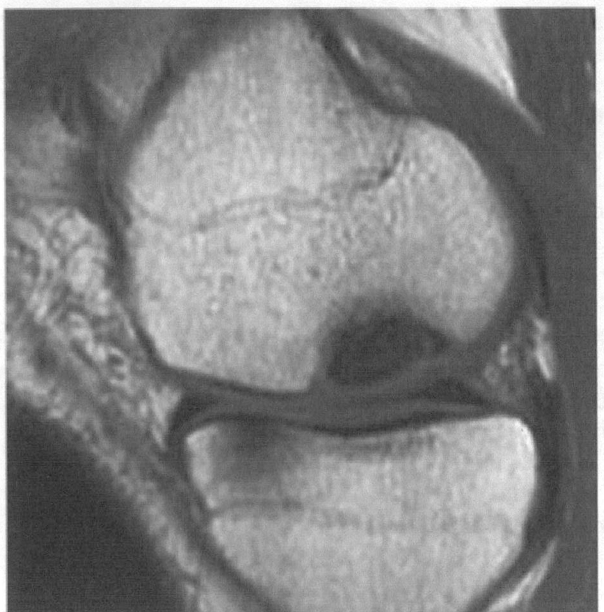

Fig. 9.8.1

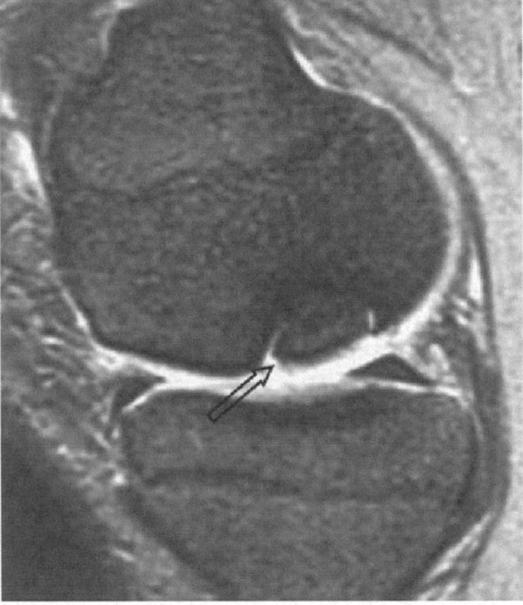

Fig. 9.8.2

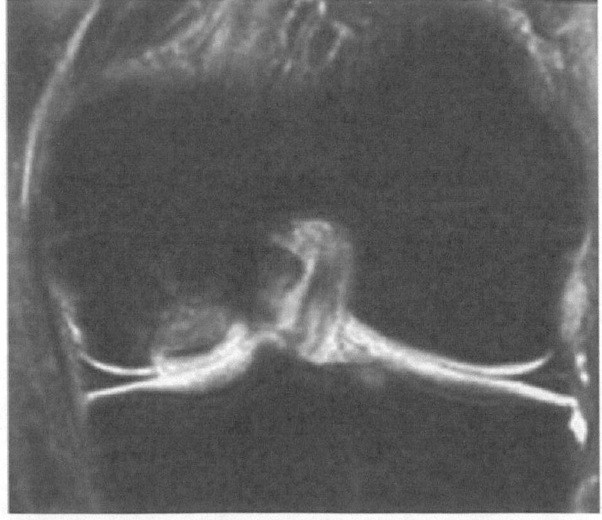

Fig. 9.8.3

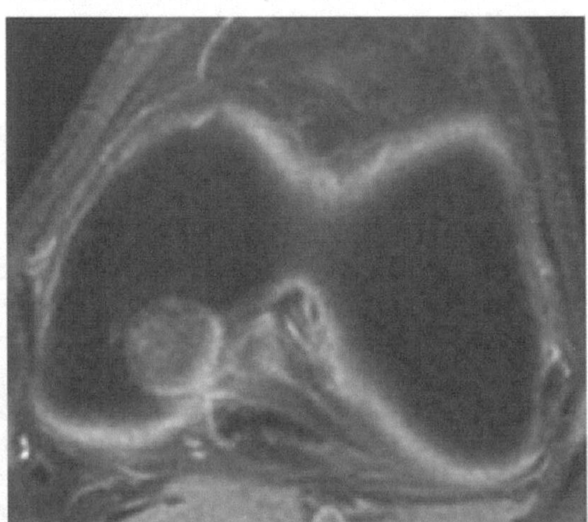

Fig. 9.8.4

Un atleta di 16 anni presenta anamnesi di vago dolore al ginocchio da circa alcuni mesi che limita il suo allenamento sportivo.

Introduzione

Ci sono due tipi fondamentali di OCD: la forma dell'adulto, che si manifesta dopo la chiusura delle fisi, e la forma giovanile, che si presenta in pazienti con piatti epifisari aperti. Malgrado la forma dell'adulto possa manifestarsi ex novo, è di solito il risultato di un'incompleta guarigione di una lesione precedentemente asintomatica da OCD giovanile. L'OCD dell'adulto si presenta tra i 17 e i 36 anni, ma può essere riscontrata in qualsiasi momento nell'età adulta. La distinzione dell'OD in giovanile e dell'età adulta è rilevante dal punto di vista clinico in quanto le due condizioni patologiche hanno decorsi clinici completamente diversi.

L'OCD del ginocchio più comunemente coinvolge, con frequenza decrescente, il condilo femorale mediale, il condilo femorale laterale, la troclea femorale e la rotula.

L'osteocondrite dissecante giovanile si manifesta in atleti adolescenti, più frequentemente nei ragazzi; l'età media alla diagnosi è compresa tra 11,3 e 13,4 anni.

Circa un terzo dei casi è bilaterale. Il versante laterale del condilo femorale mediale è la sede più frequente. Un'area focale di osso subcondrale e di cartilagine articolare diventa avascolare e può staccarsi formando un corpo libero. Il meccanismo lesionale è incerto, anche se sia i ripetuti microtraumi che singoli traumi acuti possono essere implicati nella loro eziologia.

I reperti nei radiogrammi tradizionali possono essere inizialmente nella norma. La RM dimostra edema subcondrale. Negli stadi più avanzati, i radiogrammi mostrano un difetto radiotrasparente nell'area subcondrale con o senza corpi liberi.

La RM può essere utilizzata per una precisa stadiazione e il follow-up postoperatorio dopo trapianto condrale. La stabilità è l'unico fattore prognostico importante per determinare se una lesione da OCD può andare incontro a guarigione con la terapia conservativa. Le immagini RM T2-pesate possono evidenziare il grado della lesione e il grado di stabilità, e visualizzare la cartilagine; inoltre, gioca un ruolo importante nella pianificazione terapeutica. Del fluido tra il frammento e l'osso adiacente indica interruzione della cartilagine sovrastante e probabilmente un frammento andrà incontro a distacco divenendo un corpo libero intra-articolare. In base ai reperti RM, le articolazioni con OCD possono essere classificate nei seguenti stadi:

- stadio I: ispessimento della cartilagine articolare e alterazioni a basso segnale (stabile);
- stadio II: cartilagine articolare lesionata, margine a basso segnale dietro al frammento a indicare un'inserzione fibrosa (stabile);
- stadio III: cartilagine articolare lesionata, alterazioni ad alto segnale dietro al frammento e l'osso subcondrale sottostante (instabile);
- stadio IV: corpi liberi (instabile).

Gli stadi I e II sono lesioni stabili, mentre il III e il IV sono instabili in cui non sussiste solo la presenza di cartilagine lesionata, ma anche di liquido sinoviale tra il frammento e l'osso sottostante.

Reperti radiologici

L'immagine sagittale T1-pesata (Fig. 9.8.1) mostra osteocondrite classica con basso segnale del frammento. L'immagine GRE T2-pesata corrispondente (Fig. 9.8.2) dimostra iperintensità tra la lesione (*freccia vuota*) e l'osso adiacente, rappresentando una lesione instabile. L'immagine FSE coronale con soppressione del grasso in densità protonica (Fig. 9.8.3) individua un alto segnale del frammento necrotico dal versante laterale non in carico del condilo mediale. L'immagine FSE assiale con soppressione del grasso in densità protonica (Fig. 9.8.4) evidenzia lesione eccentrica.

Caso 9.9

■

Degenerazione mucoide del legamento crociato anteriore con cisti ossea gangliare

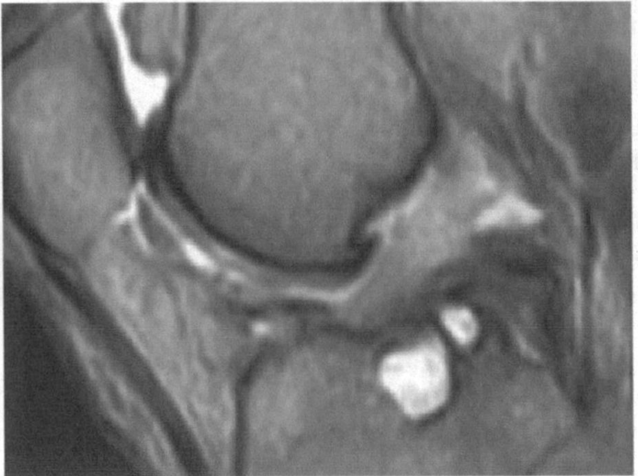

Fig. 9.9.1

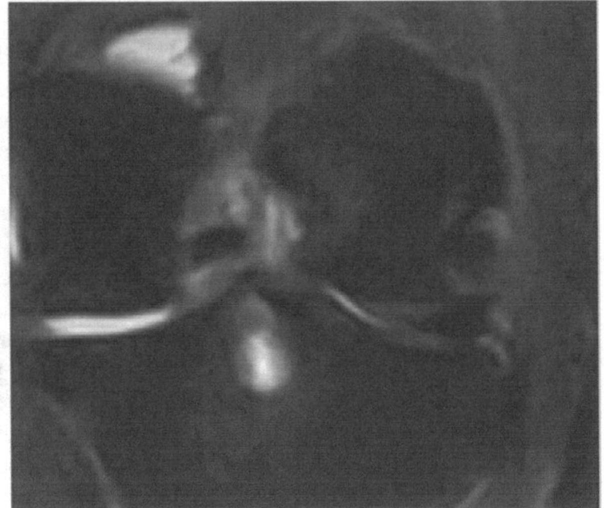

Fig. 9.9.2

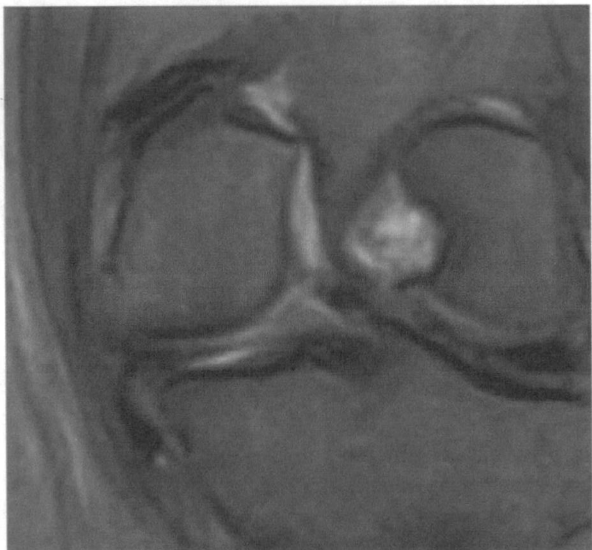

Fig. 9.9.3

Un uomo di 48 anni da circa 2 anni lamenta dolore ingravescente durante il movimento e difficoltà all'estensione del ginocchio. All'esame obiettivo, non si evidenzia gonfiore, ballottamento della rotula o instabilità. La mobilità è limitata. I radiogrammi tradizionali dimostrano lieve degenerazione della parte mediale del ginocchio.

Introduzione

La degenerazione mucoide del legamento crociato anteriore (ACL) è una rara causa di disfunzione del ginocchio. La patologia e i gangli rappresentano differenti manifestazioni della stessa condizione patologica. Bergin e colleghi hanno evidenziato che il 76% dei pazienti ha moderati gangli intralegamentosi, il 24% ha manifestazioni compatibili con la degenerazione mucoide da sola, e il 35% ha una RM positiva per entrambe le condizioni. L'età media dei pazienti è di circa 43 anni (range 22-66 anni).

I segni clinici della patologia sono variabili; nella maggior parte dei casi viene riscontrata incidentalmente in pazienti asintomatici. In alcuni casi, i sintomi sono multipli ma aspecifici, e includono dolore al ginocchio, blocco, sensazione di scatto o di gonfiore e diminuzione della mobilità. I gangli anteriori dell'ACL tendono a limitare l'estensione del ginocchio e i gangli del legamento crociato posteriore limitano la flessione.

La patogenesi delle cisti gagliari non è chiara. Sono state proposte due teorie: la prima attribuisce la presenza di gangli alla degenerazione mucoide del tessuto connettivo, e la seconda all'erniazione di tessuto sinoviale attraverso un difetto della capsula articolare della guaina tendinea, similmente a quanto accade nel polso.

La RM è la tecnica gold standard per caratterizzare le lesioni cistiche del ginocchio ed è l'unica tecnica che può identificare una degenerazione mucoide dell'ACL.

I reperti RM sono simili a quelli dei gangliomi intralegamentosi dell'ACL, ovvero iperintensità di segnale omogenea, demarcata nelle sequenze T2-pesate in densità protonica. La RM nella degenerazione mucoide dimostra normale orientamento del legamento, fibre dell'ACL ispessite e mal definite e incremento di segnale intralegamentoso nelle sequenze T2-pesate e in densità protonica. La degenerazione mucoide dell'ACL è stata descritta come potenziale pitfall nella diagnosi delle lesioni legamentose.

Le cisti gangliari dell'ACL si presentano comunemente in associazione ad aspetti RM di degenerazione mucoide e queste lesioni non sono tipicamente associate a insufficienza legamentosa. I gangli intraossei delle inserzioni femorali e tibiali sono spesso associati con queste entità patologiche.

Reperti radiologici

L'immagine FSE sagittale T2-pesata (Fig. 9.9.1) mostra un ingrandimento mal definito del legamento con incremento dell'intensità di segnale nel normale orientamento e due cisti intraossee nell'inserzione tibiale. L'immagine STIR coronale (Fig. 9.9.2) dimostra una cisti gangliare nella tibia. L'immagine FSE T2-pesata coronale (Fig. 9.9.3) rivela una cisti intraossea nell'inserzione femorale dell'ACL.

Caso 9.10

■

Lesione acuta meniscale e legamentosa del ginocchio

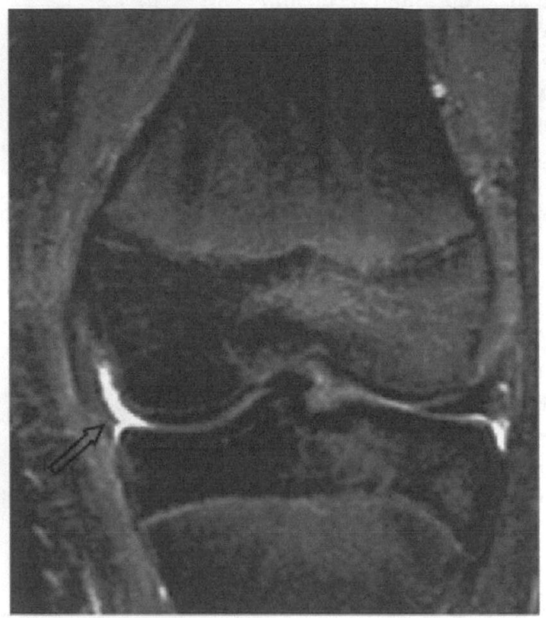

Fig. 9.10.1

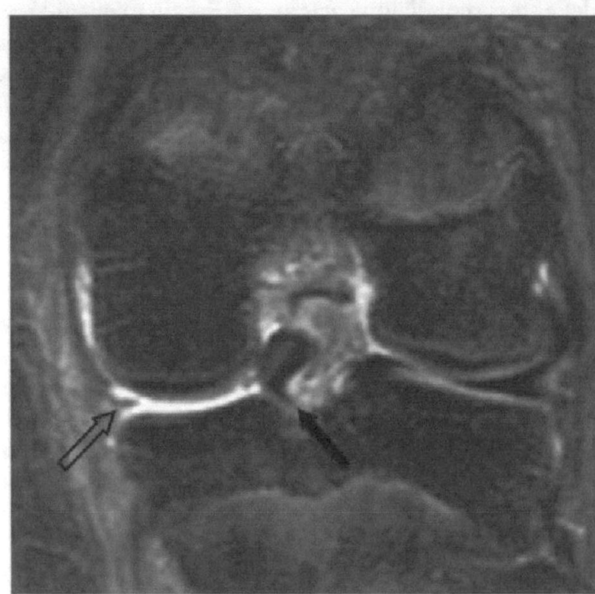

Fig. 9.10.2

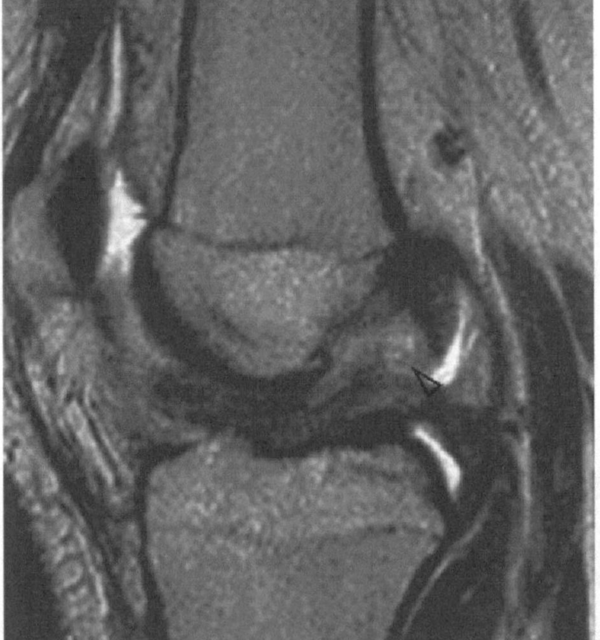

Fig. 9.10.3

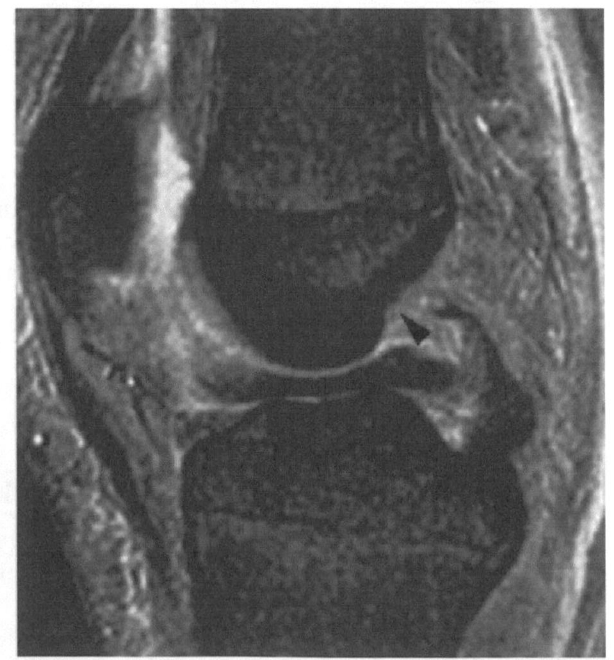

Fig. 9.10.4

Un ragazzo di 15 anni presenta dolore al ginocchio sinistro circa 6 settimane dopo un trauma acuto.

Le lesioni complesse del ginocchio sono comuni dopo incidenti e lesioni legate all'attività sportiva.

Introduzione

La RM è la tecnica di imaging preferita per valutare le lesioni articolari. Queste lesioni si presentano come risultato di forze multiple (varismo, valgismo, rotazione, iperestensione) applicate all'articolazione. A seconda del meccanismo di lesione, si riconoscono diversi aspetti lesionali. Il legamento ACL normale è diritto, una struttura solida che decorre parallela al tetto del solco intercondiloideo. Le lesioni dell'ACL si presentano più frequentemente (70%) nel versante centrale del legamento. Le immagini T2-pesate sagittali sono consigliate per la valutazione dell'ACL. Diversi segni rivelano una lesione dell'ACL. I segni primari comprendono l'assenza della normale benderella scura dell'ACL. Segni secondari sono le lesioni osso-correlate dovute al meccanismo indiretto dell'evento traumatico (microfratture del versante posterolaterale del piatto tibiale e del condilo femorale laterale) e segni a carico del tessuti molli secondari alla traslazione anteriore della tibia. Questi segni indiretti hanno bassa sensibilità ma alta specificità.

Il legamento crociato posteriore (PCL) appare come una struttura a basso segnale nel solco intercondiloideo, che curva leggermente tra il versante posteriore della tibia prossimale e del femore distale. La maggior parte delle lesioni del PLC sono incomplete e intra-sostanza e sono meglio valutabili nelle immagini sagittali. Le lesioni isolate del PLC rappresentano solo al 30% dei casi.

Il legamento collaterale mediale (MCL) origina dal versante mediale del femore distale e si inserisce sul versante mediale della tibia prossimale. La RM mostra l'MCL come una sottile benderella scura. Le lesioni a suo carico sono visibili nelle sequenze coronali sensibili al fluido e il loro trattamento con immobilizzazione o chirurgia dipende dalla presenza o assenza di lesioni meniscali o dell'ACL.

I menischi sono strutture fibrocartilaginee attaccate al versante superiore del piatto tibiale. La RM è la modalità di imaging di scelta per la valutazione dei traumi meniscali.

Il menisco normale è privo di segnale in tutte le sequenze, ma immagini lineari sono visibili all'interno del menisco quando sono lesionati. Le lesioni del menisco mediale sono associate con rottura del MCL nel 70% quasi dei casi. Le lesioni meniscali sono descritte come orizzontali, verticali, radiali e longitudinali. Un tipo differente di lesione meniscale è la frattura "a manico di secchio" (BHT) che tende a coinvolgere il menisco mediale. La BHT è una lesione verticale longitudinale con dislocazione instabile del frammento più interno che può di solito essere riconosciuta nel solco intercondiloideo.

La presenza di un frammento dislocato all'interno del solco intercondiloideo è conosciuta come segno del "doppio PCL" e può essere visibile nelle immagini sagittali.

Reperti radiologici

La RM FSE T2-pesata con soppressione del grasso coronale (Figg. 9.10.1 e 9.10.2) rivela incremento di segnale nell'inserzione distale del MCL (*freccia vuota*) e una BHT del menisco mediale con un frammento dislocato nel solco (*freccia*). L'edema in corrispondenza del condilo laterale del femore è un segno indiretto di rottura dell'ACL (Fig. 9.10.1).

La RM FSE T2-pesata (Fig. 9.10.3) e GRE (Fig. 9.10.4) sagittali attraverso il solco intercondiloideo mostrano assenza dell'ACL (*punta di freccia vuota*) senza fibre chiaramente identificabili. Il PCL mostra incremento di segnale con interruzione della superficie in corrispondenza dell'inserzione prossimale (*punta di freccia*). È presente minimo versamento.

Letture consigliate

Volumi

Diagnosis of Bone and Joint Disordes. Vol 1–5. Resnik D, Niwayama G (2002). Saunders, Philadelphia

Fundamentals of Skeletal Radiology. Helms CA (2005). WB Saunders, Philadelphia

Magnetic Resonance Imaging in Orthopaedics and Sports Medicine. Stoller DW (2006). Lippincott Williams & Wilkins, Philadelphia

Musculoskeletal Imaging: The Requisites (Requisites in Radiology). Manaster BJ, May DA, Disler DG (2006). Mosby-Yearbook, St Louis

Musculoskeletal MRI. Kaplan P, Helms CA, Dussault R, Anderson M (2001). WB Saunders, Philadelphia

Siti web

http://www.rad.washington.edu/mskbook Approaches To Differential Diagnosis In Musculoskeletal Imaging by Michael L. Richardson, M.D

http://chorus.rad.mcw.edu/index/6.html Chorus: collaborative hypertext of radiology>musculoskeletal system

http://www.med-ed.virginia.edu/courses/rad/ext/ Introduction to radiology > skeletal trauma radiology

https://www.skeletalrad.org/Default.aspx American Society of Skeletal Radiology

http://www.indyrad.iupui.edu/public/ddaven/main.htm Skeletal Radiology Tutorial. Department of Radiology. Indiana University Medical Center

Articoli

Anders RK, Crim JR. Osteochondral injuries. Semin Ultrasound CT MR 2001; 22(4): 352–370 (review)

Bejia I, Younes M, Moussa A, Said M, Touzi M, Bergaoui N. Lipoma arborescens affecting multiple joints. Skeletal Radiol 2005; 34(9):536–538

Endo Y, Schweitzer ME, Bordalo-Rodrigues M, Rokito AS, Babb JS. MRI quantitative morphologic analysis of patellofemoral region: lack of correlation with chondromalacia patellae at surgery. AJR Am J Roentgenol. 2007; 189(5):1165–1168

Fox MG. MR imaging of the meniscus: review, current trends, and clinical implications. Radiol Clin North Am 2007; 45(6):1033–1053

Garner HW, Ortiguera CJ, Nakhleh RE. Pigmented villonodular synovitis. Radiographics. 2008; 28(5):1519–1523

Gil HC, Levine SM, Zoga AC. MRI findings in the subchondral bone marrow: a discussion of conditions including transient osteoporosis, transient bone marrow edema syndrome, SONK, and shifting bone marrow edema of the knee. Semin Musculoskelet Radiol 2006; 10(3):177–186 (review)

Hirano A, Fukubayashi T, Ishii T, Ochiai N. Magnetic resonance imaging of Osgood-Schlatter disease: the course of the disease. Skeletal Radiol 2002; 31(6):334–342

Hofmann S, Kramer J, Vakil-Adli A, Aigner N, Breitenseher M. Painful bone marrow edema of the knee: differential diagnosis and therapeutic concepts. Orthop Clin North Am 2004; 35(3):321–333

Jee WH, McCauley TR, Kim JM et al. Meniscal tear configurations: categorization with MR imaging. AJR Am J Roentgenol 2003; 180(1):93–97

Kijowski R, Blankenbaker DG, Shinki K, Fine JP, Graf BK, De Smet AA. Juvenile versus adult osteochondritis dissecans of the knee: appropriate MR imaging criteria for instability. Radiology 2008; 248(2):571–578

Kocher MS, Tucker R, Ganley TJ, Flynn JM. Management of osteochondritis dissecans of the knee: current concepts review. Am J Sports Med 2006; 34(7):1181–1191 (review)

Lang P, Noorbakhsh F, Yoshioka H. MR imaging of articular cartilage: current state and recent developments. Radiol Clin North Am 2005; 43(4):629–639 (review)

Lee YG, Shim JC, Choi YS, Kim JG, Lee GJ, Kim HK. Magnetic resonance imaging fi ndings of surgically proven medial meniscus root tear: tear confi guration and associated knee abnormalities. J Comput Assist Tomogr 2008; 32(3):452–457

LLopis E, Padrón M. Anterior knee pain. Eur J Radiol 2007; 62(1):27–43

Luhmann SJ, Schootman M, Gordon JE, Wright RW. Magnetic resonance imaging of the knee in children and adolescents. Its role in clinical decision making. J Bone Joint Surg Am 2005; 87(3):497–502

McCauley TR. MR imaging of chondral and osteochondral injuries of the knee. Radiol Clin N Am 2002; 40(5):1095–1107

Murphey MD, Rhee JH, Lewis RB, Fanburg-Smith JC, Flemming DJ, Walker EA. Pigmented villonodular synovitis: radiologicpathologic correlation. Radiographics. 2008; 28(5): 1493–1518

Oei EH, Ginai AZ, Hunink MG. MRI for traumatic knee injury: a review. Semin Ultrasound CT MR 2007; 28(2):141–157

Raissaki M, Apostolaki E, Karantanas AH. Imaging of sports injuries in children and adolescents. Eur J Radiol 2007; 62(1):86–96

Rohren EM, Kosarek FJ, Helms CA. Discoid lateral meniscus and the frequency of meniscal tears. Skeletal Radiol 2001; 30(6):316–320

Samoto N, Kozuma M, Tokuhisa T, Kobayashi K. Diagnosis of the "large medial meniscus" of the knee on MR imaging. Magn Reson Imaging 2006; 24(9):1157–1165

Vilanova JC, Barceló J, Villalón M, Aldomà J, Delgado E, Zapater I. MR imaging of lipoma arborescens and the associated lesions. Skeletal Radiol 2003; 32(9):504–509

Wall E, Von Stein D. Juvenile osteochondritis dissecans. Orthop Clin North Am 2003; 34(3):341–353 (review)

Yates PJ, Calder JD, Stranks GJ, Conn KS, Peppercorn D, Thomas NP. Early MRI diagnosis and nonsurgical management of spontaneous osteonecrosis of the knee. Knee 2007; 14(2):112–116

Caviglia e piede 10

Xavier Tomas, Ana Isabel Garcia

Caso 10.1

■

Lesione osteocondrale dell'astragalo

Una donna di 63 anni si presenta con dolore alla caviglia sinistra da circa 3 mesi. Riferisce una lesione traumatica in tale sede circa 6 mesi prima. Vengono eseguite radiografie e RM.

Introduzione

Il termine "lesione osteocondrale" descrive innanzitutto una lesione post-traumatica di un'area di cartilagine ialina su di una superficie articolare nonché del tessuto osseo subcondrale sottostante. Questo processo può condurre alla perdita di continuità della superficie articolare talare, con riduzione dei movimenti della caviglia ed eventuale osteoartrosi.

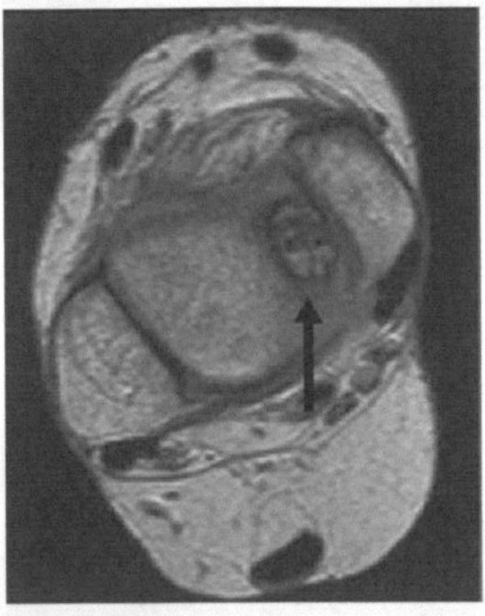

Fig. 10.1.1

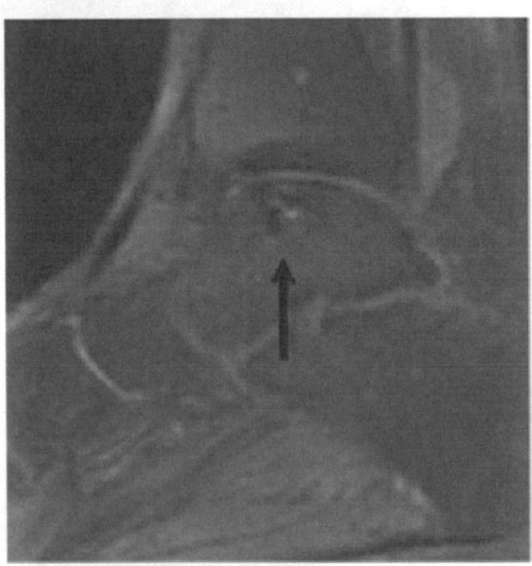

Fig. 10.1.2

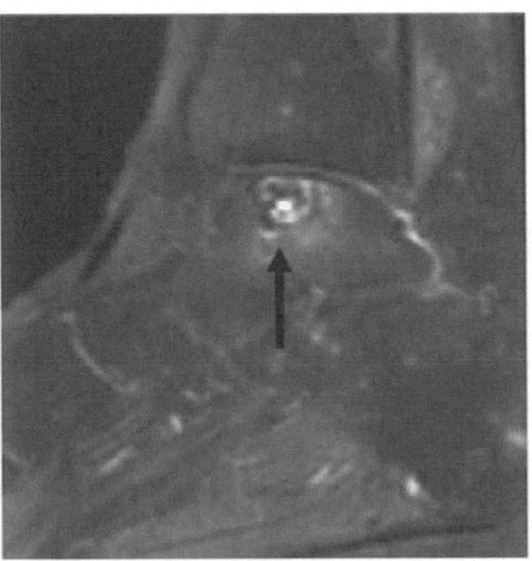

Fig. 10.1.3

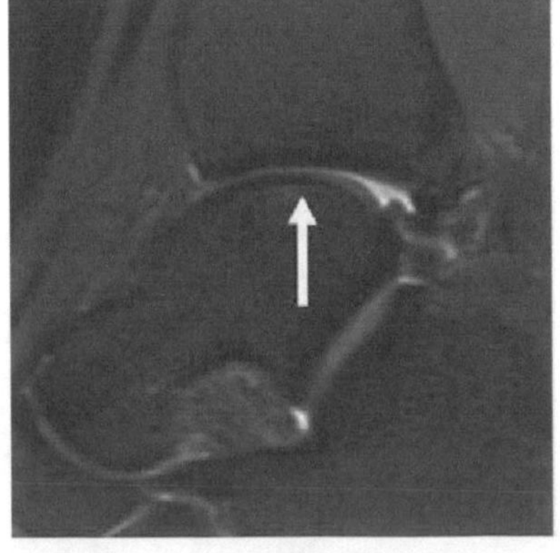

Fig. 10.1.4

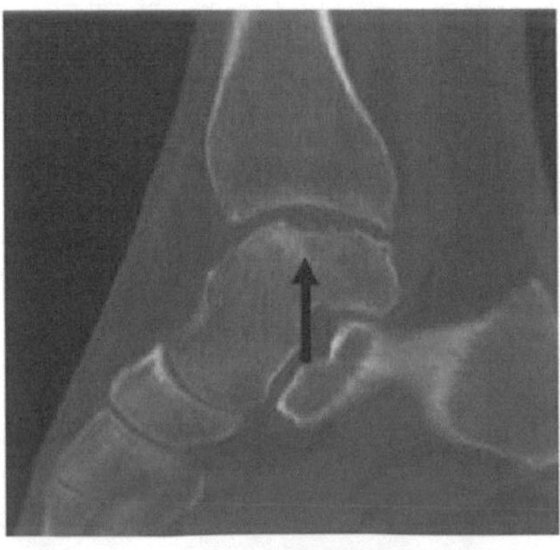

Fig. 10.1.5

I reperti sui radiogrammi tradizionali possono essere normali negli stadi iniziali (stadio I in base alla classificazione di Berndt e Harty) quando non vi sia distacco di frammenti. Molti pazienti riferiscono una precedente lesione della caviglia con radiogrammi normali e dolore atipicamente prolungato.

La RM è la tecnica di imaging gold standard per la diagnosi e la stadiazione delle lesioni osteocondrali. Un sottile focus subcondrale non ben delimitato ipointenso nelle immagini T1-pesate e iperintenso nelle T2-pesate indica un edema midollare focale causato dalla compressione del tessuto trabecolare subcondrale senza distacco (stadio I). Una lesione subcondrale non dislocata ben delimitata, ipointensa nelle immagini T1-pesate e iperintensa nelle T2-pesate, circondata da un anello incompleto (stadio II) o una cisti fluida (stadio IIA in base alla classificazione di Anderson et al.) iperintensa nelle sequenze T2-pesate, indica un frammento osteocondrale parzialmente distaccato. Una lesione subcondrale ben delimitata, ipointensa nelle sequenze T1-pesate e iperintensa nelle T2-pesate, circondata da un anello completo di fluido iperintenso nelle sequenze T2-pesate, suggerisce un frammento osteocondrale parzialmente distaccato che non si è dislocato dalla sua sede talare (stadio III). Se la lesione subcondrale è completamente distaccata e dislocata (frammento libero), la diagnosi è di lesione osteocondrale di stadio IV.

È importante nel referto precisare se la lesione osteocondrale è stabile o meno, in quanto le lesioni instabili richiedono l'intervento chirurgico. Se la RM senza contrasto non riesce a stabilire la differenza, le immagini con mdc possono fornire ulteriori informazioni riguardo la continuità della superficie articolare condrale e il trofismo vascolare della lesione rispetto al restante tessuto osseo circostante. L'artrografia indiretta con RM della caviglia può essere utile per aumentare l'enhancement della lesione. Qualora sia difficile valutare se il frammento osteocondrale sia staccato dalla sua sede talare, l'artrografia diretta con RM della caviglia può evidenziare se il contrasto separa il frammento osteocondrale dalla sede donatrice. Inoltre, l'artrografia diretta con RM può facilmente chiarire i difetti focali della cartilagine e corpi liberi intra-articolari.

La TC non può valutare l'edema midollare; inoltre, non può individuare chiaramente le lesioni osteocondrali. Per questa ragione, la TC dovrebbe essere utilizzata quale tecnica aggiuntiva per la visualizzazione dei distacchi subcondrali (stadi II-III) e dei frammenti ossei, che sono patognomonici per lesioni di stadio IV.

La diagnosi differenziale deve essere posta con le fratture talari (morfologia lineare della linea di frattura), necrosi avascolare (infarto osseo con margini sclerotici a causa di una frattura del collo talare o entità predisponenti anemia falciforme o trattamenti steroidei) e osteoporosi transitoria (edema omogeneo, reversibile senza lesione focale subcondrale). Se entrambi i versanti dell'articolazione della caviglia sono colpiti, deve essere presa in considerazione la possibilità di un'artrite (post-traumatica, con deposizione di cristalli, settica, ecc.).

Reperti radiologici

La RM nella scansione assiale in densità protonica (Fig. 10.1.1) dimostra una lesione osteocondrale eterogenea, ben delimitata nella sede talare mediale (*freccia*).

La RM T1-pesata con soppressione del grasso nelle scansioni sagittali pre- e post-contrasto (Figg. 10.1.2 e 10.1.3) mostra intensa presa di contrasto osteocondrale (*freccia*), che indica una lesione stabile con continuità vascolare con l'osso (stadio II).

In un altro paziente, la RM sagittale T2-pesata con soppressione del grasso (Fig. 10.1.4) mostra un'area osteocondrale lievemente iperintensa (*freccia*) senza segni di distacco; è stata posta diagnosi di lesione osteocondrale di stadio I causata da una compressione trabecolare subcondrale.

In un altro paziente, l'immagine TC con mdc in ricostruzione sagittale (Fig. 10.1.5) conferma una lesione in sede talare subcondrale con frammentazione osteocondrale sulla superficie articolare (*freccia*); è stata fatta diagnosi di lesione osteocondrale di stadio IV, confermata dalla chirurgia.

Caso 10.2

■

Frattura calcaneale

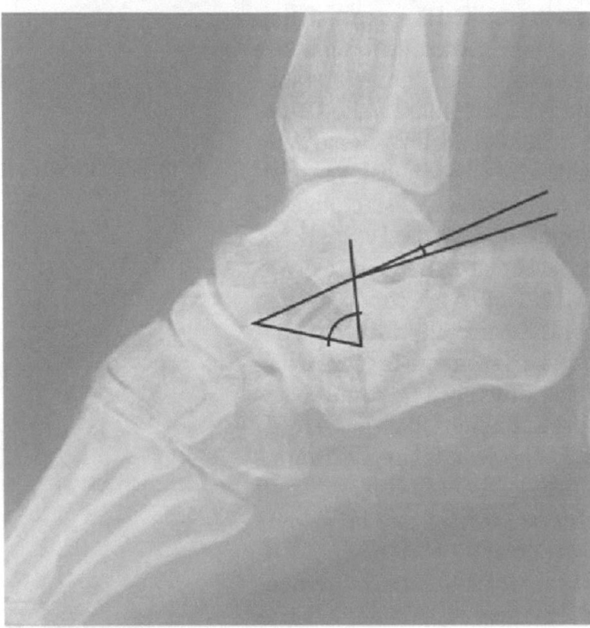

Fig. 10.2.1

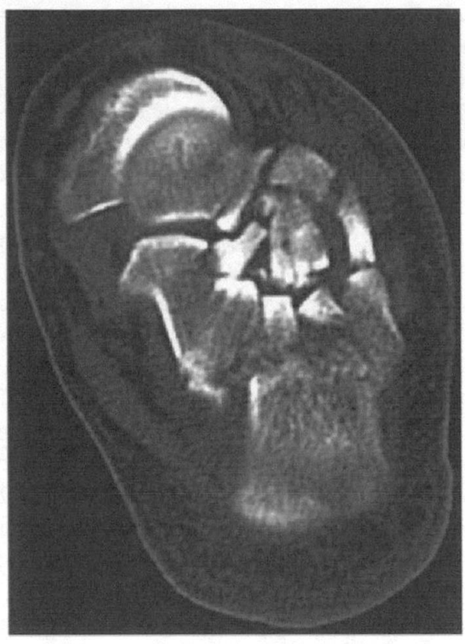

Fig. 10.2.2

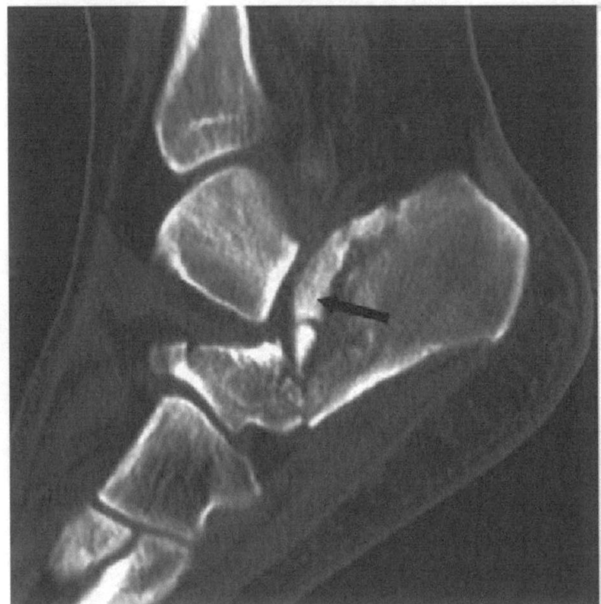

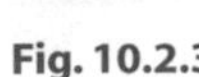

Fig. 10.2.3

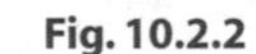

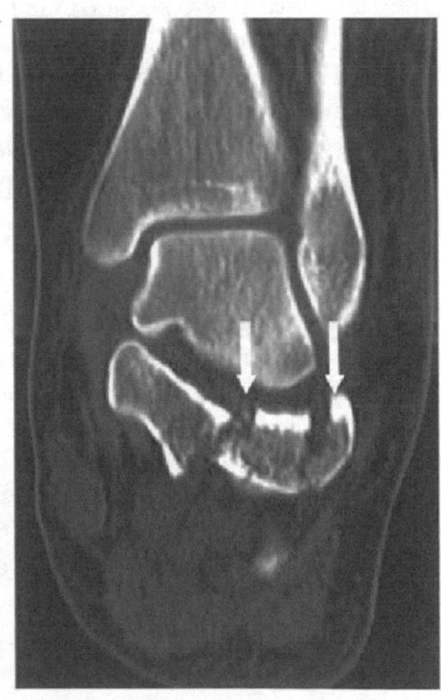

Fig. 10.2.4

Una donna di 21 anni presenta deformità del piede destro e ecchimosi in seguito a una caduta da un'altezza di circa 6 metri.

Introduzione

Il calcagno ha quattro superfici articolari; tre che si articolano superiormente con l'astragalo e una che si articola antero-inferiormente con il cuboide. Delle tre superiori, l'anteriore è supportata dall'apofisi calcaneale e la mediale supportata dal sustentaculum tali. Sia l'anteriore che la mediale sono separate dalla faccetta posteriore da un solco, il solco calcaneale. Il canale compreso tra questo solco e l'astragalo è il seno del tarso.

Il calcagno è l'osso tarsale che si frattura più frequentemente rappresentando circa il 2% di tutte le fratture. Le fratture calcaneali sono caratterizzate, per quanto riguarda la loro morfologia, dal tipo di meccanismo lesionale e si dividono in due gruppi principali: intra- ed extra-articolari. La maggior parte delle fratture calcaneali (70-75%) sono intra-articolari e sono determinate da un carico assiale che produce linee di frattura da taglio e compressione. La classificazione più utilizzata per le fratture intra-articolari è quella di Sander. Le fratture extra-articolari rappresentano il 25-30% delle fratture calcaneali e includono tutte le fratture che non coinvolgono la superficie articolare posteriore. Infatti, il primo passo nella stadiazione di queste fratture è valutare il coinvolgimento o meno della faccetta posteriore per determinare se la frattura è intra- o extra-articolare.

I radiogrammi della caviglia e del piede sono tra i più richiesti in Pronto Soccorso. L'American College of Radiologist (ACR) ha stabilito alcune linee guida per ottenere radiogrammi nei pazienti con i seguenti segni clinici: 1) incapacità a mantenere il carico subito dopo la lesione; 2) una tumefazione in corrispondenza del malleolo mediale o dell'estremità posteriore oppure dell'angolo inferiore del malleolo laterale dell'astragalo o del calcagno; 3) incapacità a deambulare per più di quattro passi in PS.

La scintigrafia ossea è una tecnica altamente sensibile per la diagnosi di fratture da stress o occulte della caviglia o del piede, ma questa tecnica ha una scarsa risoluzione spaziale e una specificità sovrapponibile alla TC o alla RM.

L'ACR raccomanda la TC con mdc per i pazienti con politrauma ad alto impatto e nelle fratture complesse della caviglia e del piede. La complessità anatomica di questa zona rende l'uso dell'imaging molto utile nella diagnosi e accurata descrizione di ciascuna frattura. Per esempio, è essenziale nella valutazione dell'integrità delle superfici articolari e della presenza di frammenti liberi intra-articolari; inoltre, le immagini 3D possono aiutare nel planning chirurgico.

La RM è considerata la miglior tecnica di imaging nella valutazione delle lesioni della caviglia, in quanto può evidenziare fratture extra-articolari e intra-articolari non comminute così come le lesioni associate dei tessuti molli (lesioni tendinee o legamentose, ecc.)

Reperti radiologici

Il radiogramma laterale del calcagno di sinistra (Fig. 10.2.1) mostra linee di fratture calcaneali con un anomalo angolo calcaneale o di Bohler (5 gradi; normale 20-40 gradi) e angolo critico di Gissane (75 gradi; normale 120-145 gradi). Entrambi gli angoli ridotti confermano il collasso della faccetta calcaneale posteriore.

L'immagine TC assiale multistrato (Fig. 10.2.2) evidenzia una grave frattura comminuta intra-articolare del calcagno (tipo IV nella classificazione secondo Sanders).

L'immagine TC sagittale ricostruita (Fig. 10.2.3) mostra chiaramente una depressione articolare centrale; la faccetta posteriore dell'articolazione subtalare (*freccia*) è interessata. Il reperto classifica questa frattura come intra-articolare.

L'immagine TC con mdc con ricostruzione coronale (Fig. 10.2.4) del calcagno dimostra due linee di fratture (*frecce*) che separano i frammenti del sustentaculum (*S*), mediale (*M*), e della tuberosità (*T*, doppio split), con deformazione del calcagno.

Caso 10.3

Lesione completa del tendine di Achille

Un uomo di 45 anni lamenta una brusca insorgenza di dolore in corrispondenza del versante posteriore della gamba, difficoltà a camminare e incapacità al carico sul lato lesionato. Il test di Thompson, eseguito comprimendo il polpaccio, è positivo. Vengono eseguite ecografia e RM per individuare e confermare una lesione a tutto spessore del tendine di Achille e valutare il gap nonché il tendine plantare per decidere il trattamento più appropriato.

Introduzione

Il tendine di Achille è il tendine più frequentemente lesionato della caviglia. Le lesioni si verificano 2-6 cm al

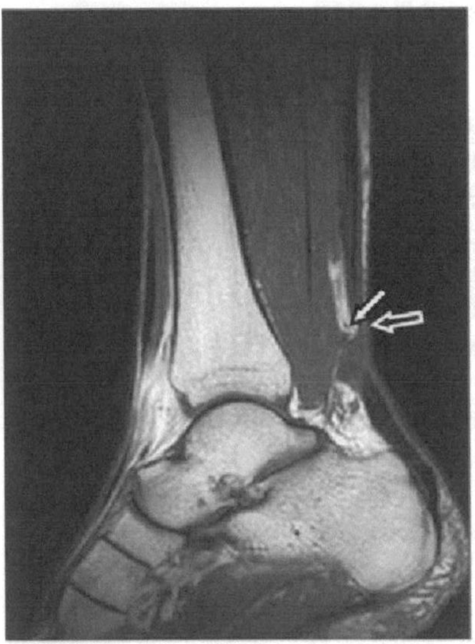

Fig. 10.3.1

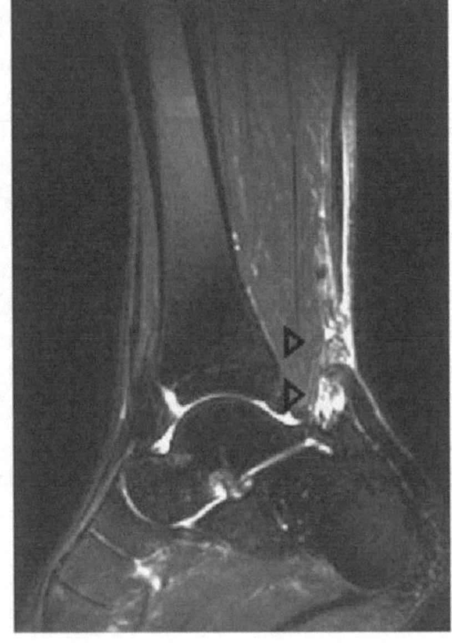

Fig. 10.3.2

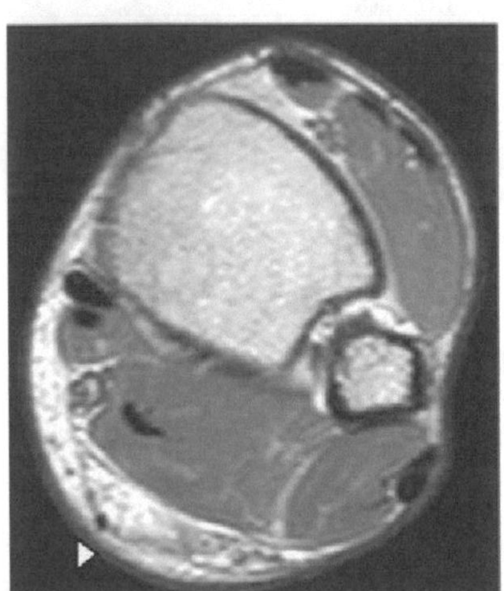

Fig. 10.3.3

di sopra dell'inserzione calcaneale, che corrisponde a una zona relativamente avascolare; inoltre, la particolare disposizione delle fibre in questa zona determina un'area di accresciuto stress interno alla contrazione del tendine.

La rottura del tendine d'Achille è molto più comune nei pazienti di età compresa tra i 30 e 50 anni, e spesso si verifica in tendini già malati. Le rotture parziali di solito si verificano in atleti ben allenati in seguito a traumi, spesso in sede laterale con orientamento longitudinale o trasverso. Al contrario, la completa rottura si verifica in pazienti di mezza età e in uomini poco allenati.

Le lesioni parziali senza interruzioni del legamento possono simulare la tendinosi cronica del tendine d'Achille, che ha aspetti eterogenei, ispessimento e aspetto ondulato del tendine alla RM e all'ecografia. La storia clinica può distinguere le due patologie; la RM può essere d'aiuto nell'effettuare una distinzione, in quanto le lesioni parziali sono spesso associate a edema sottocutaneo o emorragia nel contesto del grasso del triangolo di Kager ed emorragia intra-tendinea con alta intensità di segnale nelle immagini T1-pesate. Comunque, la distinzione può non essere di grande importanza clinica in quanto sia le lesioni parziali che la tendinosi sono di solito inizialmente trattate con misure conservative.

È importante determinare se vi sia un'ampia interruzione del tendine nelle lesioni parziali o una tendinosi da lesione a tutto spessore del tendine d'Achille, in quanto queste lesioni sono spesso trattate con il blocco della caviglia in posizione equina o con intervento chirurgico. L'esame obiettivo nelle lesioni complete è talvolta equivoco in quanto i tendini flessori, peroneale e plantare, contribuiscono alla flessione plantare e possono compensare una lesione del tendine d'Achille; l'imaging può essere d'aiuto nella diagnosi.

L'ecografia ha una certa accuratezza nel distinguere le lesioni parziali o tendinosiche da lesioni a tutto spessore del tendine d'Achille: un tendine inestensibile a livello della lesione, una retrazione tendinea e un'ombra acustica posteriore alla fine del tendine sono caratteristiche di una lesione a tutto spessore.

La RM è la tecnica migliore per distinguere rotture acute e croniche, evidenziare edema e sanguinamenti (intensità di segnale intermedia nelle immagini T1-pesate e alta intensità di segnale nelle sequenze T2-pesate) in casi di rotture acute, e cicatrici e grasso nelle rotture croniche. Sono indispensabili immagini sagittali e assiali T1-pesate e a densità protonica con soppressione del grasso o STIR. La RM, inoltre, valuta in maniera più accurata un tendine plantare lesionato, che può essere confuso con una lesione del tendine d'Achille, o un tendine plantare intatto in una completa lesione del tendine d'Achille che simula una lesione parziale. La valutazione delle condizioni del tendine plantare è inoltre molto importante per pianificare un intervento chirurgico dell'Achilleo usando il plantare come repere anatomico.

Le tecniche di imaging devono identificare la sede della lesione, la sua estensione e il grado di retrazione e degenerazione dei capi tendinei. Alcune grandi rotture parziali o complete con un'interruzione tendinea di 3 cm o meno possono essere riparate con un'anastomosi termino-terminale. Rotture complete con un allontanamento maggiore dei capi tendinei richiedono l'interposizione di un innesto.

Reperti radiologici

La RM sagittale SE T1-pesata (Fig. 10.3.1) mostra una rottura completa del tendine d'Achille con una separazione inferiore a 3 cm (*freccia vuota*). Si noti l'erniazione di grasso attraverso il difetto tendineo (*freccia*).

La RM FSE sagittale fat-sat T2-pesata (Fig. 10.3.2) mostra edema ed emorragia in corrispondenza della separazione dei capi tendinei e nei tessuti molli adiacenti (*teste di freccia vuote*).

Nell'immagine RM FSE in densità protonica assiale (Fig. 10.3.3), il tendine plantare è intatto e dislocato posteriormente all'interno del difetto creato dalla lesione (*punta di freccia*); questo reperto può essere confuso con fibre intatte del tendine d'Achille.

Caso 10.4

■

Lesione del legamento collaterale laterale

Due uomini, di 38 e 30 anni, cadono facendo sport. Al momento del ricovero, il primo lamenta intenso dolore, tumefazione e gonfiore alla caviglia in corrispondenza del versante laterale dell'articolazione; il secondo presenta solo dolore alla caviglia in sede laterale. Si sospetta in en-

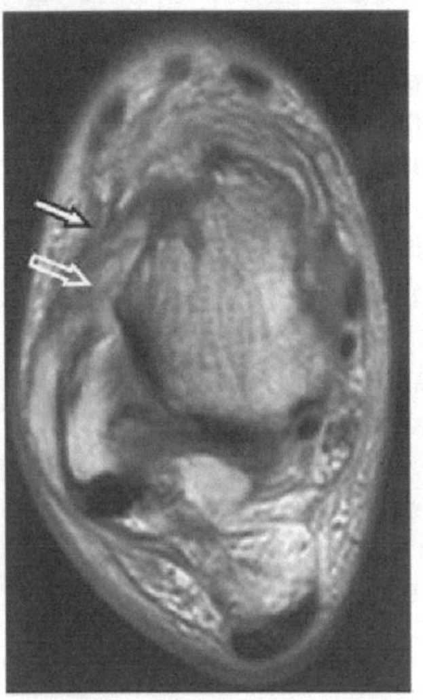

Fig. 10.4.1

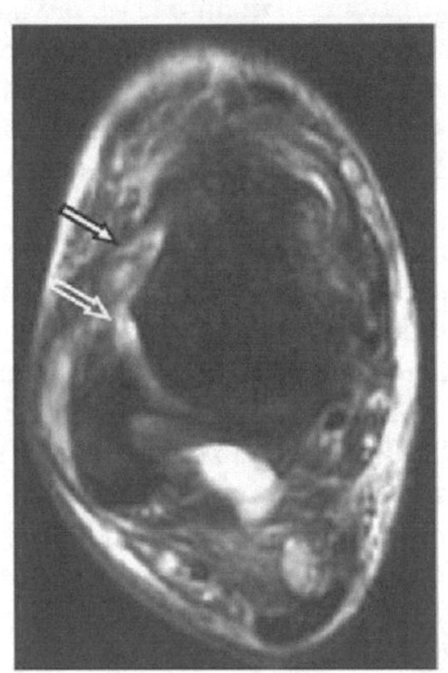

Fig. 10.4.2

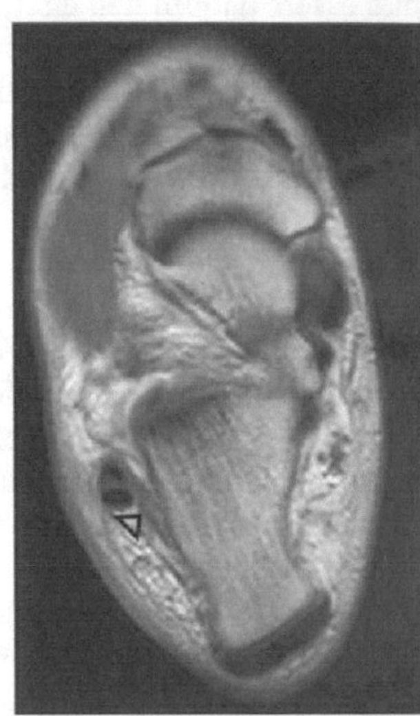

Fig. 10.4.3

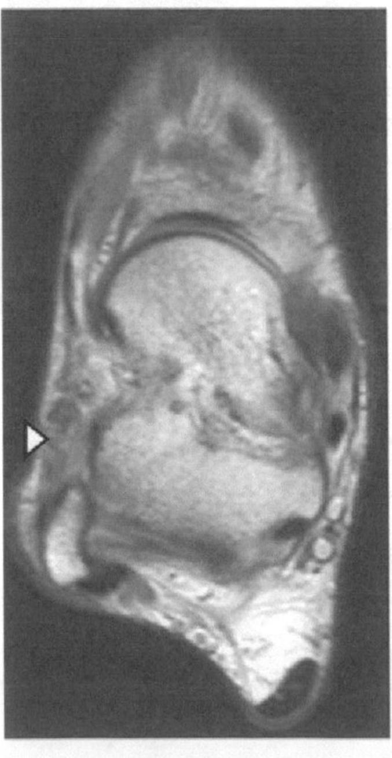

Fig. 10.4.4

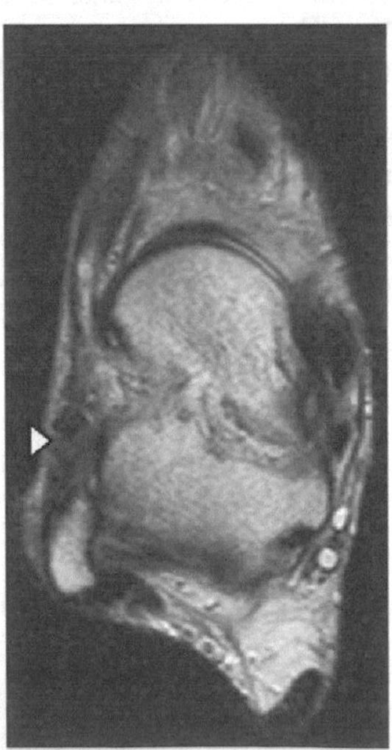

Fig. 10.4.5

trambi i casi una lesione del legamento collaterale laterale, e i radiogrammi eseguiti per evidenziare un'eventuale frattura associata sono negativi. In considerazione dell'entità della tumefazione, il primo paziente viene sottoposto a RM per valutare il coinvolgimento legamentoso ed escludere lesioni associate. Il secondo paziente esegue una RM un anno dopo per dolore cronico laterale della caviglia.

Introduzione

Il legamento collaterale laterale è quello più frequentemente lesionato nei traumi della caviglia; la lesione è dovuta a inversione con rotazione interna del piede con flessione plantare della caviglia. Il complesso legamentoso comprende il legamento peroneo-astragalico anteriore (ATFL), il legamento peroneo-calcaneare (CFL) e il legamento peroneo-astragalico posteriore (PTFL), che corrispondono al gruppo inferiore dei legamenti stabilizzanti laterali dell'articolazione della caviglia al di sotto dei legamenti sindesmotici. Il debole ATFL è quello più frequentemente lesionato, di solito da solo (circa il 70% di tutte le rotture legamentose della caviglia). In presenza di maggiore stress da inversione, gli altri legamenti possono lesionarsi nel seguente ordine: subito dopo l'ATFL può essere coinvolto il CFL (rottura combinata nel 20-40% dei casi), seguito dal robusto PTFL, la cui rottura è infrequente eccetto che in casi di grave trauma della caviglia con dislocazione.

La valutazione con imaging della caviglia lesionata spesso inizia con i radiogrammi AP che, come la TC, possono individuare coinvolgimento osseo, come fratture, fratture con avulsione dell'inserzione, e diastasi ossee. Le radiografie in stress sono di dubbia utilità in fase acuta: il dolore, l'edema e lo spasmo muscolare limitano l'acquisizione dell'immagine e le differenze nella tecnica radiografica e nella quantità delle forze applicate all'articolazione rendono difficile una valutazione affidabile.

Malgrado l'ecografia venga usata raramente in questi casi e richieda un operatore esperto, può essere utile nella valutazione dei tessuti molli intorno all'articolazione, compresi i legamenti e le lesioni del tendine peroneale eventualmente associate.

La RM chiaramente identifica i legamenti lesionati, specialmente nelle immagini assiali, come un legamento discontinuo o ingrandito con edema adiacente o emorragia nella fase acuta, con eventuale coinvolgimento della capsula. Nelle lesioni croniche, la RM dimostra un legamento discontinuo o spesso intatto, ma irregolare, ispessito, assottigliato o staccato. La RM è inoltre indicata nella valutazione di aspetti associati come le lesioni sindesmotiche, contusioni ossee, fratture osteocondrali e lesioni tendinee.

La maggior parte delle lesioni acute della caviglia hanno una buona prognosi, e vanno incontro a trattamento conservativo. Comunque, in caso di rotture gravi in cui il legamento stenta a guarire dopo trattamento conservativo o in atleti agonisti, il trattamento chirurgico può essere quello di scelta.

Alcuni pazienti possono sviluppare un dolore cronico alla caviglia a causa di instabilità, sindrome da impingement anteriore, o sindrome del seno del tarso. La RM può evidenziare sinoviti e fibrosi dell'arco antero-laterale con impingement e obliterazione del grasso ivi presente nei pazienti con sindrome del seno del tarso.

Reperti radiologici

Il primo paziente al momento del ricovero: nelle immagini RM FSE assiali a densità protonica (Fig. 10.4.1) e T2-pesate con soppressione del grasso (Fig. 10.4.5) della caviglia l'AFTL non può essere valutato nella parte anteriore dell'articolazione peroneo-astragalica (*frecce vuote*), corrispondente a una lesione completa (*frecce*). L'immagine RM FSE a densità protonica a un livello più basso (Fig. 10.4.3) dimostra una modificazione di segnale nel CFL, suggestiva per lesione (*punta di freccia vuota*).

Il secondo paziente con dolore cronico un anno dopo la lesione: le immagini RM FSE in densità protonica (Fig. 10.4.4) e T2-pesate (Fig. 10.4.5) dimostrano una lesione dei tessuti molli sul versante anteriore dell'articolazione peroneo-astragalica (*punte di freccia*), causando una sindrome da impingement.

Caso 10.5

■

Lesione sindesmotica della caviglia

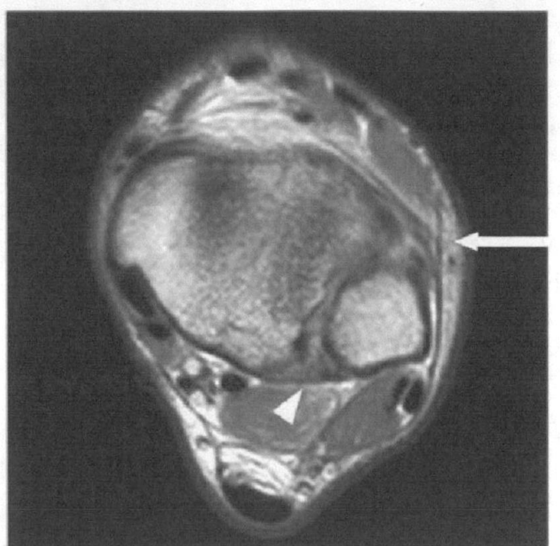

Fig. 10.5.1

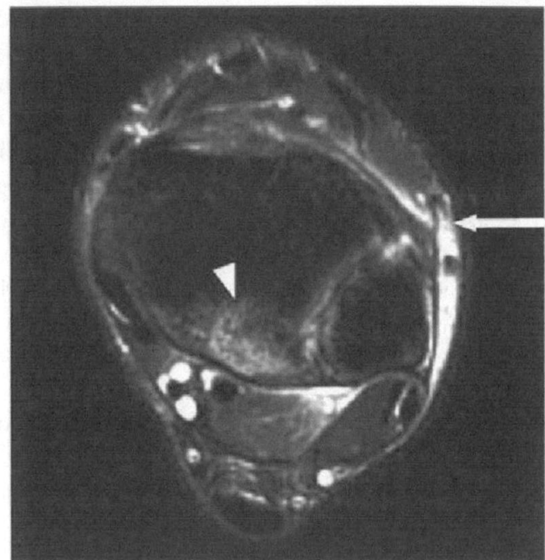

Fig. 10.5.2

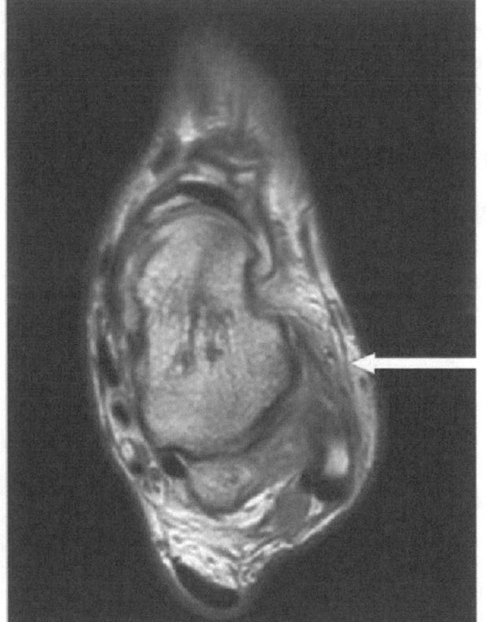

Fig. 10.5.3

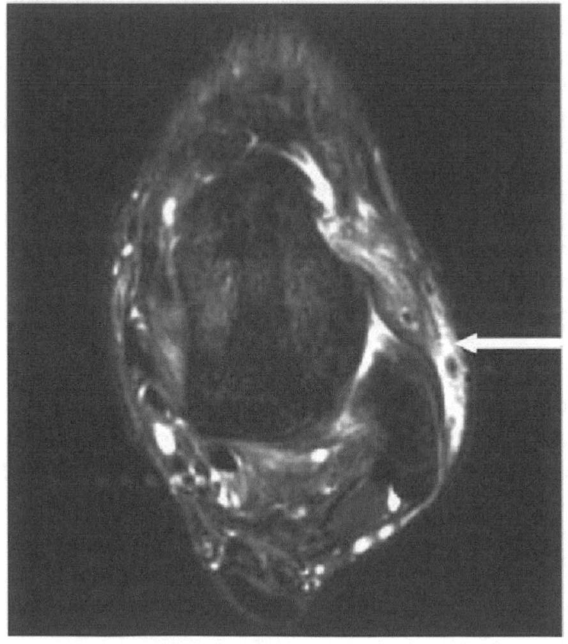

Fig. 10.5.4

In seguito a una lesione in un incontro, un calciatore di 27 anni presenta intenso dolore alla caviglia che aumenta con la rotazione esterna. I radiogrammi della caviglia eseguiti in PS evidenziano una frattura. Viene richiesta una RM.

Introduzione

Le lesioni della caviglia sono le più comuni negli atleti e rappresentano un motivo di persistente dolore e disabilità. Malgrado l'alta incidenza negli atleti, le lesioni sindesmotiche sono state storicamente misconosciute. I quattro legamenti sindesmotici sono i legamenti tibio-fibulare anteriore (AITFL), postero-inferiore (PITFL), il legamento tibio-fibulare trasverso inferiore e il legamento interosseo, che è un ispessimento della porzione distale della membrana interossea. Si può riscontrare una frequente variante (legamento di Basset e Duke), che costituisce il fascio distale dell'AITFL. Le lesioni sindesmotiche si possono presentare da sole o associate a fratture della caviglia o lesioni legamentose. L'AITFL è il legamento più colpito. Le lesioni sindesmotiche rappresentano il 18% di tutte le lesioni della caviglia nei calciatori professionisti, e possono richiedere per la loro guarigione molto più tempo delle più comuni lesioni legamentose isolate. Quando non è presente una distasi tibio-fibulare, la lesione acuta può essere trattata in modo conservativo.

I radiogrammi AP in carico delle lesioni sindesmotiche possono mostrare uno spazio sindesmotico radiotrasparente per diastasi tibio-fibulare (nel normale <6 mm) quando la lesione sindesmotica è completa, e possono mostrare anche fratture associate della caviglia. Comunque, dal momento che la maggior parte delle lesioni sindesmotiche sono incomplete, i reperti dei radiogrammi sono normali.

La TC dovrebbe essere utilizzata come tecnica complementare per identificare fratture; le superfici articolari e i frammenti di corpi liberi devono essere attentamente valutati.

La RM è la tecnica più appropriata.

I reperti sono individuati sulle immagini assiali, dove le immagini T2-pesate ad alta intensità di segnale dovute a liquido all'interno dello spazio tibio-fibulare sono considerate un reperto secondario importante di lesione sindesmotica acuta. Possono individuarsi anche irregolarità dei margini o franca discontinuità dei legamenti e un AITFL ispessito e ipointenso o un'ossificazione della membrana interossea.

La diagnosi differenziale della lesione sindesmotica dovrebbe includere l'instabilità laterale della caviglia (lesione del legamento collaterale), la frattura di fibula, la sindrome compartimentale, e l'impingement posteriore.

Reperti radiologici

La RM FSE in densità protonica assiale (Fig. 10.5.1) dimostra un'interruzione di un legamento sindesmotico (AITFL, *freccia*). Il PITFL è intatto (*punta di freccia*). L'immagine FSE (Fig. 10.5.2) T2-pesata con soppressione di grasso assiale allo stesso livello della Figura 10.5.1 mostra liquido iperintenso e discontinuità dell'AITFL (*freccia*) come un edema contusivo dell'osso tibiale posteriore (*punta di freccia*).

Le immagini RM FSE in densità protonica assiale (Fig. 10.5.3) e FSE T2-pesate con soppressione di grasso assiale (Fig. 10.5.4) entrambe caudali rispetto alle Figure 10.5.1 e 10.5.2, mostrano un fascio tibio-fibulare anteriore del complesso legamentoso laterale che preserva la sua posizione (*freccia*).

Caso 10.6

Fascite plantare

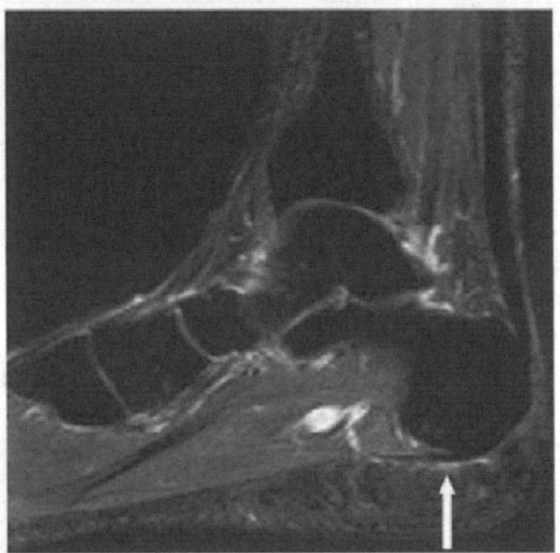

Fig. 10.6.1

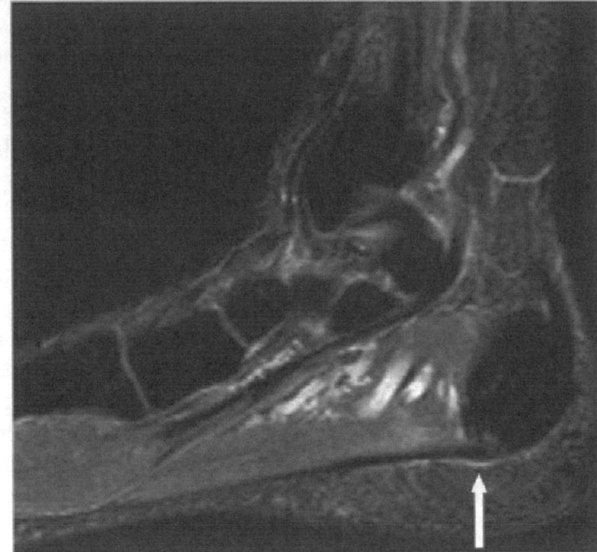

Fig. 10.6.2

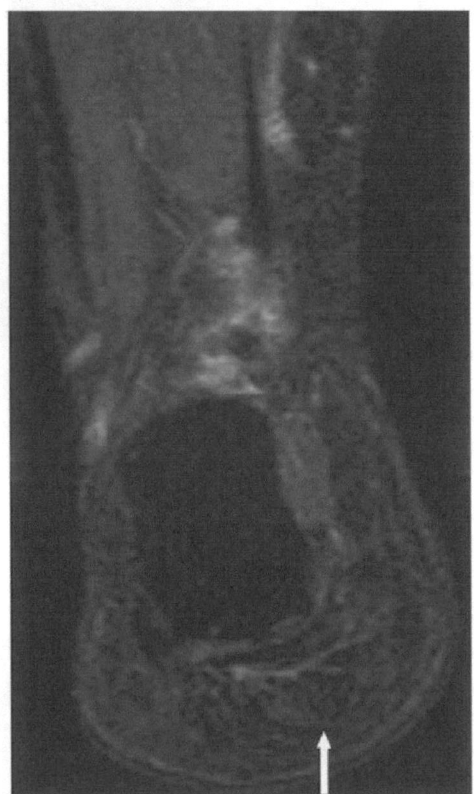

Fig. 10.6.3

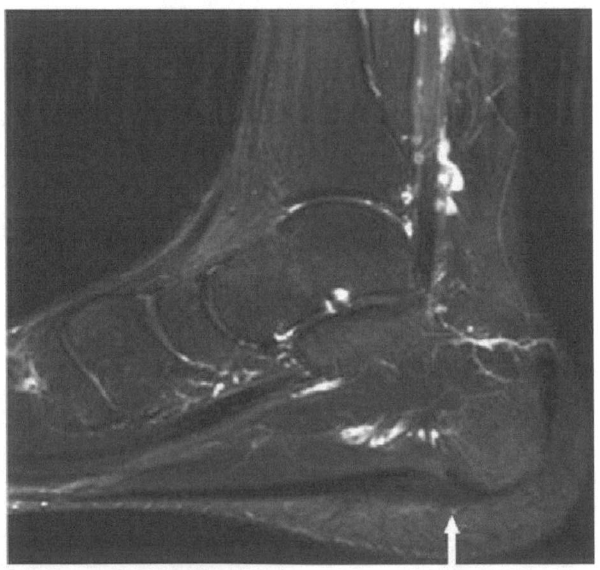

Fig. 10.6.4

Un chirurgo di 50 anni presenta dolore ingravescente al tallone del piede destro che aumenta quando gioca a squash.

Introduzione

La maggior parte delle anomalie della fascia plantare sono localizzate in prossimità dell'inserzione calcaneare e coinvolgono solitamente il fascio mediale. La fascite plantare è la causa di dolore più comune; può essere riscontrata negli atleti (in cui la rottura acuta della fascia plantare si verifica eccezionalmente), come nei pazienti in sovrappeso. È spesso associata a lunghi periodi di sollevamento di carichi o improvvisi cambi di distribuzione dei pesi sollevati o in corso di attività.

Il sintomo clinico principale è il dolore che si manifesta nei primi passi al mattino, diminuisce in seguito e aumenta nuovamente in seguito a trasporto di carichi.

L'ecografia è utile nella diagnosi di fascite plantare; è meno costosa della RM e ha una sensibilità e specificità dell'80 e 89%, rispettivamente, rispetto alla RM. Lo spessore normale della fascia plantare è 3-4 mm; nella fascite plantare la fascia appare ipoecogena e misura più di 5 mm in corrispondenza della sua inserzione calcaneale. Inoltre, il trattamento percutaneo US-guidato è efficace in caso di fascite plantare, e l'ecografia può valutare i risultati del trattamento.

La RM può evidenziare ispessimento (>5 mm) e segnale eterogeneo della fascia plantare, con iperintensità nelle sequenze T2-pesate, edema dei tessuti molli circostanti, entesofitosi calcaneale ("sperone osseo"), e edema calcaneale subcorticale.

La diagnosi differenziale della fascite plantare deve includere la fibromatosi plantare, che si localizza generalmente in sede più distale e presenta noduli singoli o multipli, e altre condizioni che possono alterare la fascia, come processi entesopatici sistemici come l'artrite sieronegativa o sarcoidosi, le fratture calcaneali da stress (che colpiscono più l'area calcaneale posteriore piuttosto che l'area plantare), la sindrome del tunnel tarsale (i muscoli plantari colpiti presentano edema diffuso nella fase acuta e atrofia nella fase cronica).

Reperti radiologici

La RM STIR sagittale (Fig. 10.6.1) mostra un lieve ispessimento del segmento laterale della fascia plantare prossimale (*freccia*) con un'area di edema ad alta intensità di segnale del grasso sottocutaneo adiacente.

La RM STIR sagittale (Fig. 10.6.2) individua un maggior ispessimento della segmento mediale della fascia plantare prossimale (*freccia*).

La RM coronale T2-pesata (Fig. 10.6.3) mostra segnale eterogeneo e ispessimento della fascia plantare (*freccia*).

La RM STIR sagittale (Fig. 10.6.4) in un altro paziente con fascite plantare mostra un'area di ispessimento prossimale della fascia plantare (*freccia*) senza marcato edema nel grasso sottocutaneo adiacente. Nella fase cronica della fascite plantare, lo spessore plantare può aumentare e l'edema dei tessuti molli può diminuire.

Caso 10.7

■

Fibromatosi plantare

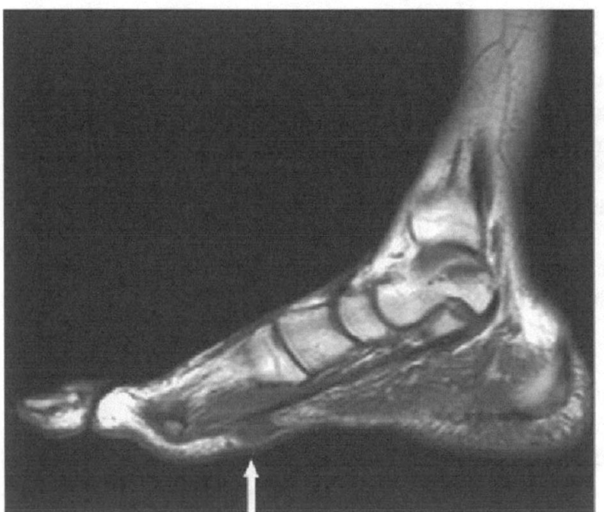

Fig. 10.7.1

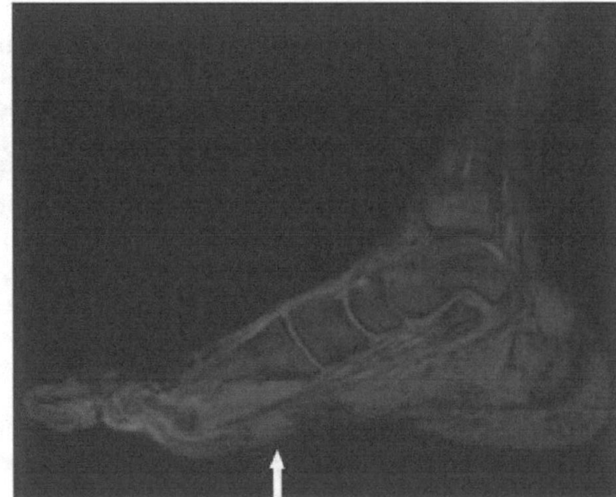

Fig. 10.7.2

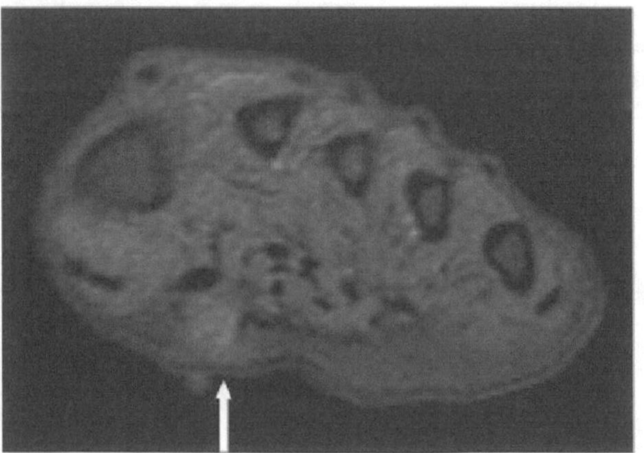

Fig. 10.7.3

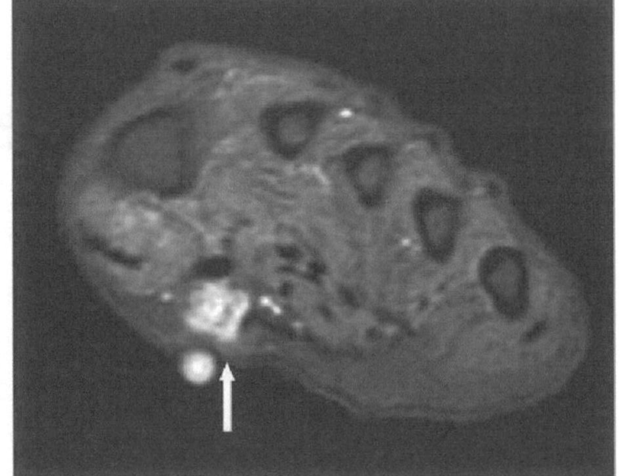

Fig. 10.7.4

Una donna di 55 anni lamenta moderato dolore plantare e la presenza di un nodulo sottocutaneo al piede sinistro. Il suo ortopedico conferma la presenza di un nodulo lungo la superficie plantare mediale delle dimensioni di circa 1 cm, non mobile in corrispondenza dell'aponeurosi plantare. Viene chiesta una RM per caratterizzare il nodulo e la sua estensione. L'analisi istologica dopo l'asportazione chirurgica evidenzia come il nodulo fosse circondato dall'aponeurosi plantare; al microscopio, era costituito da una aggregazione di fibroblasti e fibre collagene senza aspetti di malignità.

Introduzione

La fibromatosi plantare (morbo di Ledderhose) è un tipo di fibromatosi superficiale caratterizzata da ispessimento nodulare (singolo o multiplo) che origina nella fascia plantare del piede, spesso in lesioni non da carico. In alcuni pazienti, può essere associata alla contrattura di Dupuytren. I sintomi clinici includono la presenza di noduli sottocutanei non mobili, che possono essere mediamente dolorosi.

L'ecografia è una tecnica eccellente per la diagnosi della fibromatosi plantare: evidenzia un nodulo ipoecogeno, con aspetti disomogenei che origina dalla parte anteriore della fascia plantare.

La RM è molto accurata nella diagnosi di tumori dei tessuti molli. La fibromatosi plantare è visualizzabile come un nodulo che si accresce lungo l'asse lungo della fascia plantare; ha un segnale eterogeneo con un'intensità simile o poco inferiore a quella del tessuto muscolare nelle sequenze spin-echo T1- e T2-pesate, mentre può essere moderatamente iperintenso se la componente cellulare è ridotta. Circa il 50% di questi noduli presenta significativo enhancement.

La diagnosi differenziale della fibromatosi plantare dovrebbe includere innanzitutto la fascite plantare che si localizza in prossimità del calcagno, senza noduli. La fibromatosi plantare andrebbe distinta da altre forme di tumore dei tessuti molli che possono colpire l'area plantare: cisti gangliari (ipointense nelle immagini T1-pesate e iperintense nelle T2-pesate), lipoma (iperintenso nelle immagini T1-pesate; segnale del grasso che scompare nelle sequenze T2-pesate con soppressione di grasso o immagini STIR), tumori neurogenici (che originano dai nervi, generalmente dolorosi), tumori a cellule giganti delle guaine tendinee (con foci ipointensi nelle sequenze T2-pesate a causa dell'emosiderina), sarcoma sinoviale (massa eterogenea che origina e si accresce lungo le guaine tendinee; può concomitare rimaneggiamento osseo), e infine il condroma dei tessuti molli, un tumore molto raro (calcificazioni sparse all'interno del tumore nei radiogrammi convenzionali, senza segnale alla RM).

Reperti radiologici

La RM sagittale T1-pesata (Fig. 10.7.1) mostra un singolo nodo isointenso (*freccia*) attraverso l'asse lungo della fascia plantare (parte anteriore della corda mediale) che si estende sino al tessuto plantare sottocutaneo.

La RM sagittale T2-pesata (Fig. 10.7.2) allo stesso livello della Figura 10.7.1 mostra segnale intermedio senza foci ipointensi (*freccia*).

La RM coronale con soppressione di grasso T1-pesata (Fig. 10.7.3) individua un nodulo plantare isointenso (*freccia*) che origina dal margine mediale della corda mediale della fascia plantare. È stato posizionato un marker cutaneo per localizzare la lesione.

La RM FSE coronale T1-pesata post contrasto (Fig. 10.7.4) allo stesso livello della Figura 10.7.3 rivela intenso enhancement nodulare (*freccia*), con tenue area lineare ipointensa dovuta alle fibre plantari all'interno del nodulo.

Caso 10.8

Sindrome del tunnel tarsale

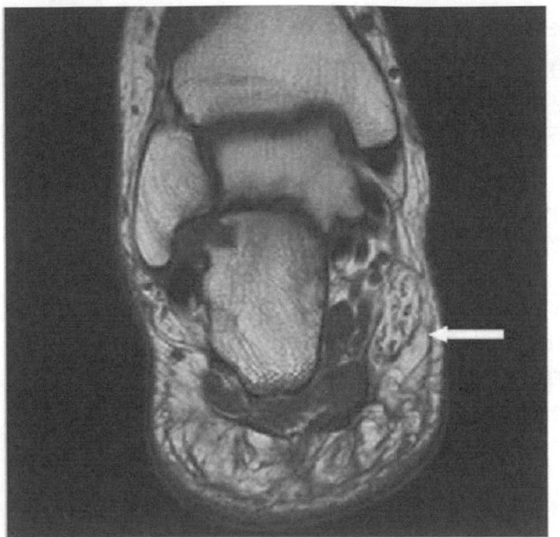

Fig. 10.8.1

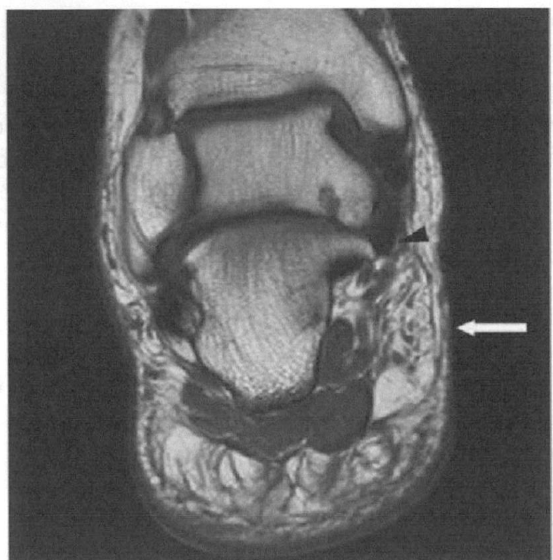

Fig. 10.8.2

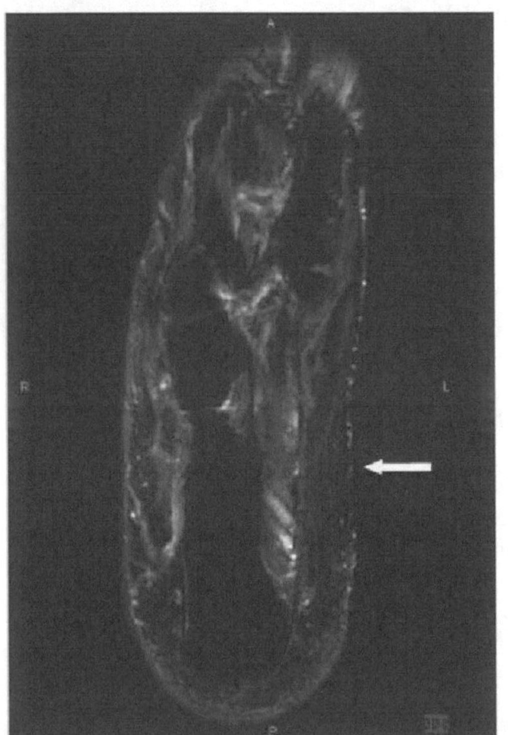

Fig. 10.8.3

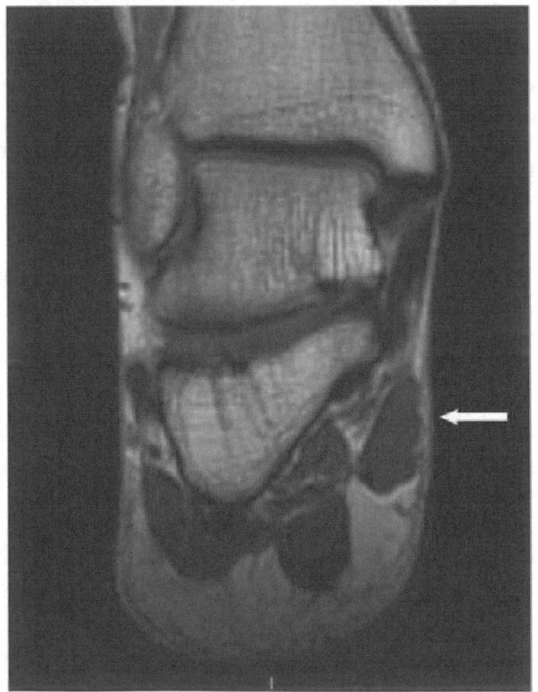

Fig. 10.8.4

Una donna di 68 anni presenta da circa 8 settimane parestesie notturne e dolore plantare al piede destro che peggiora con il movimento. L'esame obiettivo evidenzia alla palpazione una tumefazione e ripercussione sul nervo tibiale lungo il tunnel tarsale (segno di Tinel). Viene richiesta una RM per valutare la presenza di un'eventuale sindrome del tunnel tarsale.

Introduzione

La sindrome del tunnel tarsale indica una neuropatia dovuta all'intrappolamento e compressione del nervo tibiale posteriore o uno dei suoi rami situati nel tunnel osseo-fibroso al di sotto del retinaculum dei flessori e caudale al malleolo tibiale. Questo tunnel contiene altre strutture anatomiche, come il tendine tibiale posteriore, il tendine del flessore lungo delle dita e il tendine del flessore lungo dell'alluce. La sindrome può originare da un trauma o la presenza di varici, gangli o anomali fasci muscolari (flessore lungo accessorio delle dita) all'interno del canale, ma nel 50% dei casi è idiopatica.

I radiogrammi dovrebbero individuare un consolidamento tibio-calcaneare e fratture del sustentaculum tali e del tubercolo mediale.

La TC andrebbe utilizzata come tecnica complementare per visualizzare fratture ossee misconosciute.

L'ecografia può essere estremamente utile per identificare lesioni occupanti spazio nella sindrome del tunnel tarsale.

La RM è considerata la tecnica di scelta in quanto altamente sensibile nel visualizzare lesioni come varicosità, gangli, lipomi, tumori neurogenici, ispessimento del retinaculum dei flessori come un consolidamento talare, un'erosione o una frattura. Inoltre, la RM può individuare anomalie di segnale in corrispondenza di muscoli denervati (edema iperintenso nelle immagini T2-pesate nella fase acuta o atrofia adiposa iperintensa nelle immagini T1-pesate nelle fasi croniche), che possono essere dirimenti nella diagnosi del tunnel tarsale.

La diagnosi differenziale della sindrome del tunnel tarsale deve includere la patologia locale, come un consolidamento tarsale, lo stress calcaneare, la tenosinovite tibiale posteriore, la fascite plantare, la neuropatia del piede diabetico, osteoartrite, come patologie più distanti come radicolopatie L5 o S1.

Reperti radiologici

La RM coronale T1-pesata (Figg. 10.8.1 e 10.8.2) dimostra una grave atrofia adiposa del muscolo adduttore dell'alluce denervato (*freccia*) e alterazioni osteoartritiche sustentacolari e subtalari con un processo osseo a becco (*punta di freccia*) che occupa lo spazio del nervo plantare mediale, la più grande delle due divisioni del nervo tibiale. Altri muscoli plantari circostanti, come il quadrato della pianta, il flessore breve delle dita, e l'adduttore del V dito, sono intatti.

La RM assiale FSE FE T2-pesata (Fig. 10.8.3) dimostra iperintensità del muscolo adduttore dell'alluce (*freccia*) a causa di edema; nella fase acuta della compressione, la neuropatia può essere esclusa. Altre eziologie della sindrome del tunnel tarsale, come le varici, o diverse cause di dolore locale, come le fratture da stress, possono essere individuate.

La RM coronale T1-pesata in un paziente normale senza sindrome del tunnel tarsale (Fig. 10.8.4) mostra assenza di neuropatia da compressione del nervo plantare mediale e normale morfologia del muscolo adduttore dell'alluce (*freccia*).

Caso 10.9

■

Piede diabetico

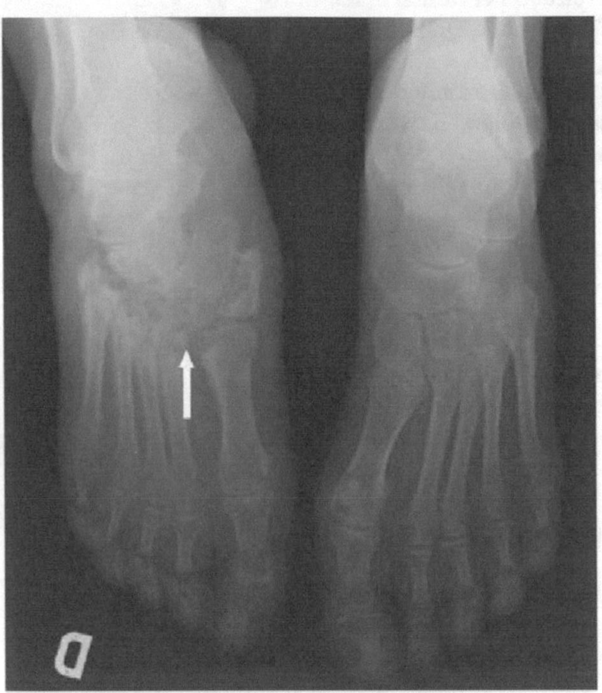

Fig. 10.9.1

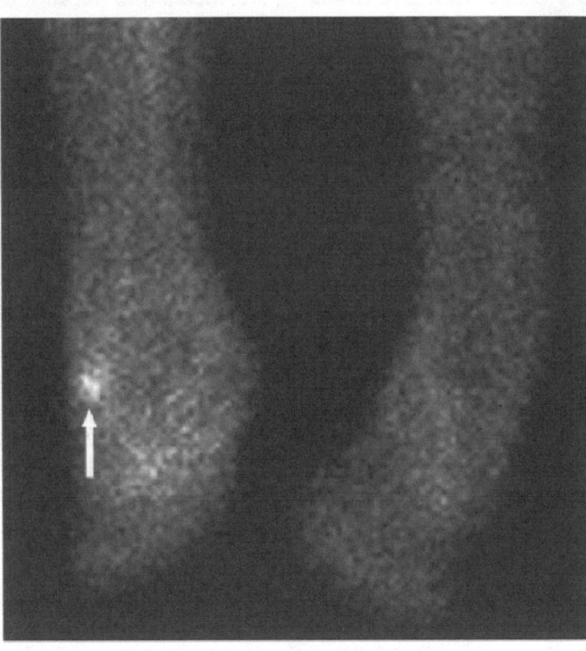

Fig. 10.9.2

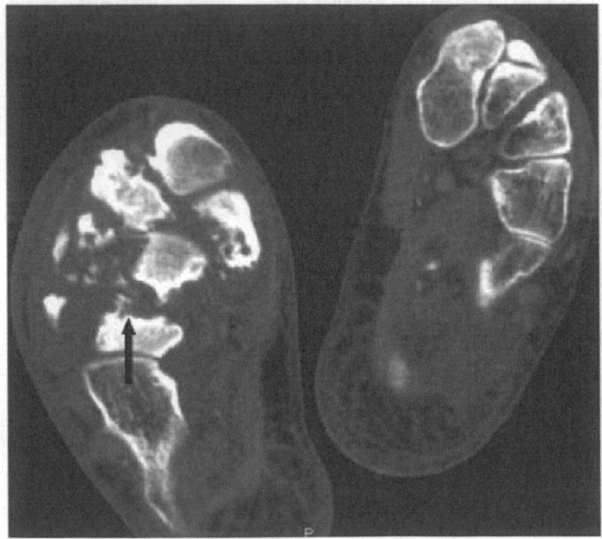

Fig. 10.9.3

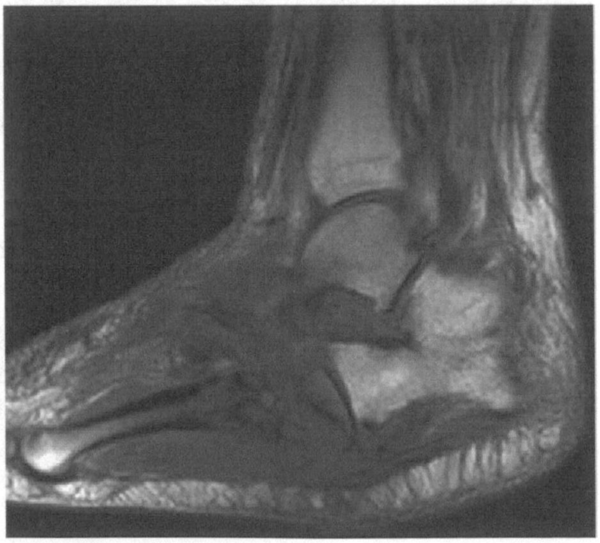

Fig. 10.9.4

Una donna di 34 anni con diagnosi di diabete mellito di tipo II da alcuni anni con insufficienza renale cronica lamenta da circa 2 settimane dolori al piede. L'esame obiettivo evidenzia deformità del piede ed eritema cutaneo. L'elettromiografia rivela grave neuropatia mista. I radiogrammi del piede mostrano osteopenia e alcune erosioni ossee. La scintigrafia ossea, la TC e la RM vengono richieste per valutare una patologia da piede diabetico.

Introduzione

Il piede diabetico è una complicanza frequente del diabete mellito sia di tipo I che II. Nei pazienti con piede diabetico, è fondamentale distinguere tra artropatia neuropatica (piede di Charcot), che di solito si presenta in pazienti con diabete in stadio avanzato, e l'osteomielite, che è frequentemente associata con profonde ulcere al piede e ascessi dei tessuti molli.

I radiogrammi dell'artropatia neuropatica possono evidenziare osteopenia, osteolisi dell'avampiede, fratture e frammentazione.

La scintigrafia ossea è altamente sensibile nella diagnosi di osteomielite nel piede diabetico. In un recente studio, la scintigrafia eseguita con leucociti marcati con Tc99-HMPAO in associazione con la scintigrafia ossea con Tc99-MDP ha evidenziato una sensibilità del 92,6% e una specificità del 97,6%; inoltre, la neuroartropatia non diminuisce l'accuratezza della tecnica scintigrafica. L'alta risoluzione spaziale di questo test è molto utile nel differenziare l'infezione ossea dall'infezione dei tessuti molli in casi di neuroartropatia.

La TC dovrebbe essere utilizzata come tecnica complementare per visualizzare l'osteolisi, le aree gassose nell'osso, o sequestri ossei. Le immagini 3D possono essere utili nel planning chirurgico.

Oggi, la RM è la miglior tecnica di imaging, essendo altamente sensibile nell'individuare lesioni dei tessuti molli (ulcere cutanee e tragitti fistolose, cellulite e ascessi) e lesioni ossee (sostituzione ipointensa del midollo osseo nelle immagini T1-pesate). La RM può inoltre stadiare accuratamente le lesioni del piede diabetico. Le immagini dopo somministrazione di mdc possono dare informazioni addizionali (enhancement degli ascessi, diffuso enhancement della cellulite), ma bisogna ricordare la presenza in questi pazienti di insufficienza renale.

La diagnosi differenziale della neuroartropatia del piede diabetico deve includere l'osteomielite del piede diabetico, osteoartrite, l'osteonecrosi talare o navicolare, e l'artrite con deposizione di cristalli.

Reperti radiologici

I radiogrammi di entrambi i piedi (Fig. 10.9.1) mostrano erosioni estese e distruzione ossea nelle articolazioni tarso-metatarsali e intermetatarsali, reazione periostale nelle ossa metatarsali, e edema dei tessuti molli del piede destro (*freccia*).

La scintigrafia dei leucociti del midollo osseo con Tc99-HMPAO (Fig. 10.9.2) non evidenzia aumento di captazione in corrispondenza delle ossa del piede destro, mentre evidenzia osteomielite. Si nota esclusivamente un tenue focus di captazione dovuto alla presenza di un'ulcera cutanea (*freccia*).

La TC (Fig. 10.9.3) conferma estesa distruzione ossea con frammentazione nell'area tarsale (*freccia*).

La RM sagittale T1-pesata (Fig. 10.9.4) mostra diffusa bassa intensità di segnale in corrispondenza dell'astragalo, dei cuboidi e metatarsale con erosione ossea e reazione periostale nel V raggio metatarsale prossimale.

Caso 10.10

■

Borsite metatarsale e neuroma di Morton

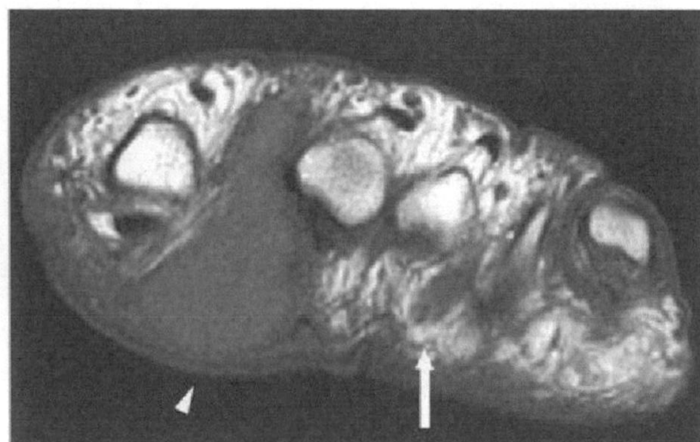

Fig. 10.10.1

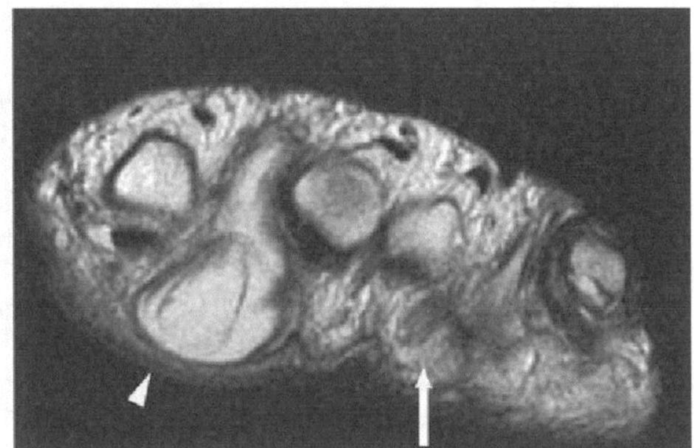

Fig. 10.10.2

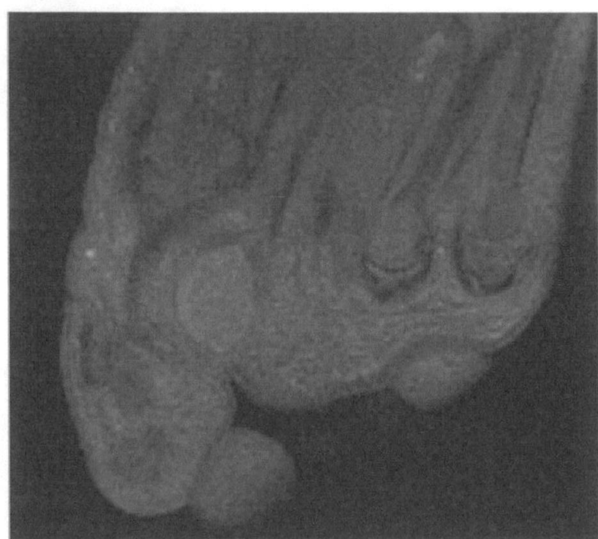

Fig. 10.10.3

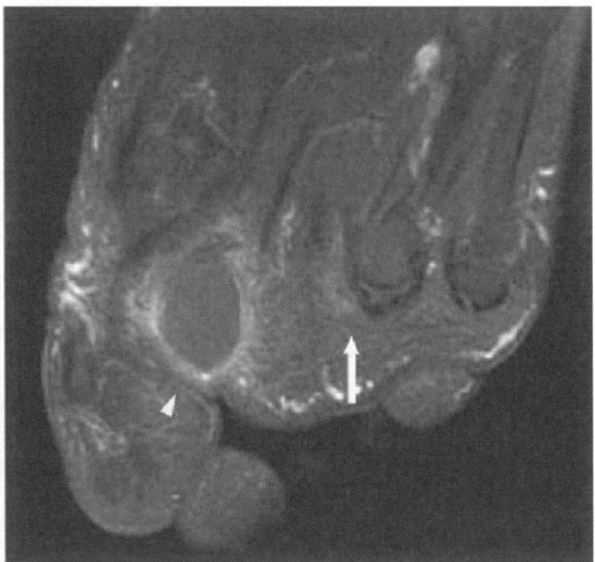

Fig. 10.10.4

Un uomo di 56 anni lamenta dolori all'avampiede da alcune settimane; il dolore plantare aumenta con il movimento. L'esame clinico evidenzia dolore e tumefazione in corrispondenza degli spazi tra la prima e la terza testa metatarsale alla compressione. I radiogrammi del piede non evidenziano reperti patologici. Viene chiesta una RM per valutare la patologia dell'avampiede.

Introduzione

I neuromi intermetatarsali o di Morton e la borsite intermetatarsale sono due comuni cause di dolore all'avampiede. I microtraumi cronici indotti meccanicamente a causa dell'eccessivo carico sull'avampiede predispongono a queste patologie. La borsa intermetatarsale può crescere intorno al nervo intermetatarsale, rendendo le manifestazioni della borsite e del neuroma di Morton indistinguibili. Il neuroma di Morton non è un vero tumore; rappresenta una fibrosi perineurale che si manifesta principalmente in corrispondenza del II e III spazio intermetatarsale, nel terzo ramo comune digitale del nervo plantare mediale, e raramente nel primo e nel quarto. È stata ipotizzata un'evoluzione dalla borsite intermetatarsale (stadio acuto) alla fibrosi (stadio cronico), con entrambe le forme spesso coesistenti all'esordio. L'esame istologico dimostra edema endoneurale nelle fasi precoci e fibrosi perineurale, epineurale e endoneurale negli stadi avanzati.

All'ecografia, la borsite intermetatarsale si evidenzia come una raccolta comprimibile, a margini regolari, anecogena o ipoecogena di dimensioni variabili che circonda le teste metatarsali; al contrario, nel neuroma di Morton è visibile un nodulo incomprimibile ipo- o iperecogeno con un diametro >3 mm nello spessore dorso-plantare.

La RM è la tecnica di imaging di scelta per valutare l'avampiede in quanto è molto sensibile nell'individuare sia lesioni dei tessuti molli (borsiti, neuromi, tumori) e lesioni ossee (fratture metatarsali, malattia di Freiberg). La borsite intermetatarsale appare come una raccolta a margini netti ipointensa nelle immagini T1-pesate e iperintensa nelle T2-pesate; l'enhancement è limitato all'area periferica (enhancement ad anello). Le raccolte piccole con un diametro trasverso <3 mm in corrispondenza delle prime tre borse intermetatarsali possono essere fisiologiche.

Le alterazioni fibrotiche nel neuroma di Morton possono determinare segnale da ipointenso a iperintenso nelle sequenze T1-pesate e iperintenso nelle T2-pesate e nelle sequenze STIR; la presa di contrasto varia a seconda dell'età delle lesioni e all'infiammazione associata. La diagnosi differenziale della borsite intermetatarsale e del neuroma di Morton dovrebbe includere altre cause di dolore all'avampiede come le fratture metatarsali (edema del midollo osseo metatarsale e reazione corticale-periostale), l'osteocondrosi della testa del secondo metatarso (anche conosciuta come malattia di Freiberg con appiattimento e edema), e tumori dei tessuti molli (neurogenici, sarcoma sinoviale; prevalentemente nelle immagini T2-pesate con intensa presa di contrasto).

Reperti radiologici

La RM coronale T1-pesata (Fig. 10.10.1) mostra un singolo nodo isointenso (*freccia*) in corrispondenza del III spazio intermetatarsale, e un'altra massa più grande isointensa nel primo spazio intermetatarsale (*punta di freccia*) che si estende nel tessuto plantare sottocutaneo.

La RM coronale T2-pesata (Fig. 10.10.2) dimostra un segnale ipointenso in corrispondenza di un nodulo nel III spazio intermetatarsale (*freccia*), che suggerisce una composizione fibrosa e un segnale marcatamente iperintenso in corrispondenza di una massa ben demarcata nel primo spazio intermetatarsale (*punta di freccia*), che suggerisce una componente fluida.

La RM assiale FS T1-pesata (Fig. 10.10.3) e la RM assiale FS T1-pesata post contrasto (Fig. 10.10.4) allo stesso livello della Figura 10.10.3 rivela tenue enhancement nodulare (*freccia*) nella terza lesione intermetatarsale (neuroma di Morton) e intenso enhancement dovuto a borsite intermetatarsale (*punta di freccia*) nel primo spazio intermetatarsale.

Letture consigliate

Volumi

Diagnostic Imaging: Orthopaedics. Stoller DW, Tirman PFJ, Miriam A, Bredella M (2004). Elsevier, Philadelphia, PA. ISBN 0-7216-2920-2

Imaging of the Musculoskeletal System. 2-volume set. Thomas Pope, MD, Hans Bloem, MD, Javier Beltran, MD, William Morrison, MD, David Wilson, MD (2008). Saunders, Elsevier, Philadelphia, Amsterdam. ISBN 978-1-4160-2963-2

Problem Solving in Musculoskeletal Imaging. William BM, Timothy GS (2008). Mosby, Elsevier, London, Philadelphia, PA. ISBN 978-0-323-04034-1

Siti web

http://www.acr.org/. American College of Radiology

http://www.rsna.org/. RSNA Society

http://www.yottalook.com/. Medical Imaging Search Engine

http://www.i-fab.org/. International Foot and Ankle Biomechanics

http://www.arrs.org/. ARRS Society

Articoli

Anderson IF, Crichton KJ, Grattan-Smith T, Cooper RA, Brazier D. Osteochondral fractures of the dome of the talus. J Bone Joint Surg Am. 1989; 71(8):1143–1152

Ashman CJ, Klecker RJ, Yu JS. Forefoot pain involving the metatarsal region: differential diagnosis with MR imaging. Radiographics 2001; 21(6):1425–1440

Berndt AL, Harty M. Transchondral fractures (osteochondritis dissecans) of the talus. J Bone Joint Surg Am 1959; 41-A:988–1020

Bowers CA, Mendicino RW, Catanzariti AR, Kernick ET. The fl exor digitorum accessorius longus-a cadaveric study. J Foot Ankle Surg 2009; 48(2):111–115. Epub 2009 Jan 9

Boytim MJ, Fischer DA, Neumann L. Syndesmotic ankle sprains. Am J Sports Med 1991; 19(3):294–298

Campbell SE, Warner M. MR imaging of ankle inversion injuries. Magn Reson Imaging Clin N Am 2008; 16(1):1–18

Coughlin MJ. Common causes of pain in the forefoot in adults. J Bone Joint Surg Br 2000; 82(6):781–790

Dalinka MK, Alazraki NP, Daffner RH, DeSmet AA, El-Khoury GY, Kneeland JB, Manaster BJ, Morrison WB, Pavlov H, Rubin DA, Steinbach LS, Weissman BN, Haralson RH III. Expert Panel on Musculoskeletal Imaging. Suspected ankle fractures. [online publication]. Reston (VA): American College of Radiology (ACR); 2005; 4

Daftary A, Haims AH, Baumgaertner MR. Fractures of the calcaneus: a review with emphasis on CT. Radiographics 2005; 25(5):1215–1226 (review)

Hartgerink P, Fessell DP, Jacobson JA, van Holsbeeck MT. Full versus partial-thickness Achilles tendon tears: sonographic accuracy and characterization in 26 cases with surgical correlation. Radiology 2001; 220(2):406–412

Hilary U. Foot and ankle imaging. Radiol Clin North Am 2008; 46(6):957–1130

Kane D, Greaney T, Shanahan M, Duffy G, Bresnihan B, Gibney R, FitzGerald O. The role of ultrasonography in the diagnosis and management of idiopathic plantar fasciitis. Rheumatology (Oxford) 2001; 40(9):1002–1008

Kreitner KF, Ferber A, Grebe P, Runkel M, Berger S, Thelen M. Injuries of the lateral collateral ligaments of the ankle: assessment with MR imaging. Eur Radiol 1999; 9:519–524

Loredo R, Sanders TG. Imaging of osteochondral injuries. Clin Sports Med. 2001; 20(2):249–278 (review)

Masciocchi C, Catalucci A, Barile A. Ankle impingement syndromes. Eur J Radiol. 1998; 27(suppl 1):S70–S73

Morrison WB, Schweitzer ME, Wapner KL, Lackman RD. Plantar fibromatosis: a benign aggressive neoplasm with a characteristic appearance on MR images. Radiology 1994; 193(3): 841–845

Nagaoka M, Matsuzaki H. Ultrasonography in tarsal tunnel syndrome. J Ultrasound Med 2005; 24(8):1035–1040

Poirier JY, Garin E, Derrien C, Devillers A, Moisan A, Bourguet P, Maugendre D. Diagnosis of osteomyelitis in the diabetic foot with a 99mTc-HMPAO leucocyte scintigraphy combined with a 99mTc-MDP bone scintigraphy. Diabetes Metab 2002; 28(6 pt 1):485–490

Quinn SF, Murray WT, Clark RA, Cochran CF. Achilles tendon: MR imaging at 1.5 T. Radiology 1987; 164(3):767–770

Robbin MR, Murphey MD, Temple HT, Kransdorf MJ, Choi JJ. Imaging of musculoskeletal fibromatosis. Radiographics 2001; 21(3):585–600 (review)

Russell JM, Peterson JJ, Bancroft LW. MR imaging of the diabetic foot. Magn Reson Imaging Clin N Am 2008; 16(1):59–70, vi

Sabir N, Demirlenk S, Yagci B, Karabulut N, Cubukcu S. Clinical utility of sonography in diagnosing plantar fasciitis. J Ultrasound Med 2005; 24(8):1041–1048

Sanders R, Fortin P, DiPasquale T, Walling A. Operative treatment in 120 displaced intraarticular calcaneal fractures. Results using a prognostic computed tomography scan classification. Clin Orthop Relat Res 1993; 290:87–95

Singh N, Armstrong DG, Lipsky BA. Preventing foot ulcers in patients with diabetes. JAMA 2005; 293(2):217–228 (review)

Williams GN, Jones MH, Amendola A. Syndesmotic ankle sprains in athletes. Am J Sports Med 2007; 35(7):1197–1207. Epub 2007 May 22 (review)

Zanetti M, Strehle JK, Zollinger H, Hodler J. Morton neuroma and fluid in the intermetatarsal bursae on MR images of 70 asymptomatic volunteers. J Radiol 1997; 203(2):516–520

Zehava SR. Update on the ankle and foot. MRI Clin North Am 2001; 9(3):413–671

Printed in the United States
By Bookmasters